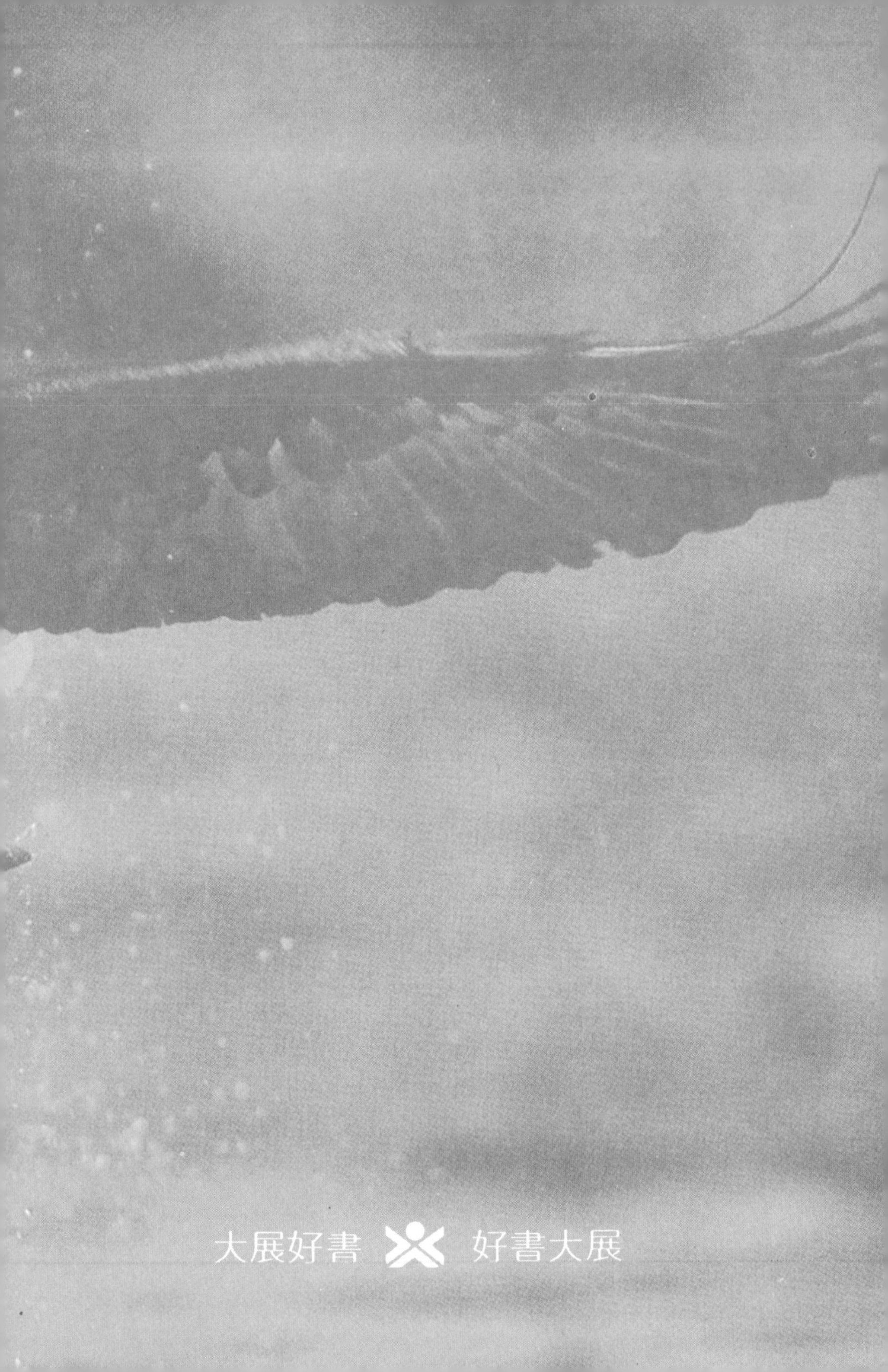
大展好書 好書大展

大展好書 好書大展

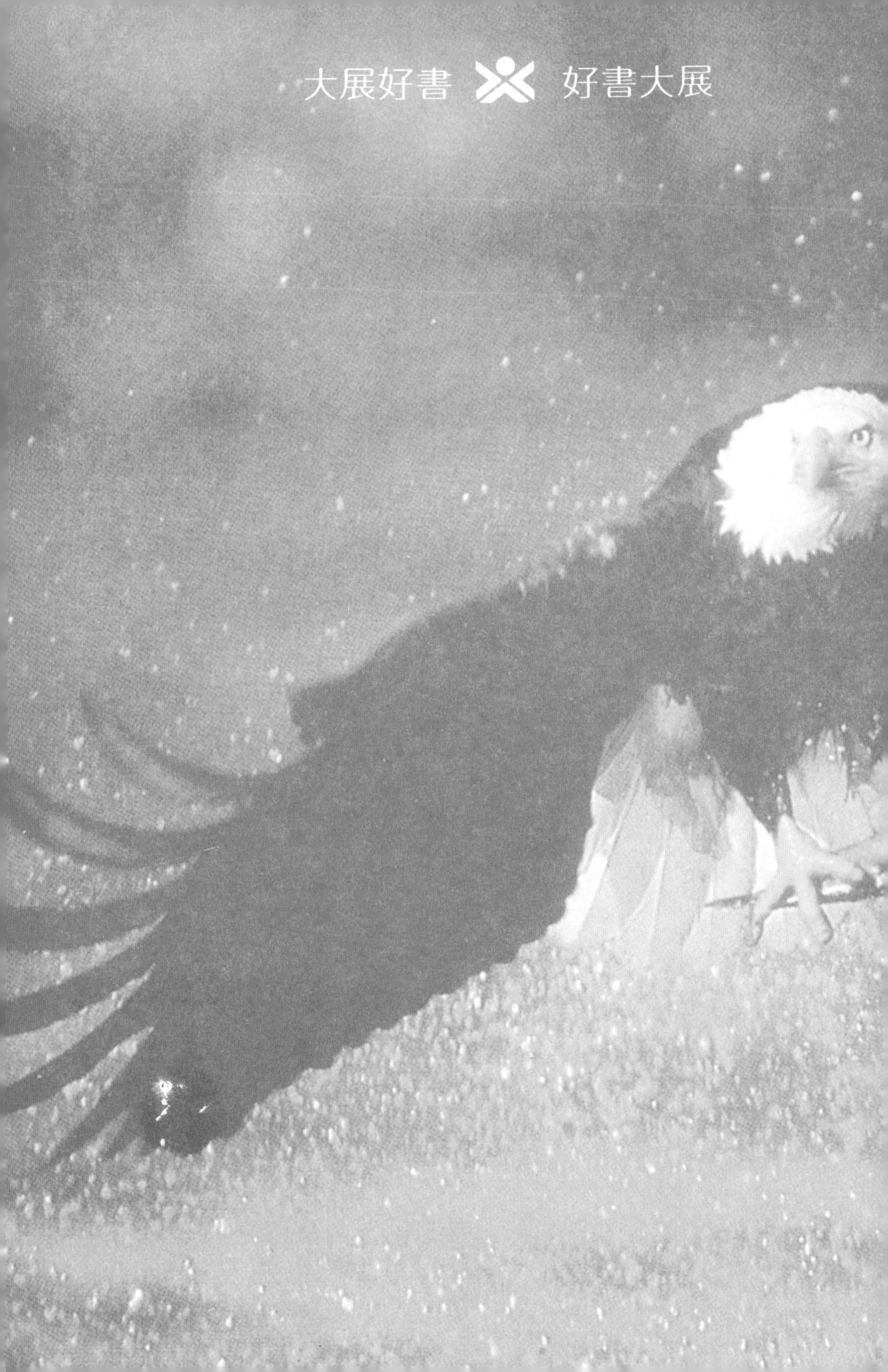

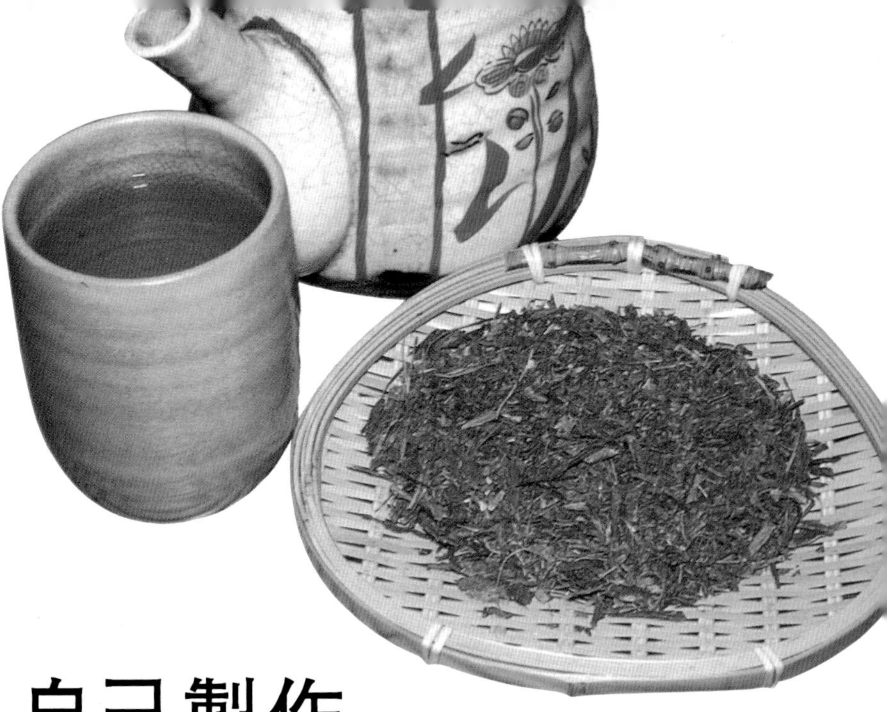

自己製作
健康茶

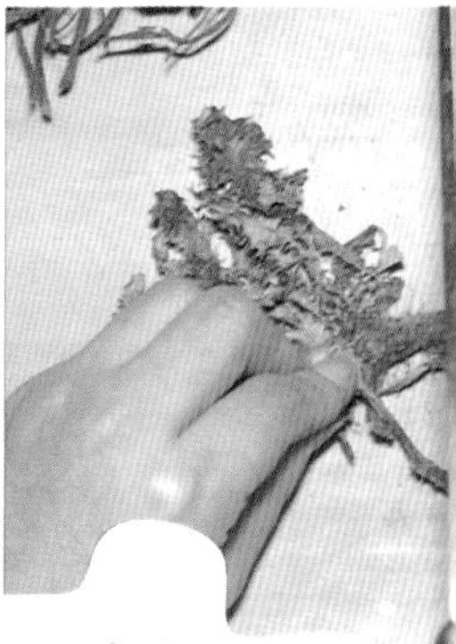

配合季節的
採摘法、利用法

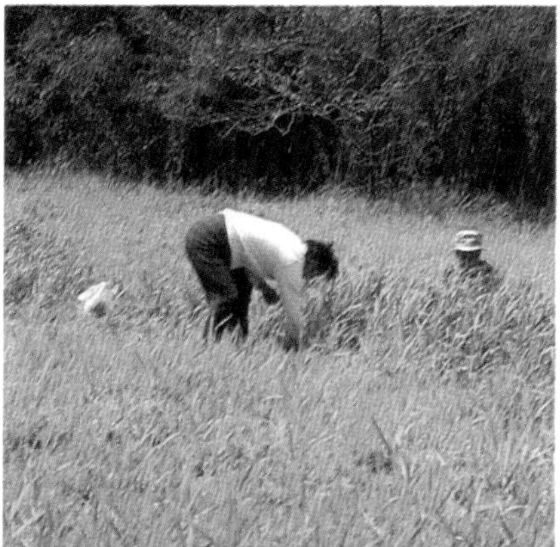

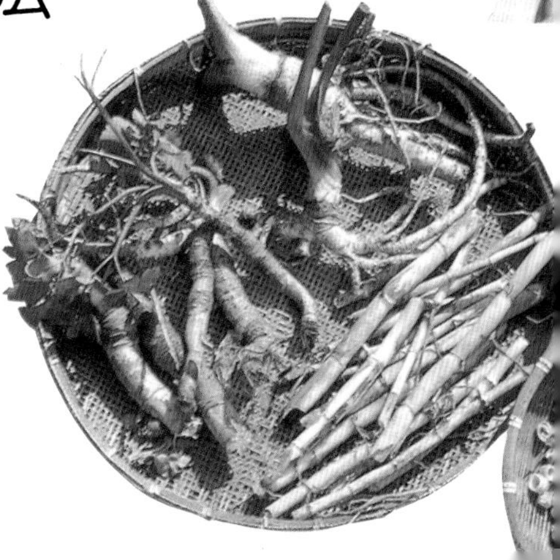

健康茶的享受法

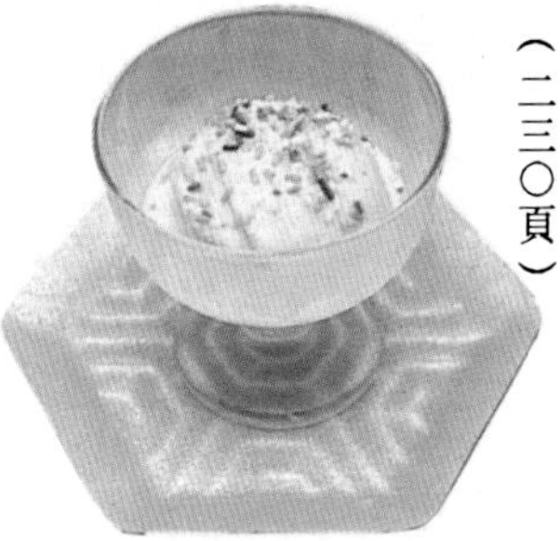
◀健康茶冰淇淋（二三〇頁）

健康茶不僅可當成茶，也可以利用於料理、點心中

健康茶在煎煮之後可以當作一般茶來飲用，而且能如本文各項所解說的，產生許多健康效果。

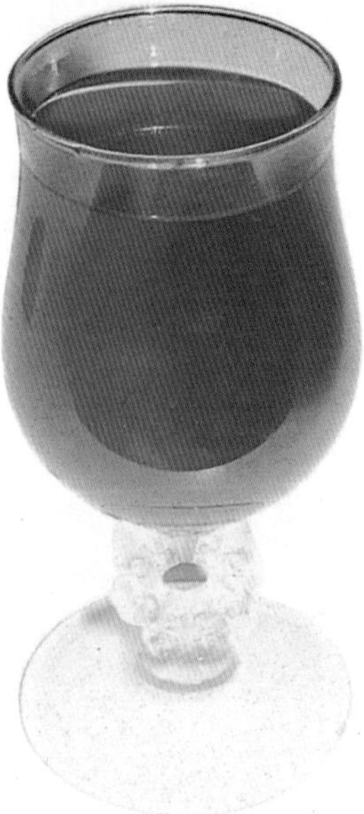
▲夏天冰涼後當成冷茶飲用

但是健康茶的利用法、活用法，並非僅有右述的茶飲一項，在這兒要介紹的是利用其煎汁或粉末，以製作料理或點心。

用茶製作的料理及點心，不但風味絕佳，同時還能獲得與飲茶相同的健康效果。

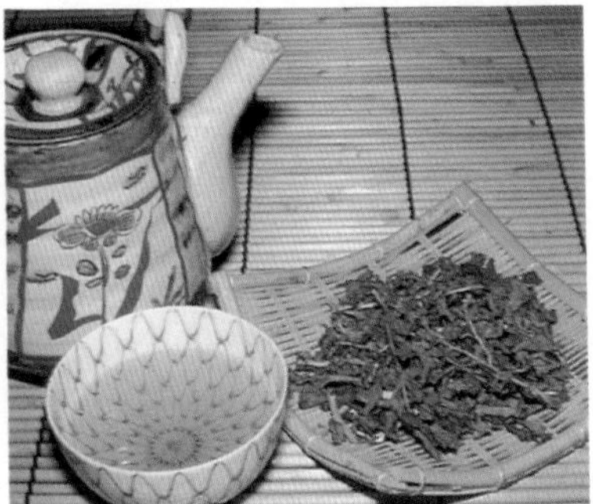
▲當成茶飲用

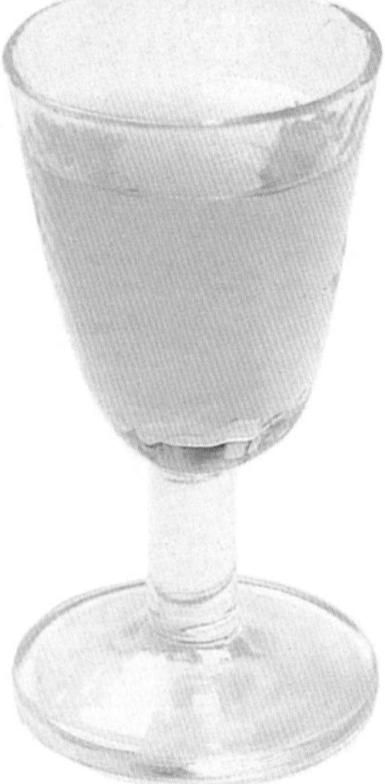
▲用健康茶調燒酒，享受酸味飲料之樂，也是一種方法

▼健康茶奶茶

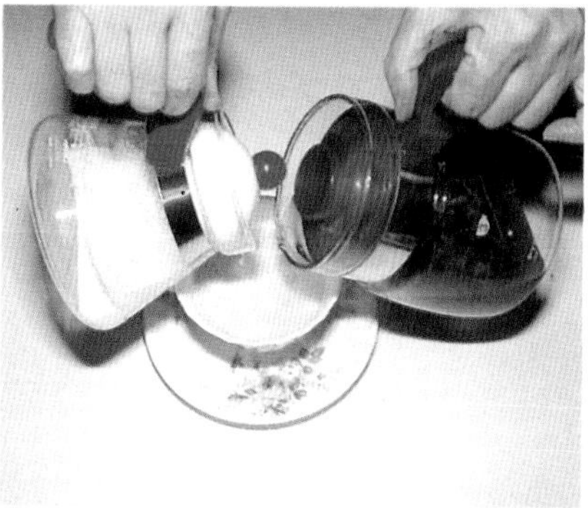

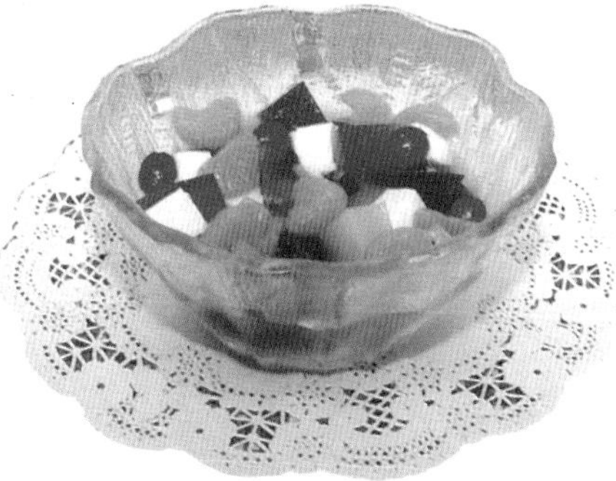

▲健康茶馬賽克果凍

※作法參考二三〇～二三二頁

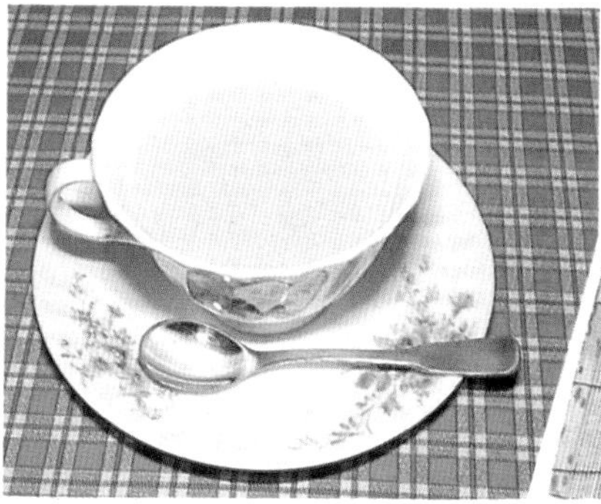

▼健康茶粉皮

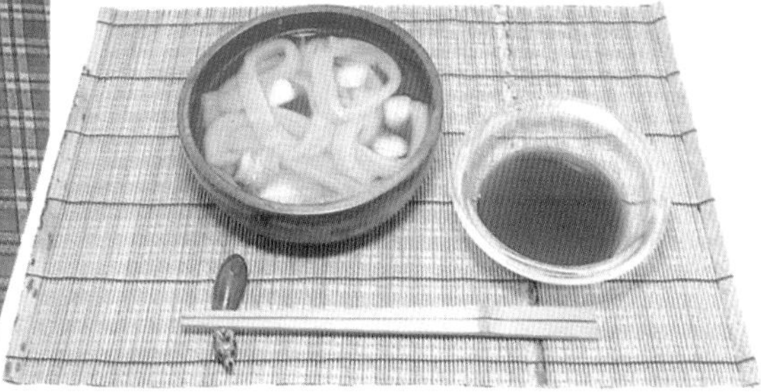

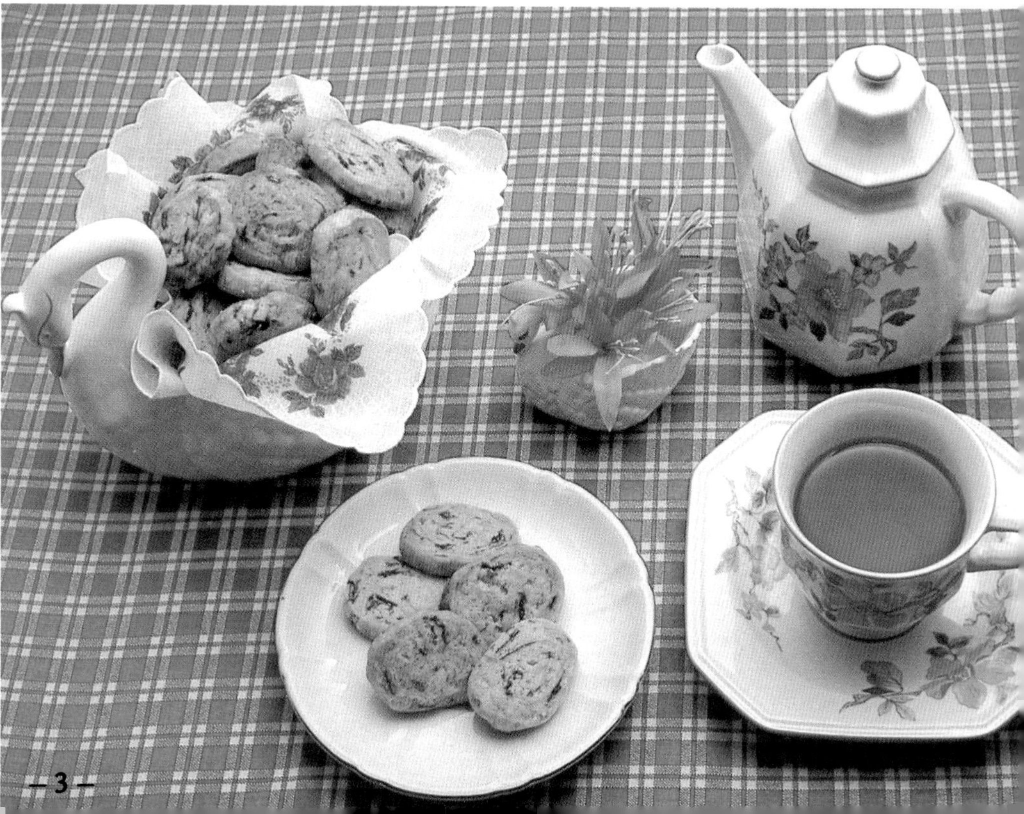

※作法參考232～235頁

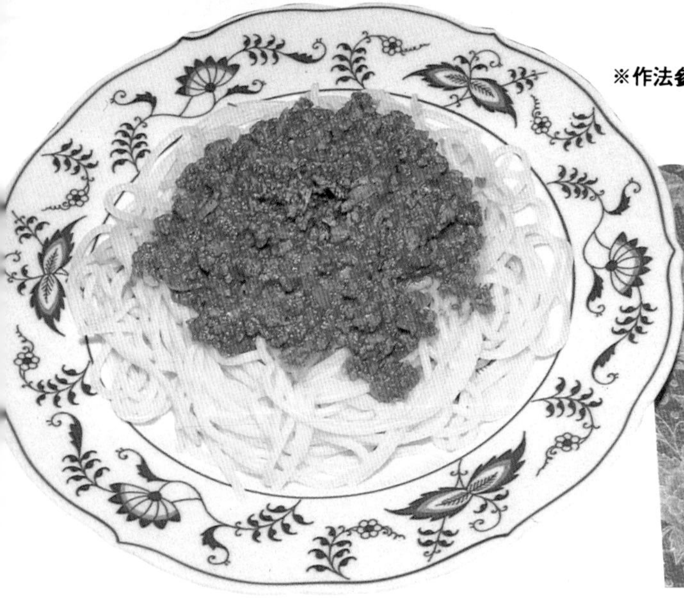

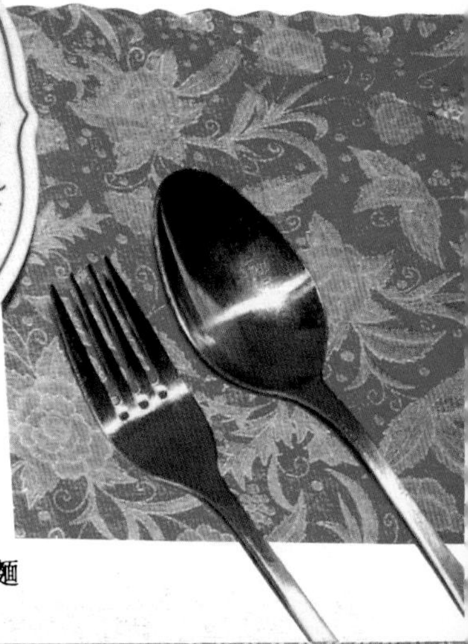

▲健康茶義大利肉醬麵

▼健康茶醋漬若鷺魚

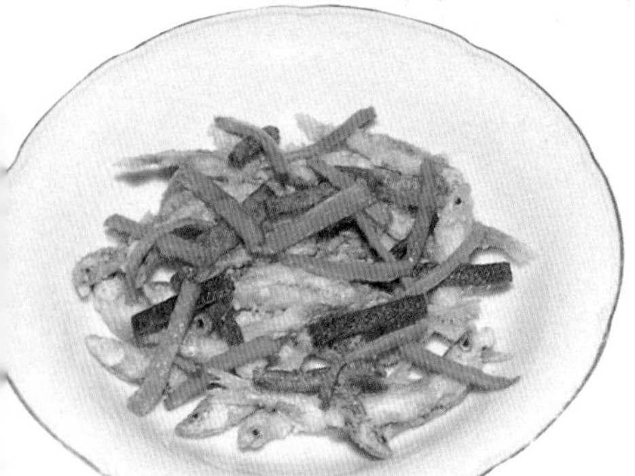

▼健康茶涼粉

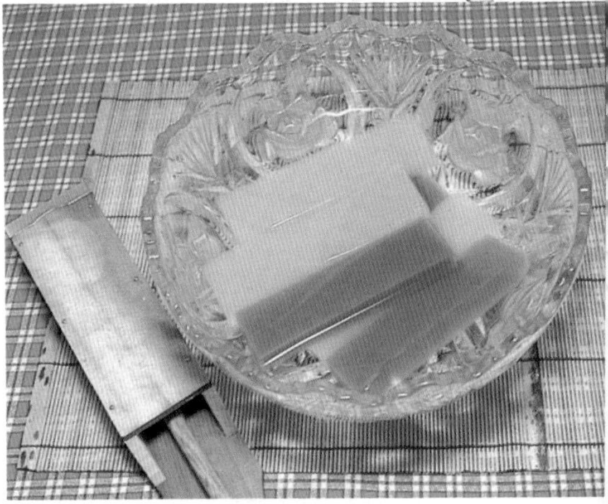

▼健康茶煮牛舌

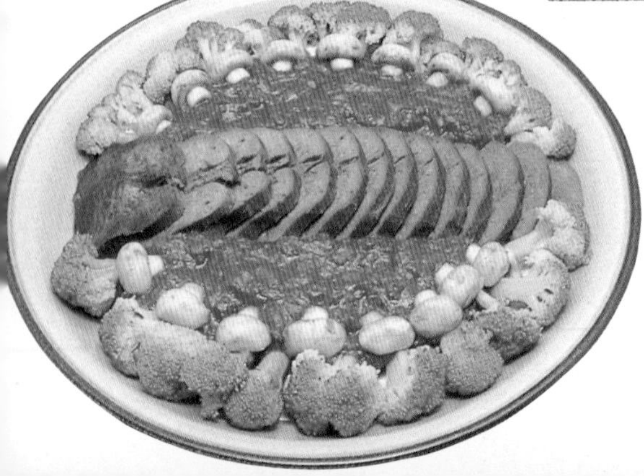

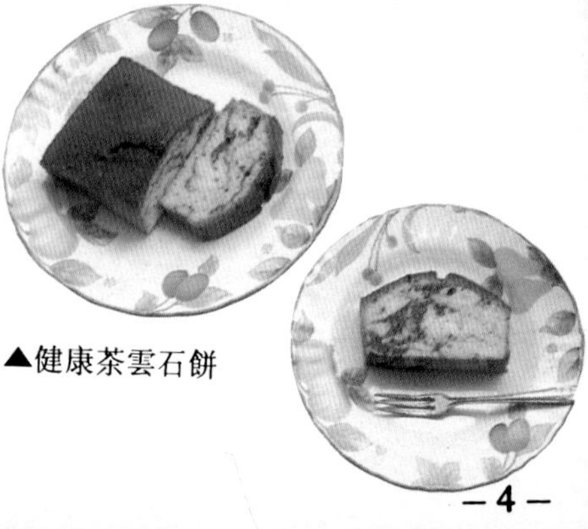

▲健康茶雲石餅

健康茶的享受法

▼健康茶蛤仔湯

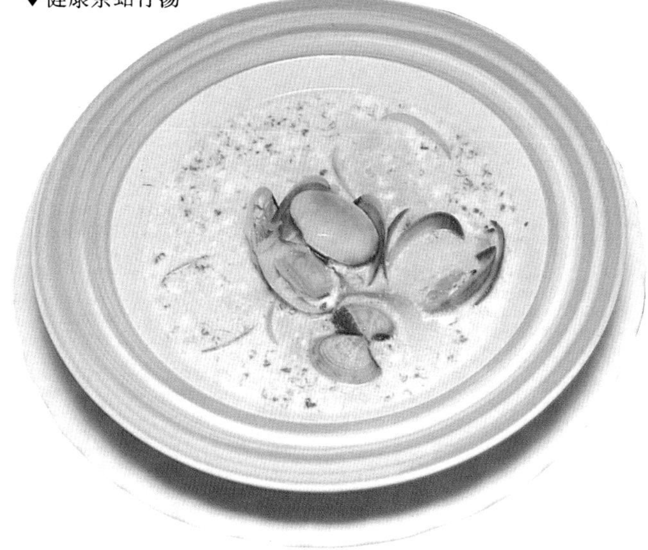

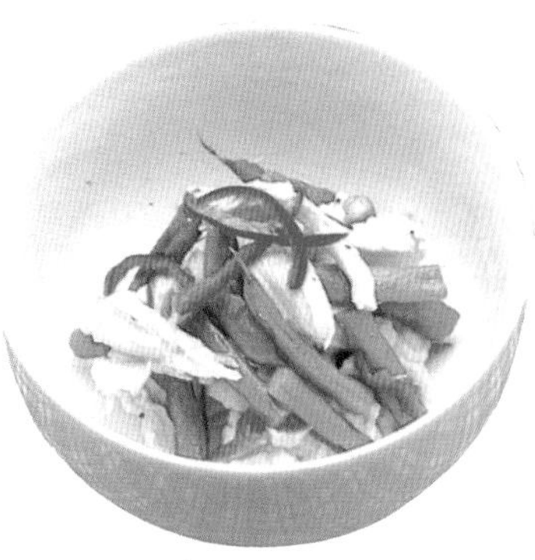

▲健康茶醋拌辣味雞肉

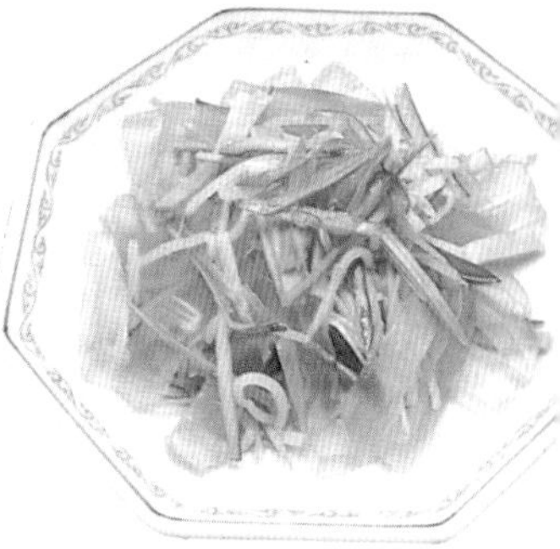

▲健康茶粉皮沙拉

▼健康茶肉捲

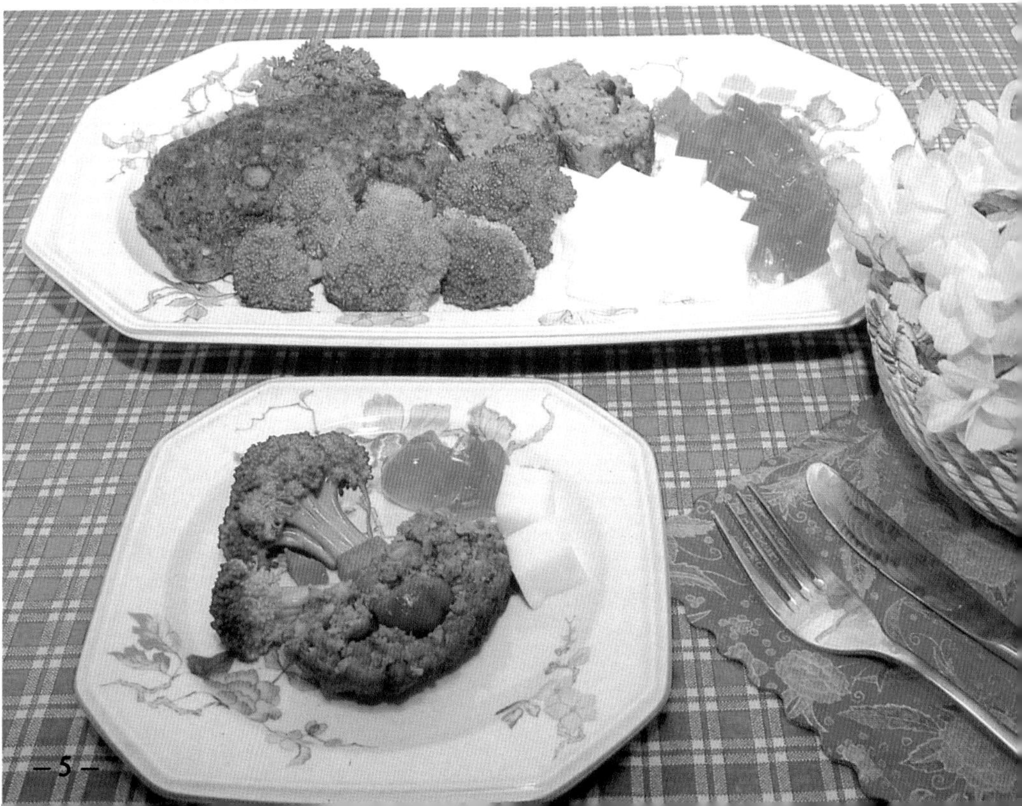

春季製茶的主要野草

▼野梧桐

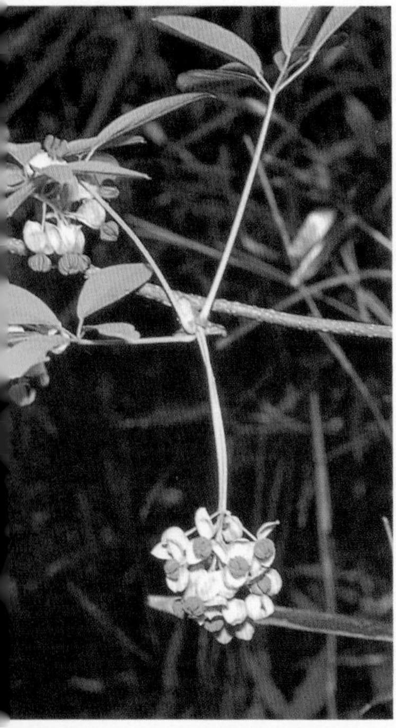

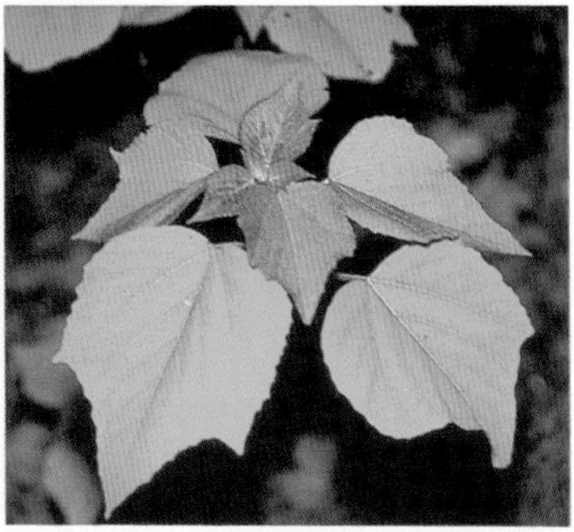

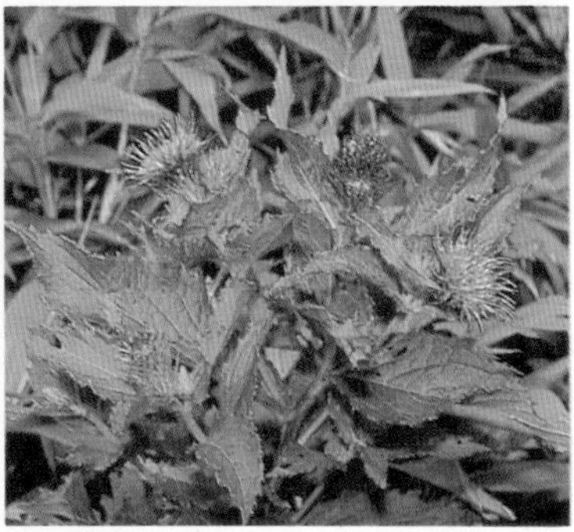

▼木通

▲薊草

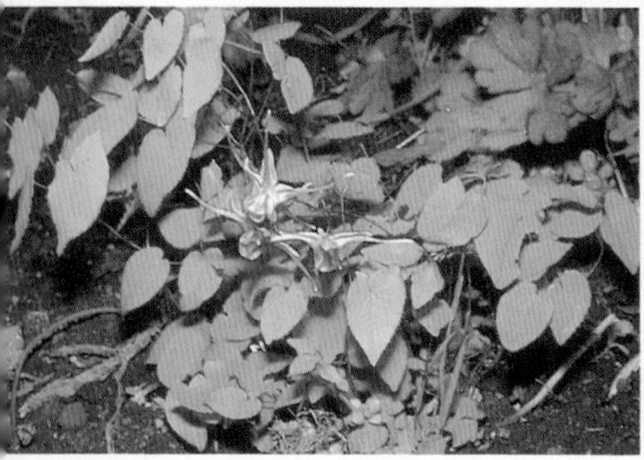

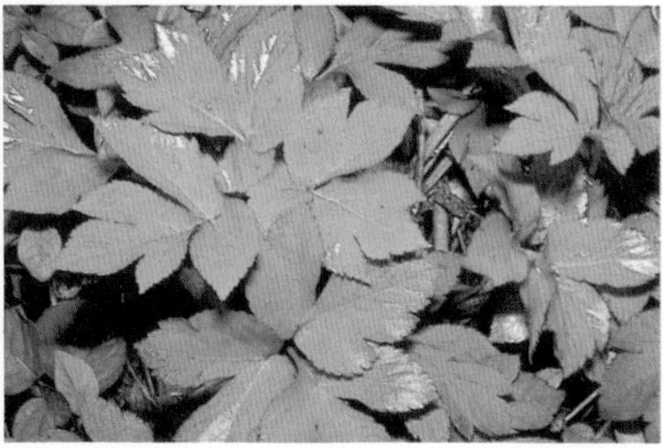

▲淫羊藿

▲明日葉

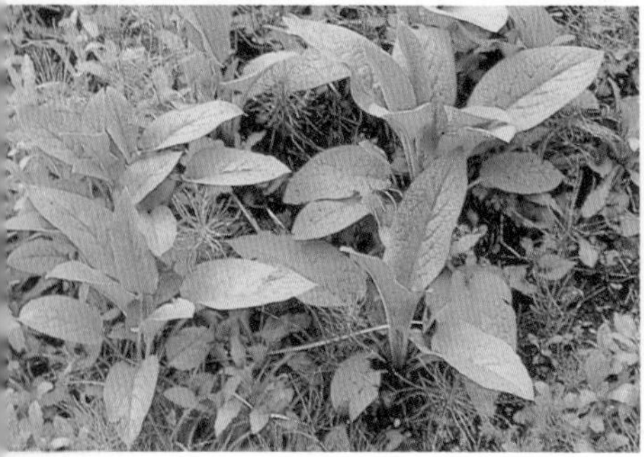

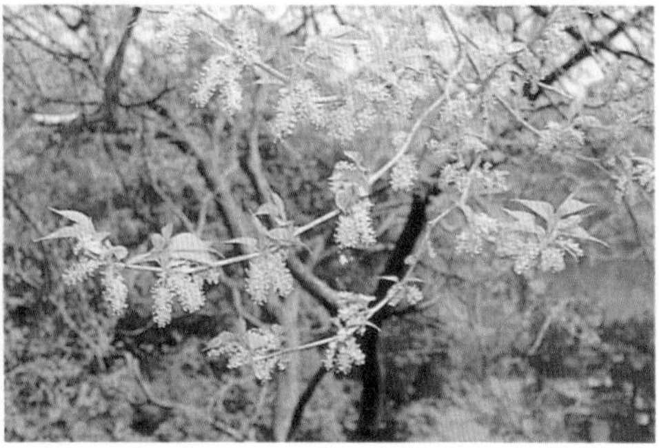

▲大梁草

▲灰葉稠李

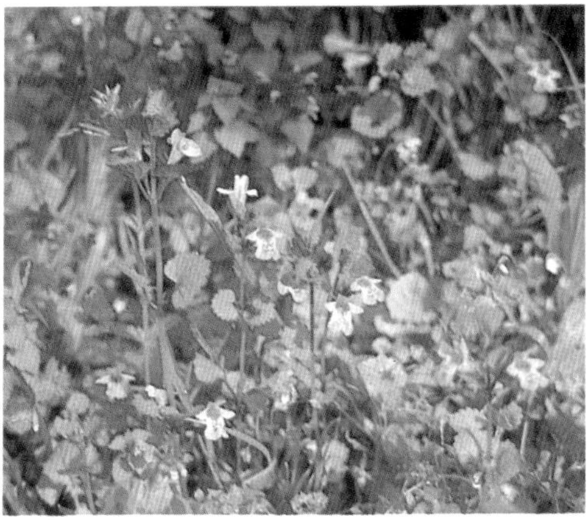

▲連錢草

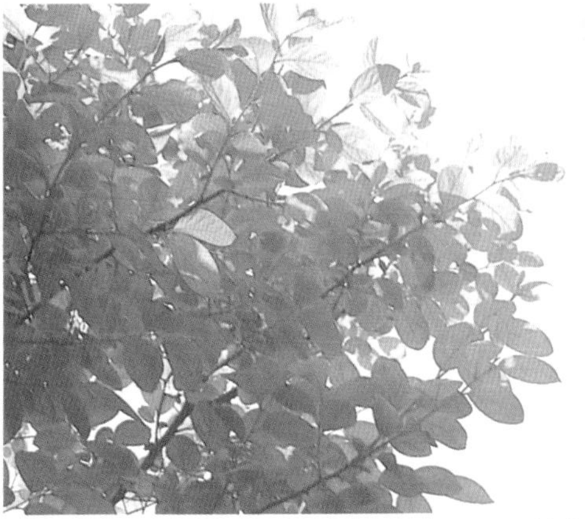

▲柿葉

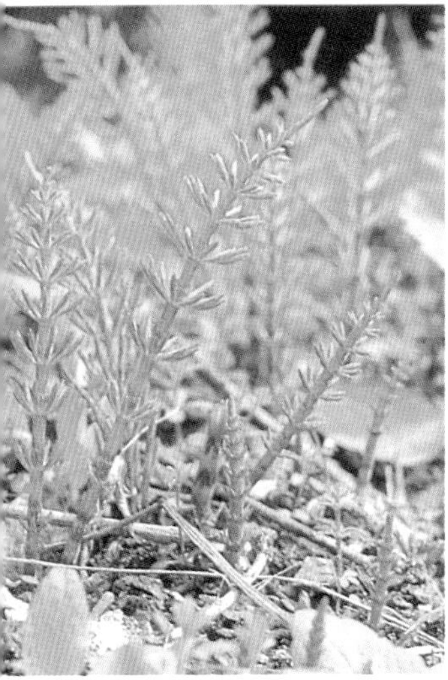

▲筆頭菜

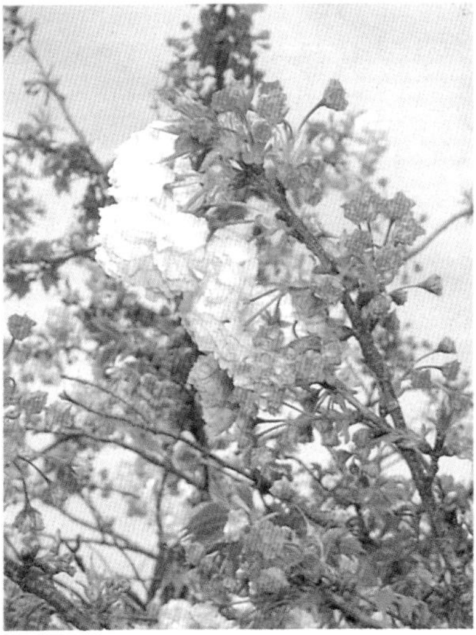

▲櫻花

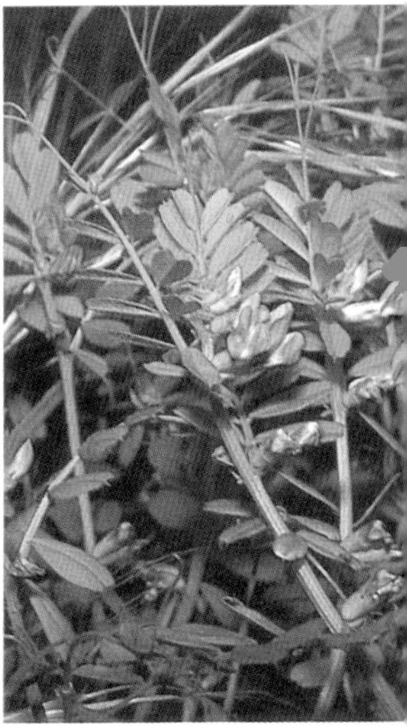

▲巢菜

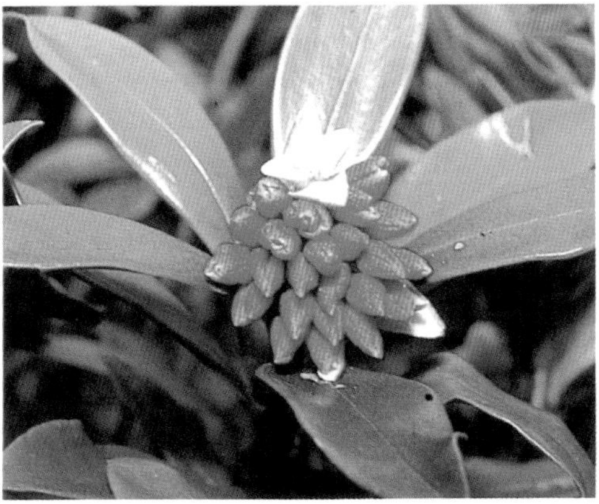

▲　瑞香

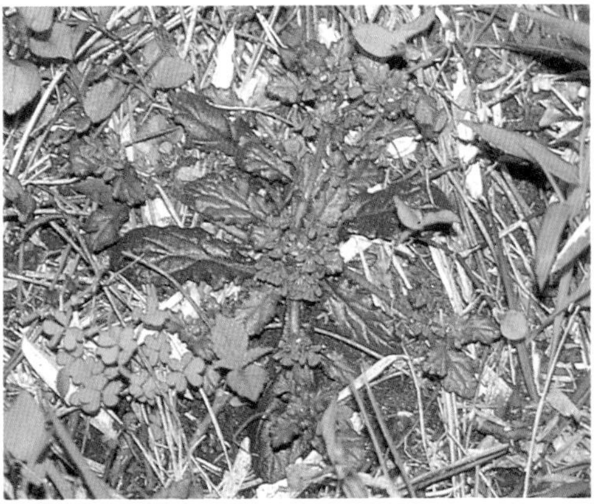

▲筋骨草

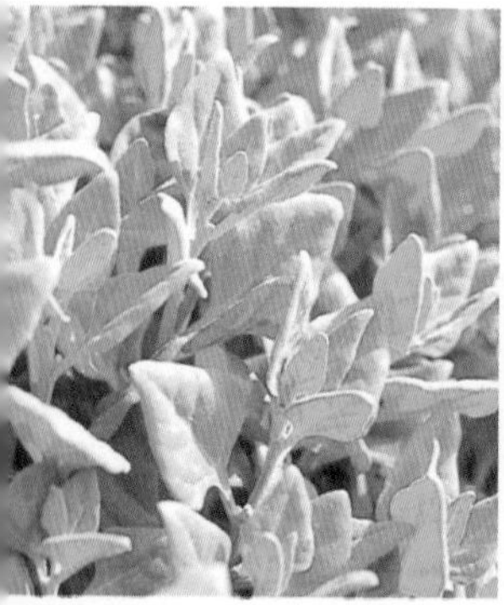
▲番杏

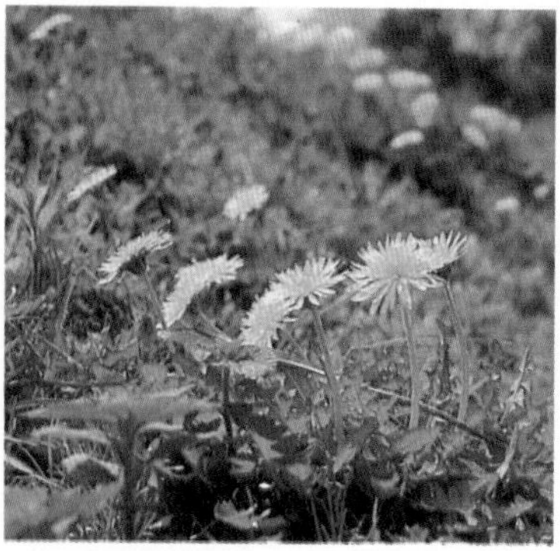
▲蒲公英

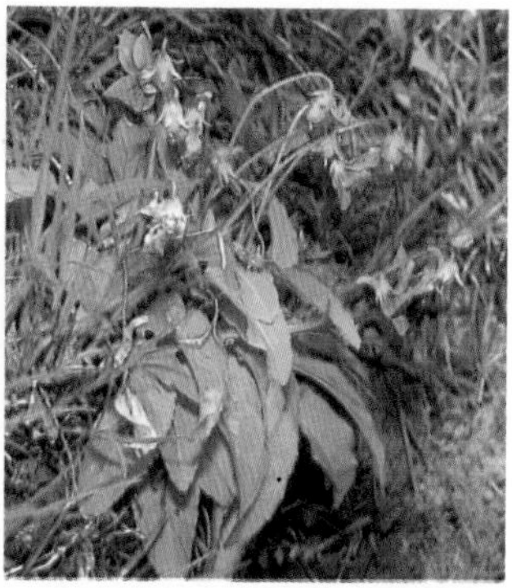
▲槿菜

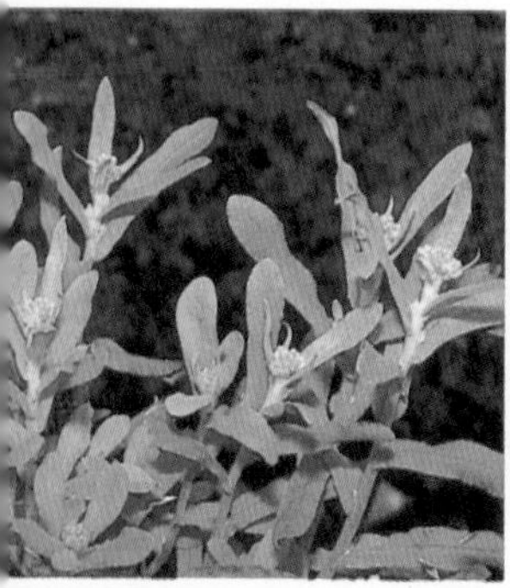
▲鼠曲草

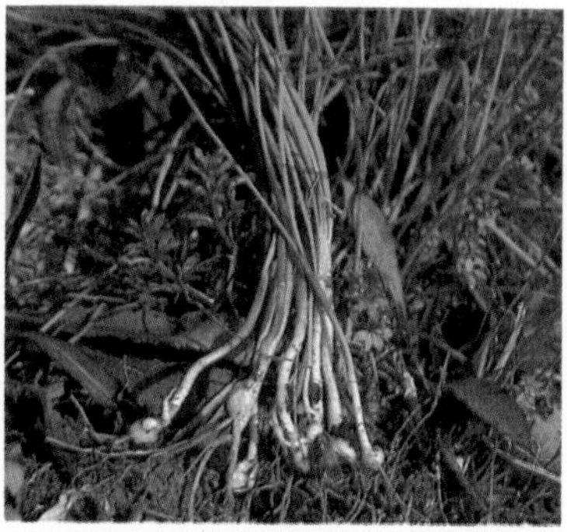
▲野蒜

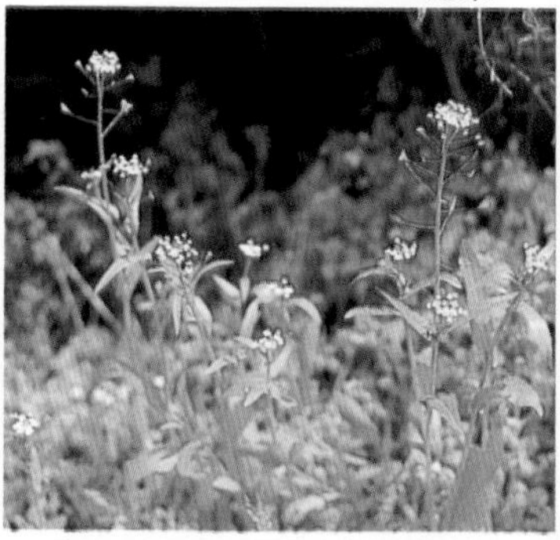
▲薺菜

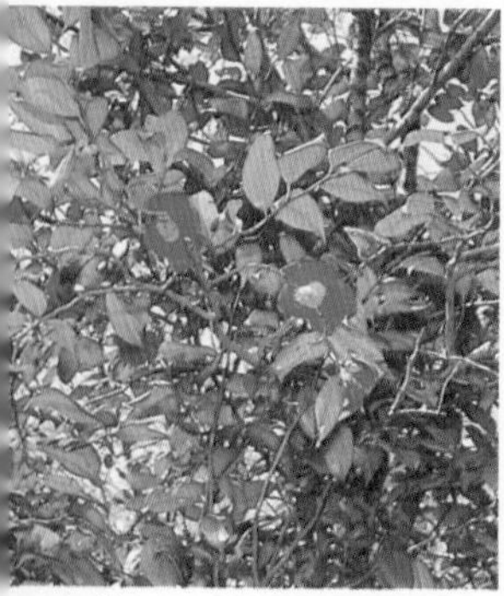
▲山茶

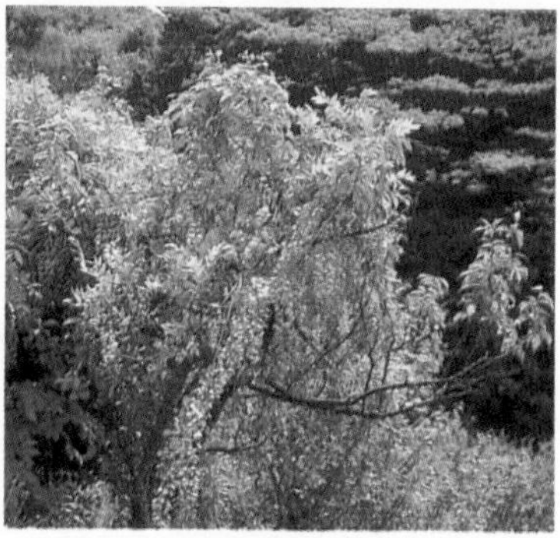
▲山藤

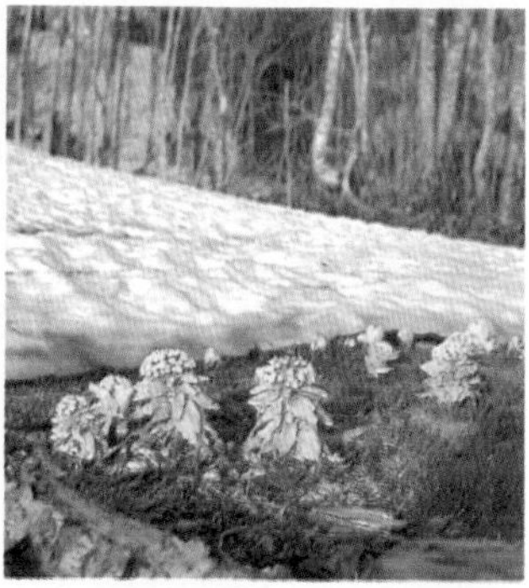
▲欵冬

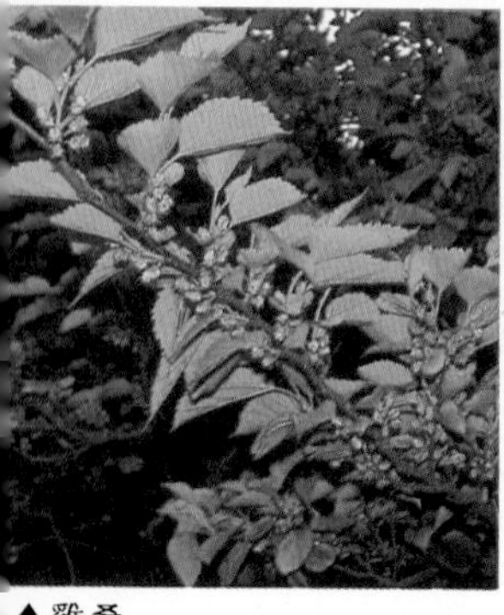
▲雞桑

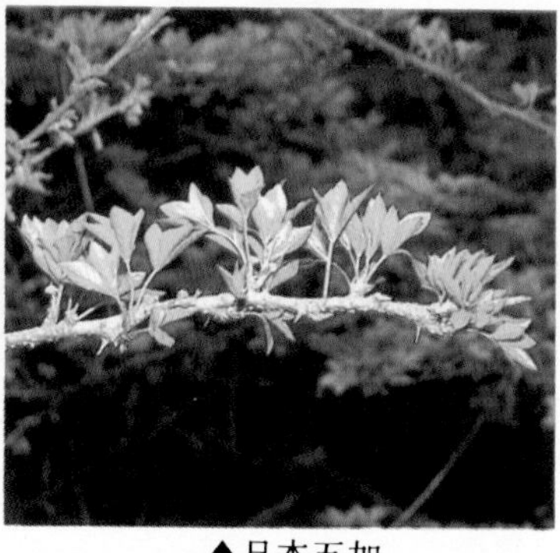
▲日本五加

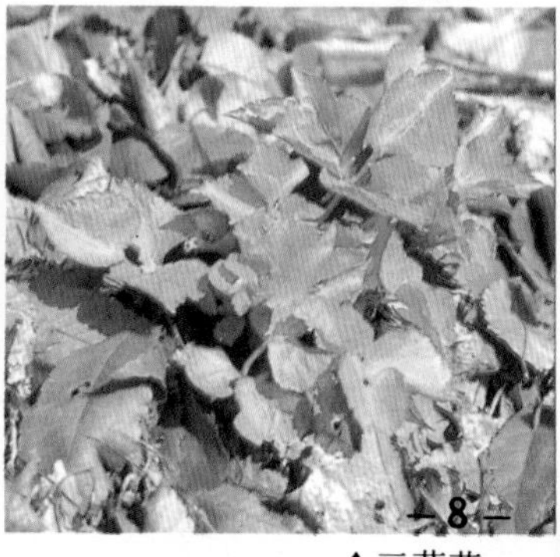
▲三葉菜

夏季製茶的主要野草

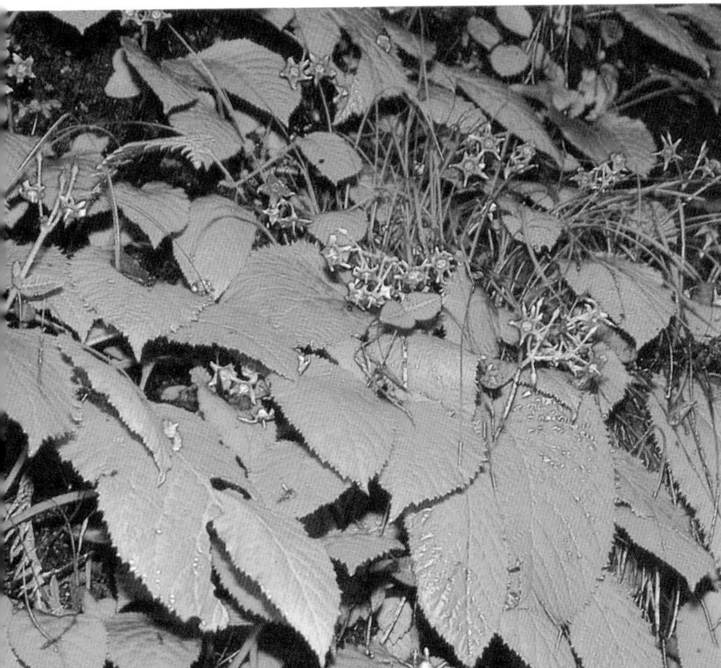

▲ 苦苣苔

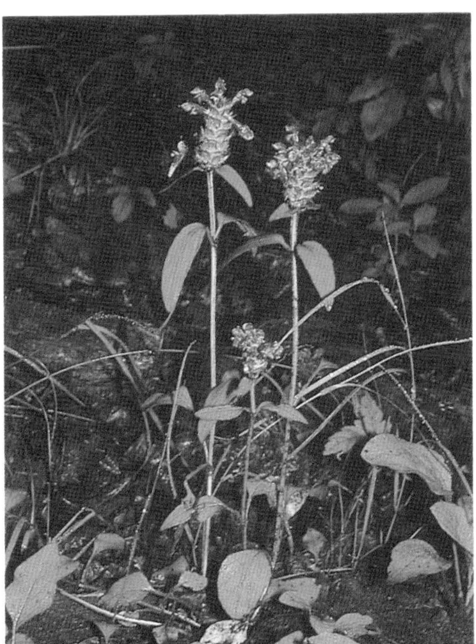

夏枯草▲

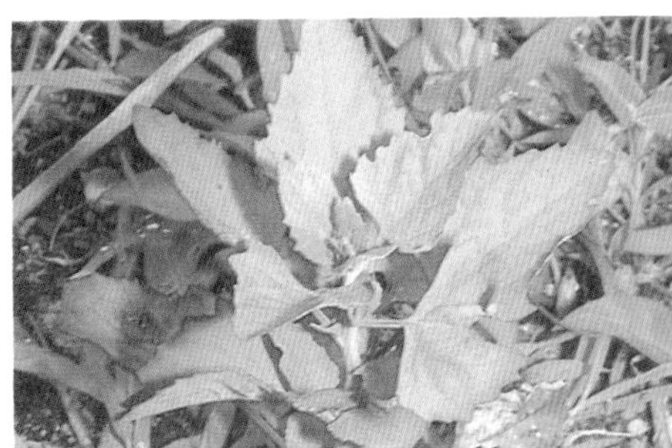

紅心藜▲

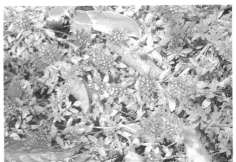

百里香▲

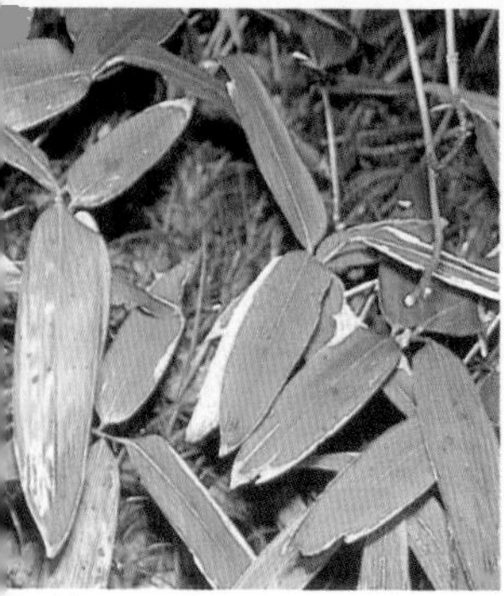

箭竹（山白竹）

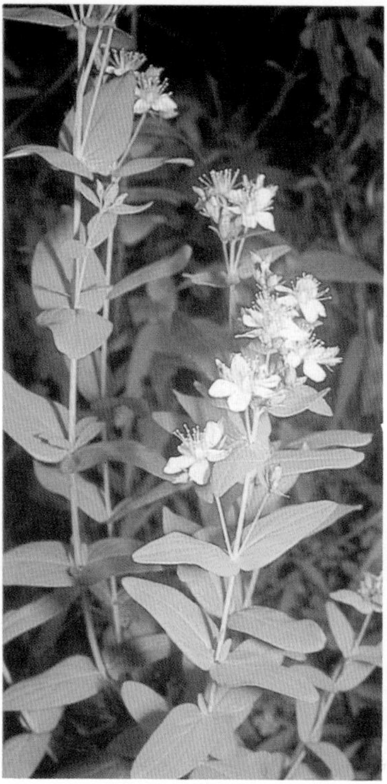

▲ 小連翹

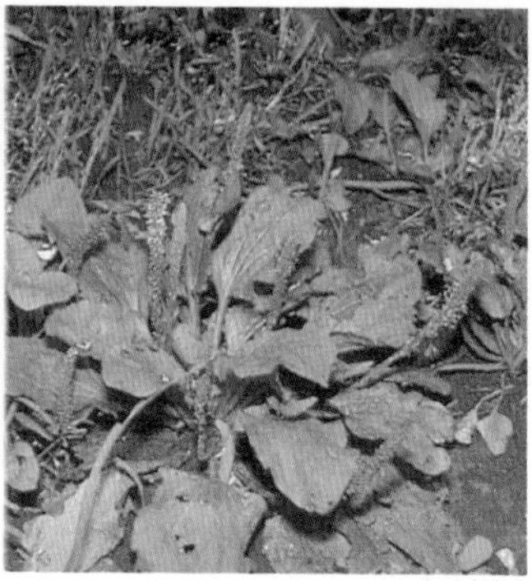

車前草▲

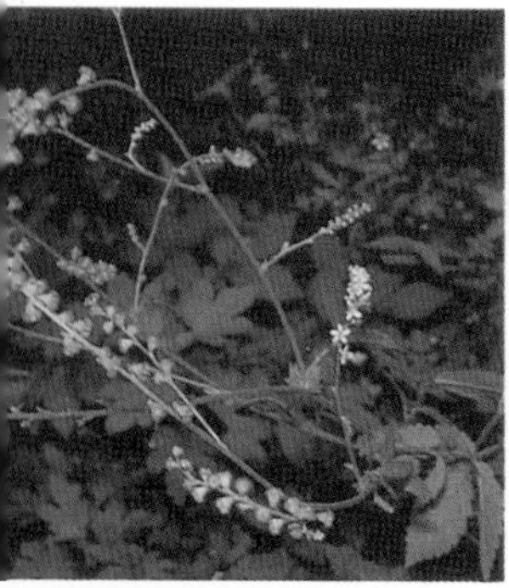

龍牙草

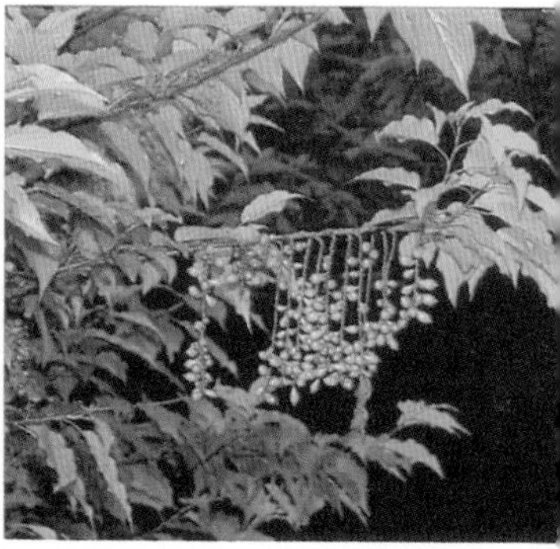

旌節花▲

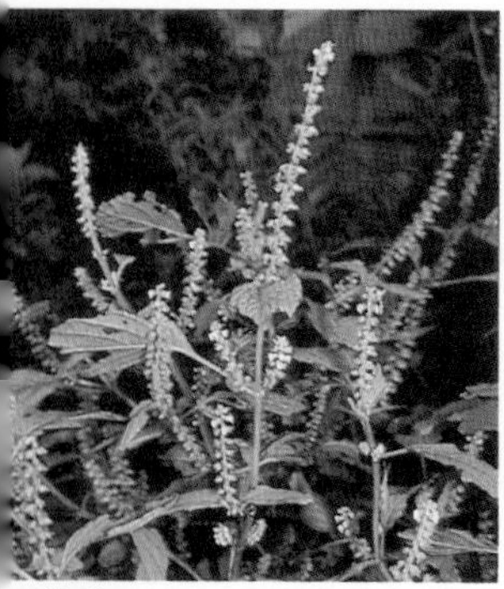

紫蘇

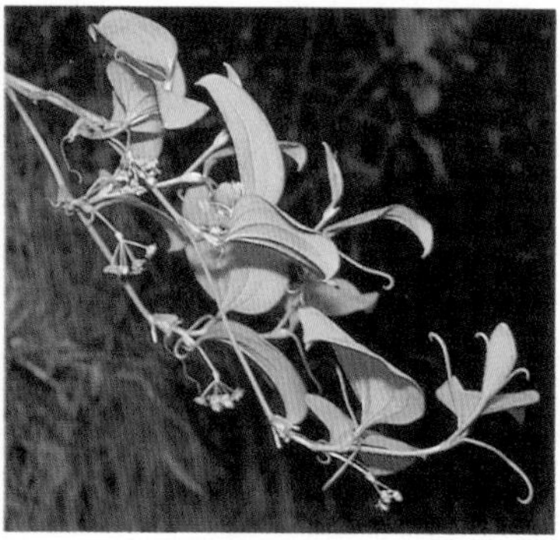

▲ 菝葜

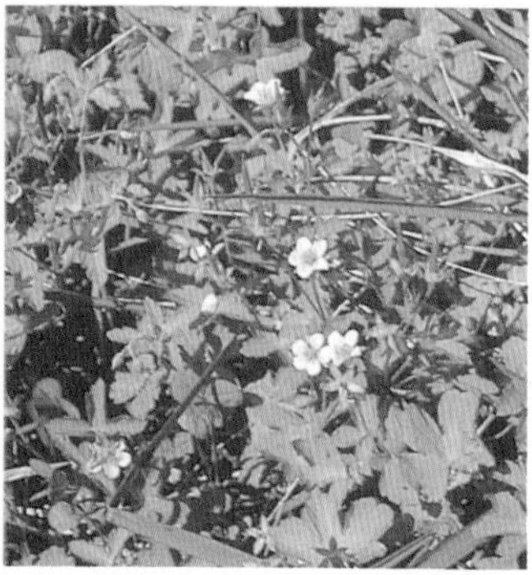

風露草▲

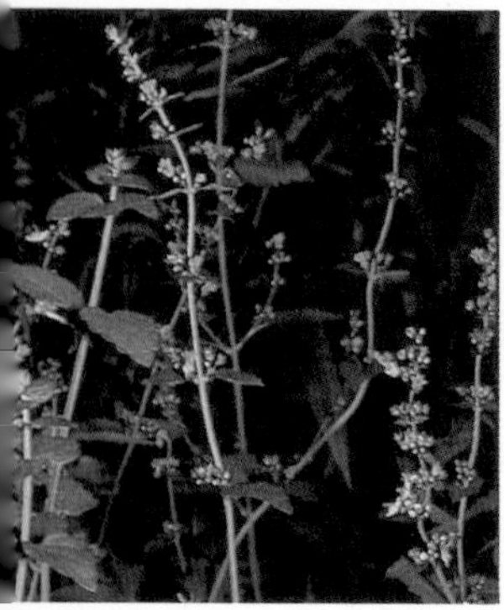

沙參

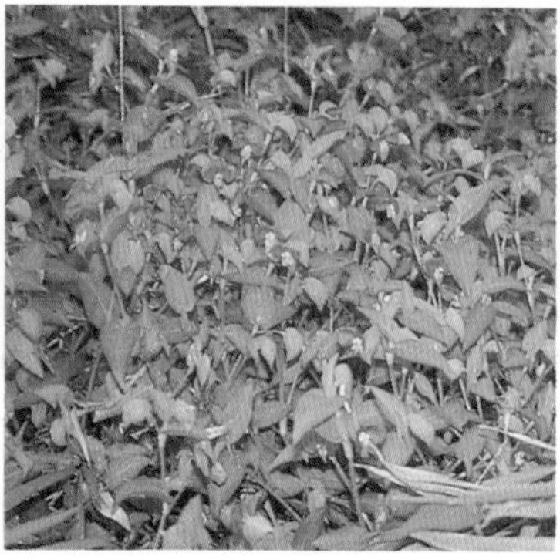

▲ 鴨跖草

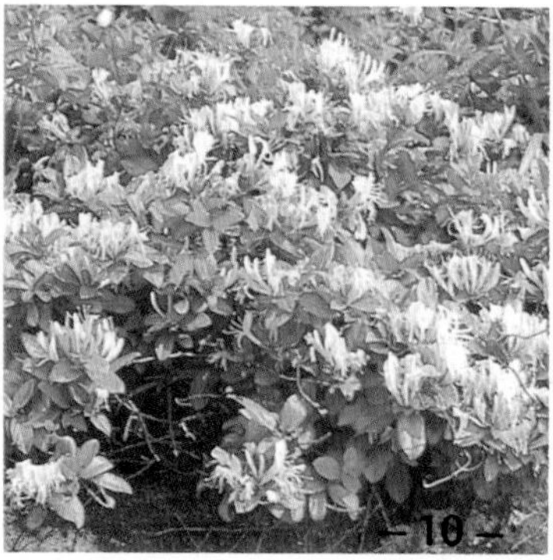

忍冬▲

▼ 珊瑚菜

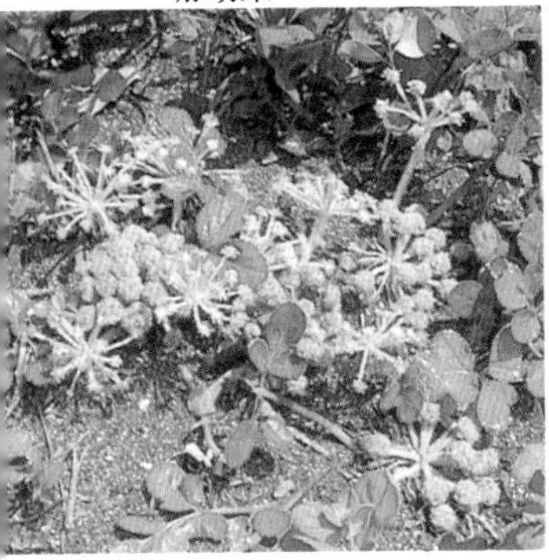

▼ 野萱草

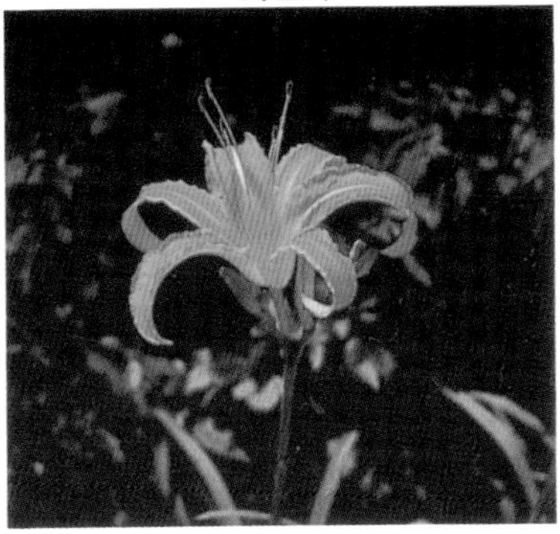

▼ 玉米

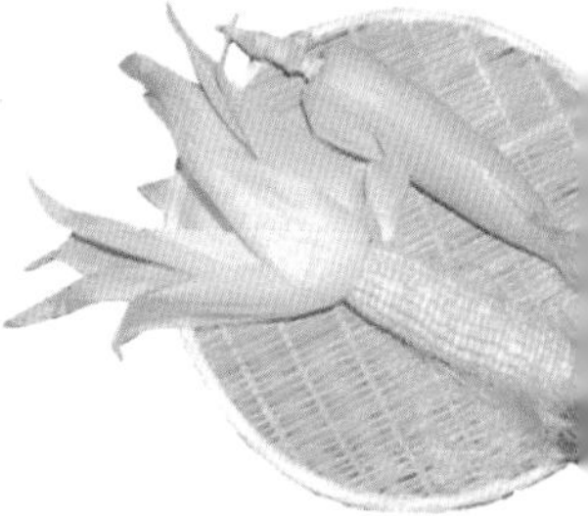

▼ 艾草

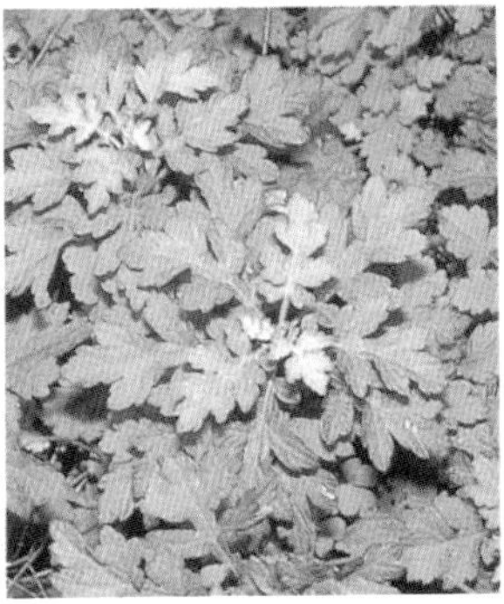

▼ 木天蓼

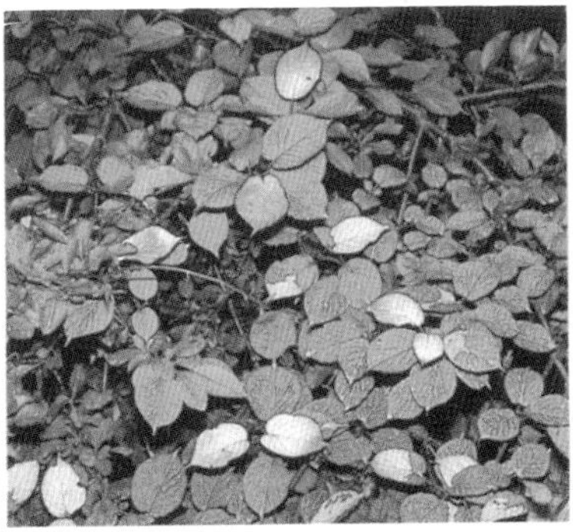

千葉萱草▼

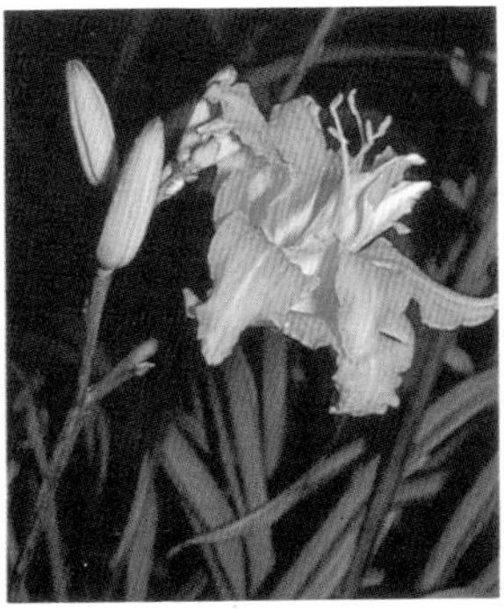

▼ 蕺草

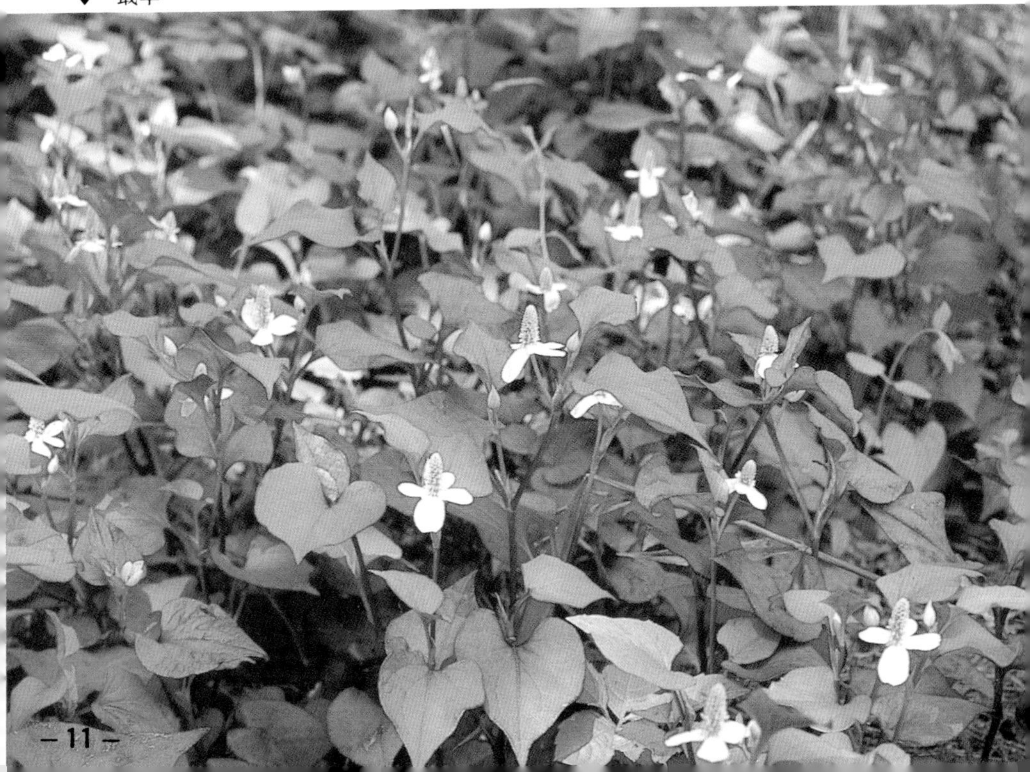

秋、冬製茶的主要野草

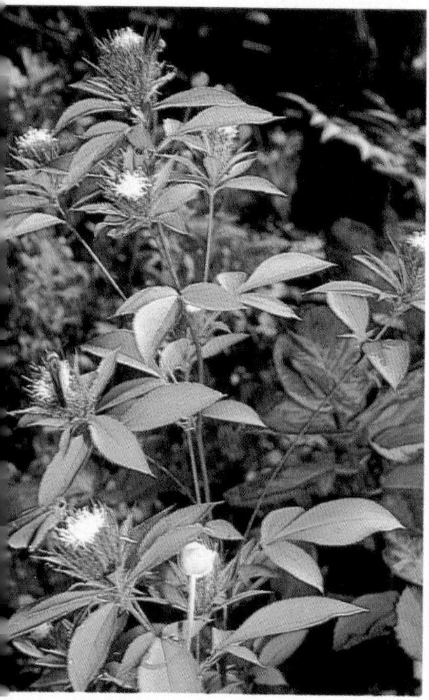

▲ 蒼朮

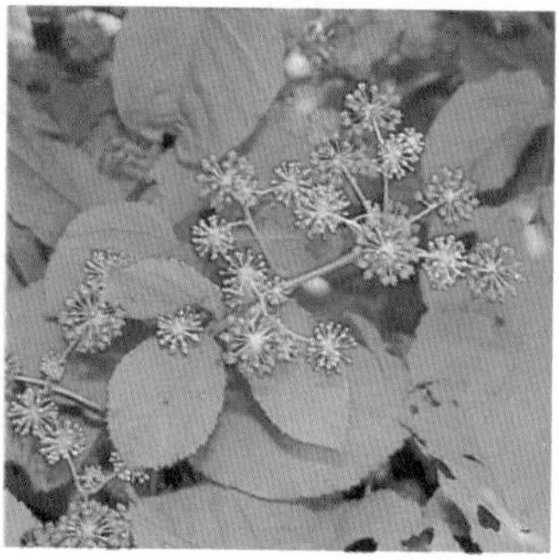

土當歸▲

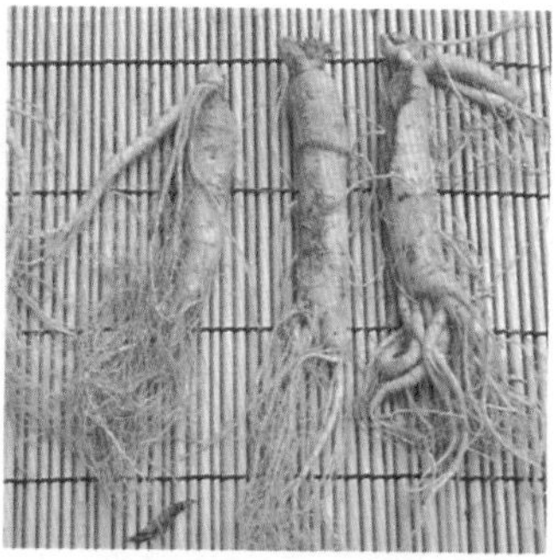

高麗人參▲

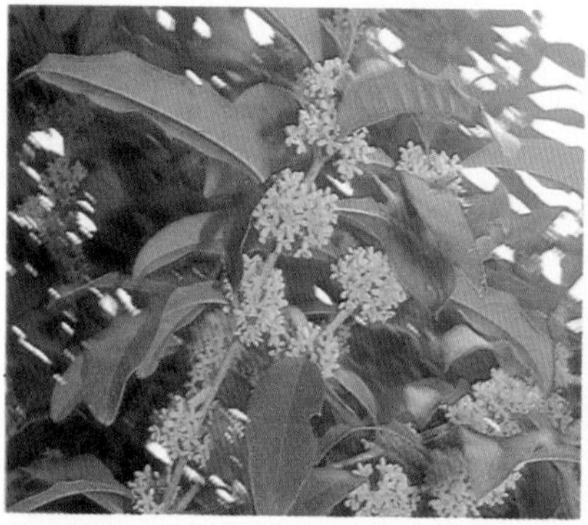

▲ 丹桂

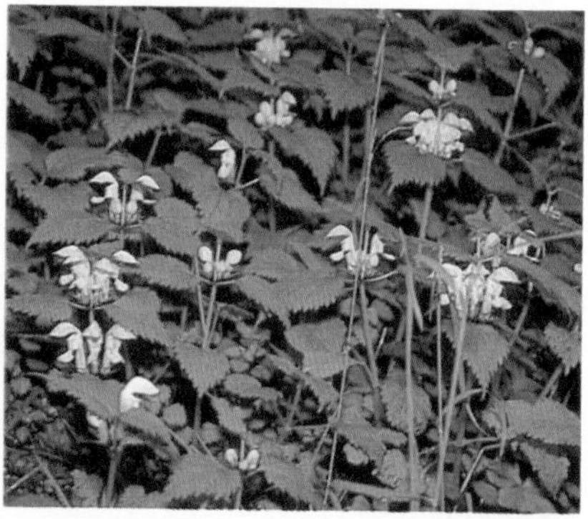

野芝麻▲

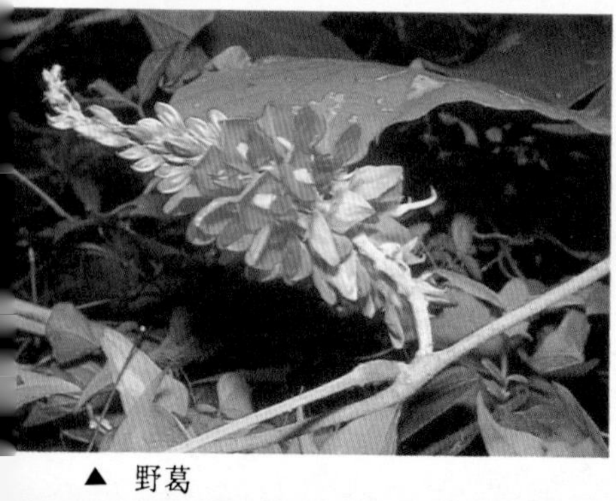

▲ 野葛

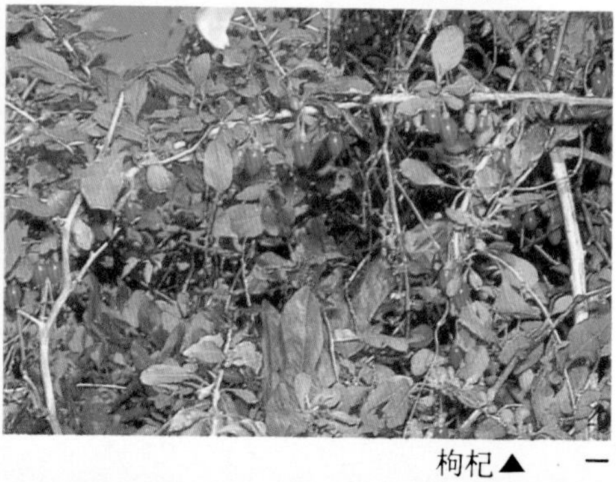

枸杞▲

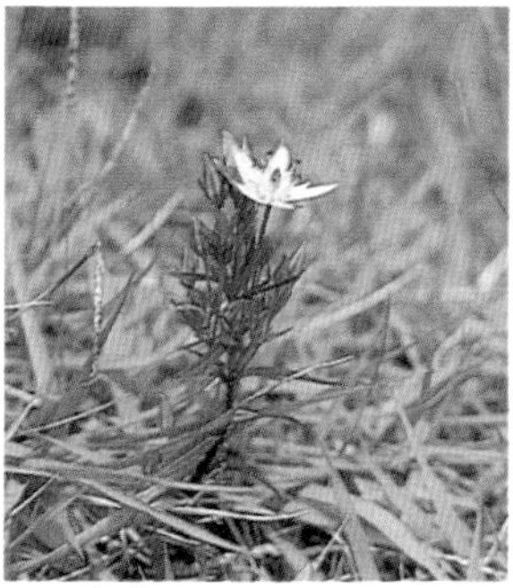

▲ 當藥

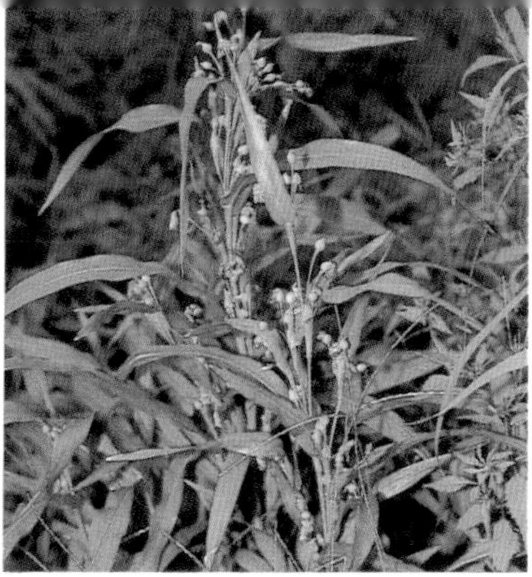

▲ 川穀

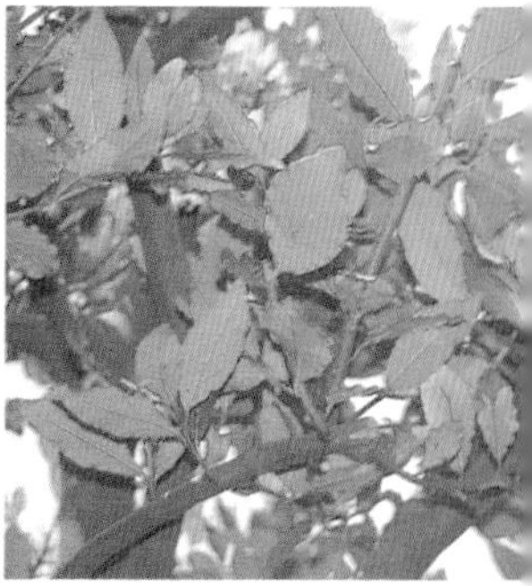

月桂樹

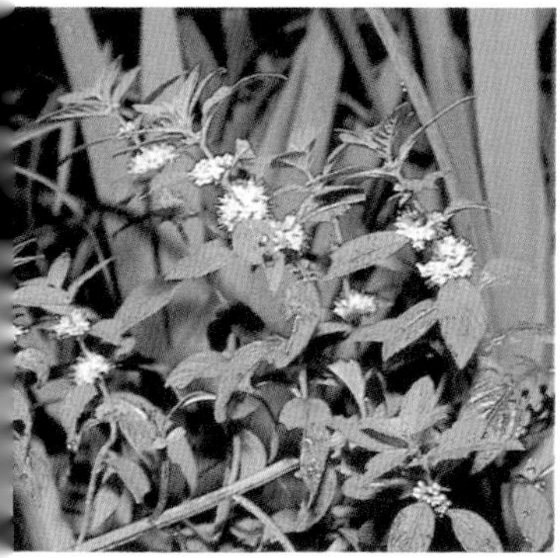

▲ 薄荷

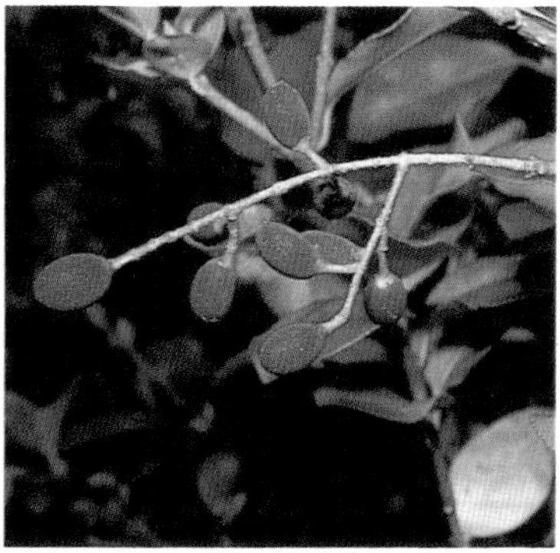

▲ 日本女貞

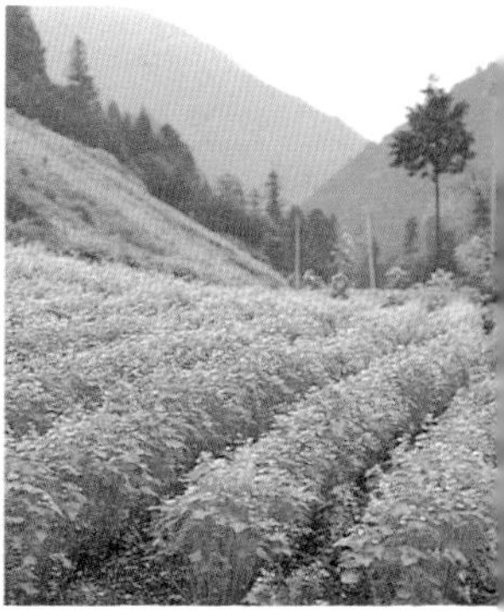

蕎麥

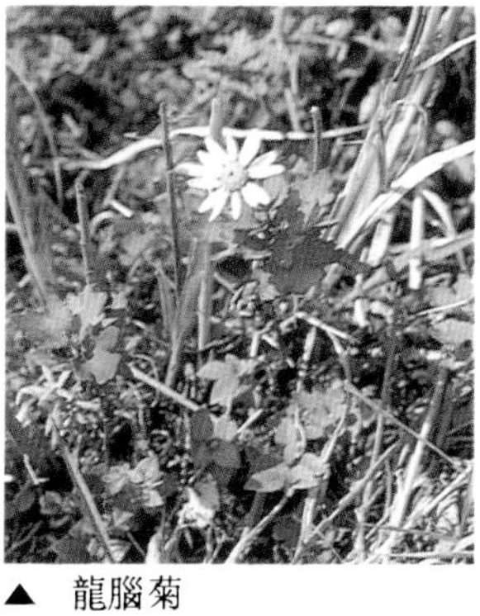

▲ 龍腦菊

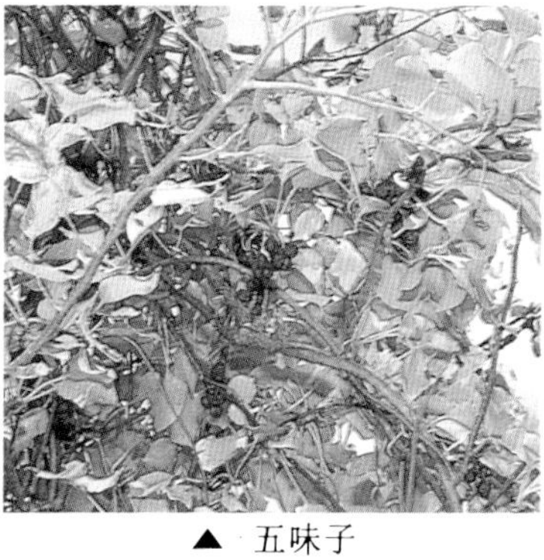

▲ 五味子

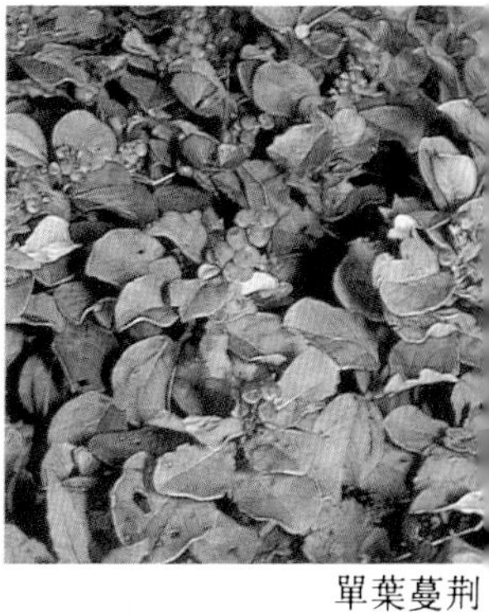

單葉蔓荊

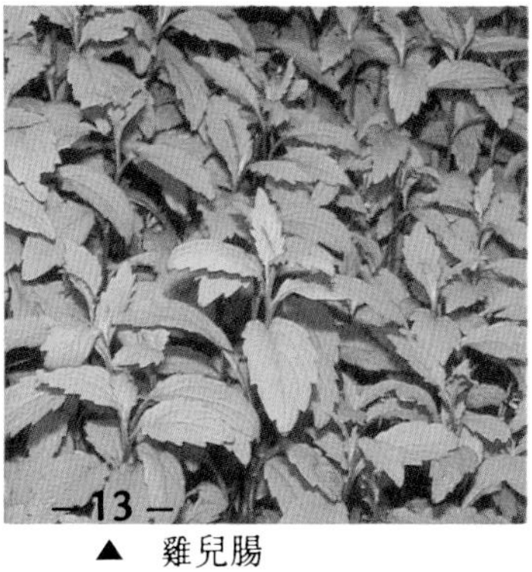

▲ 雞兒腸

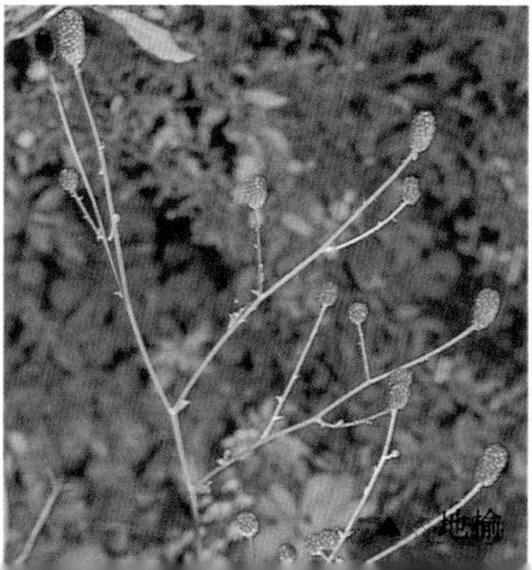

▲ 地榆

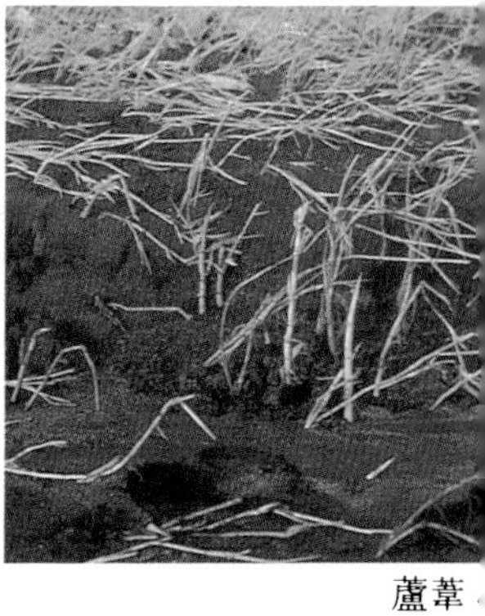

蘆葦

整年都可以製茶的主要野草

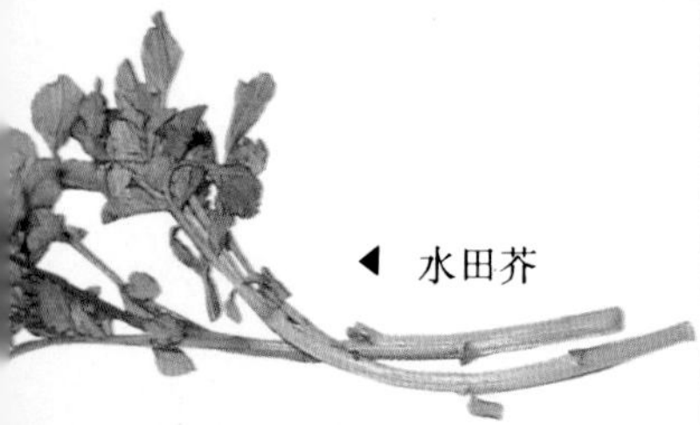

◀ 水田芥

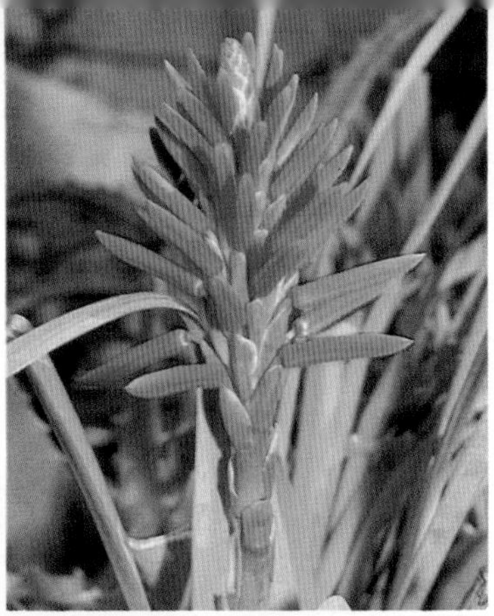

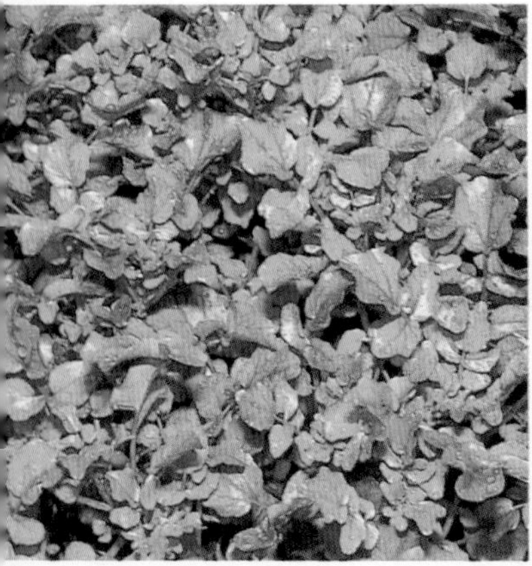

生長於清流中的水田芥

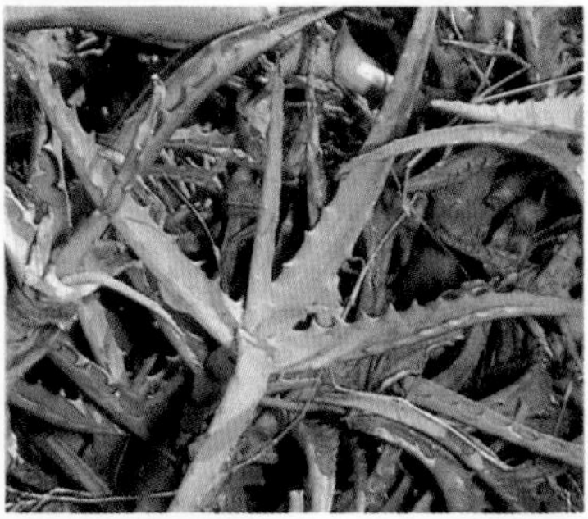

蘆薈▲

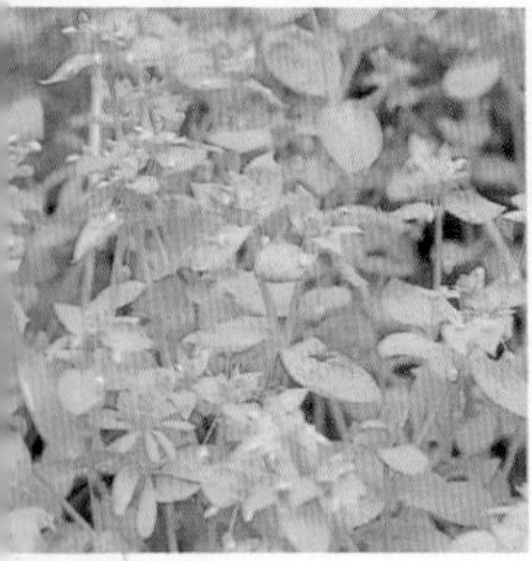

繁縷

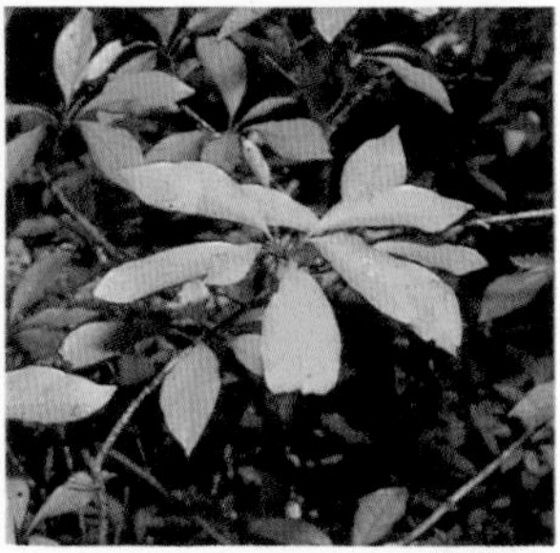

鈎樟▲

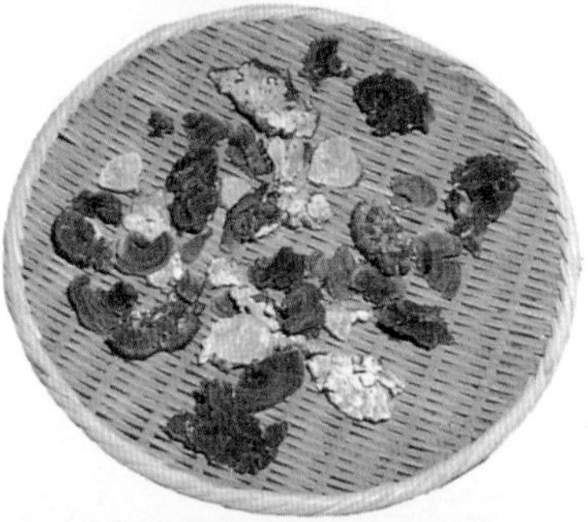

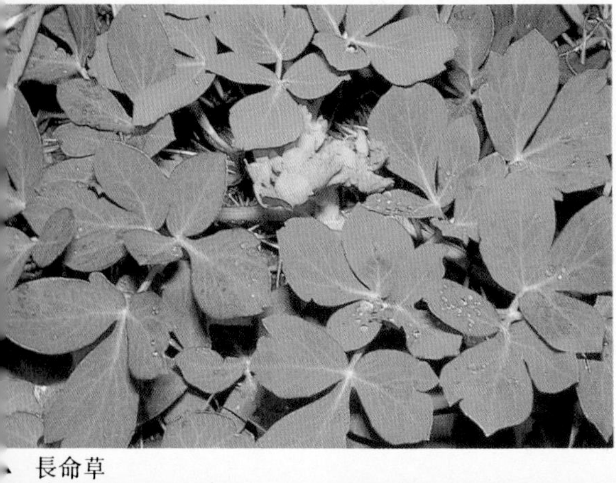

長命草

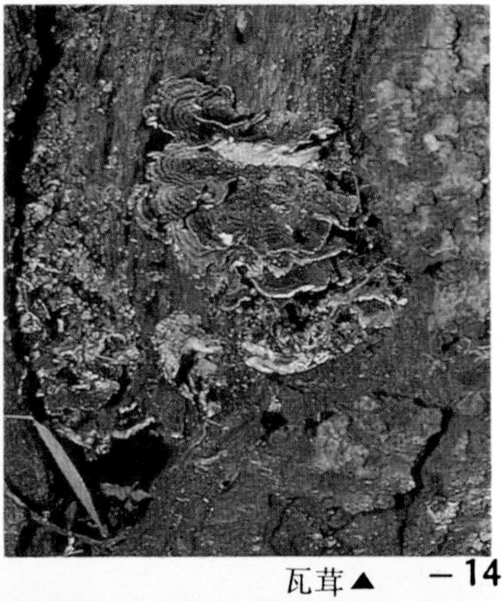

瓦茸▲

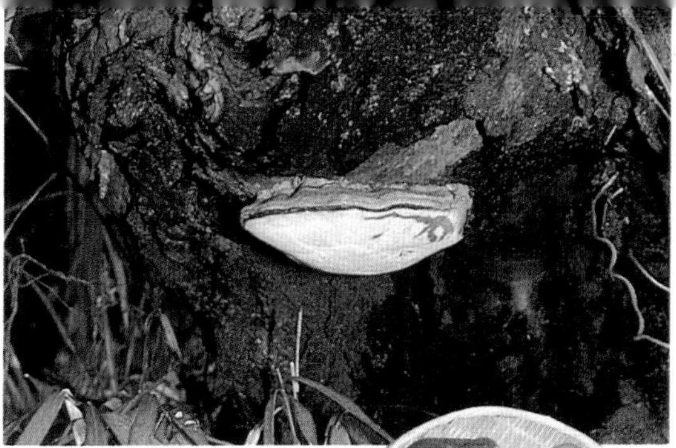

▲ 樹舌

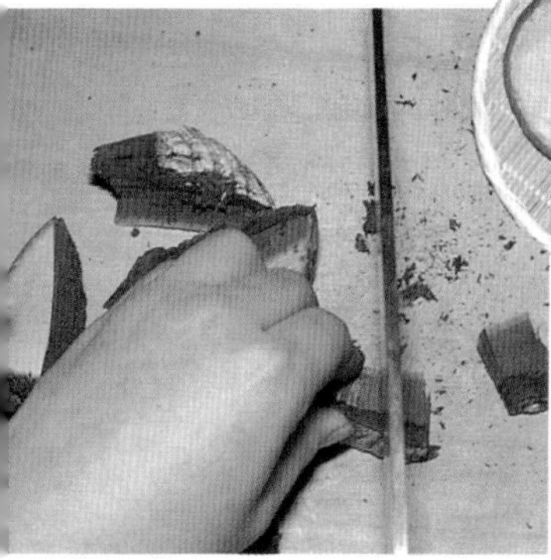

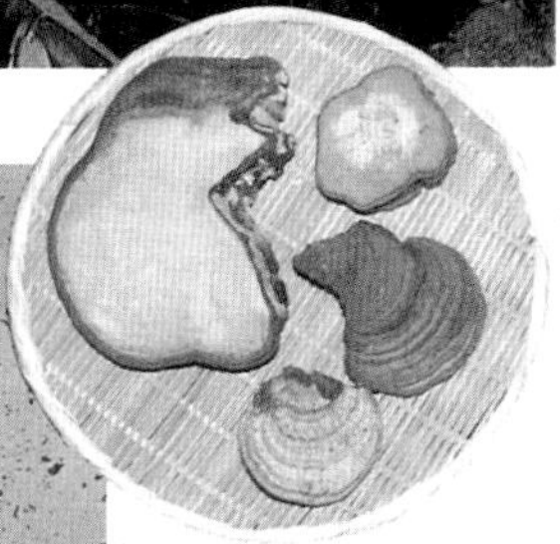

▲ 樹舌依發生狀態不同而有各種不同的形狀

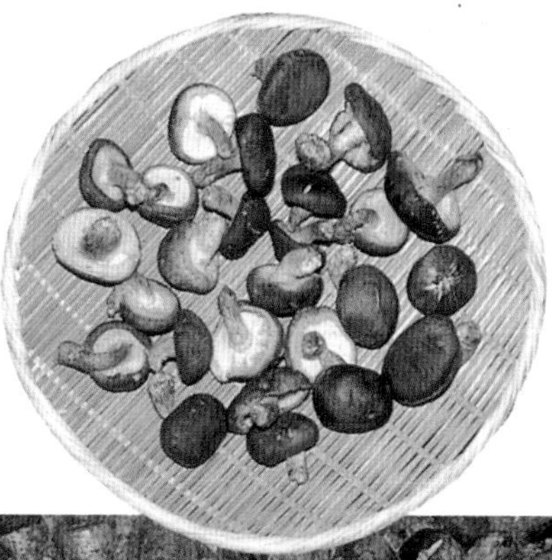

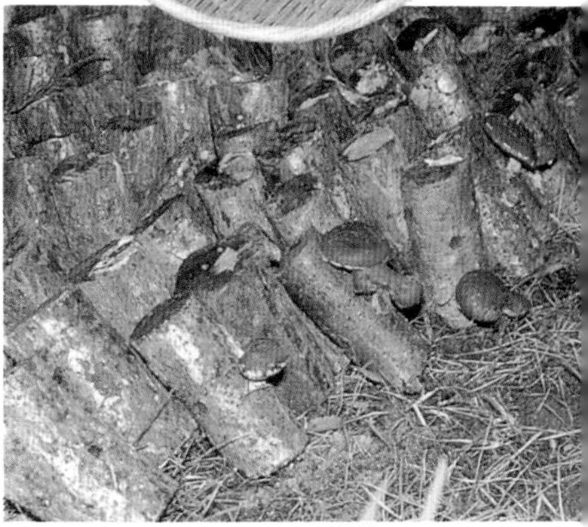

香菇▲

枇杷葉茶▼

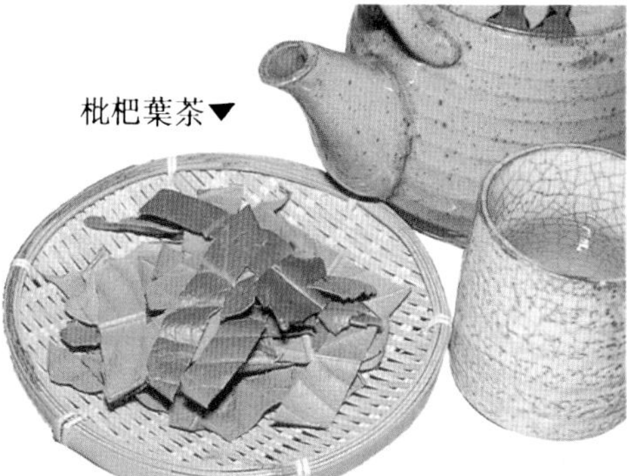

▼ 枇杷

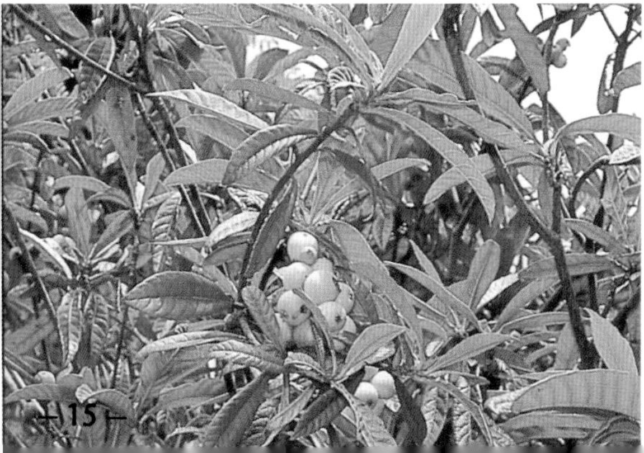

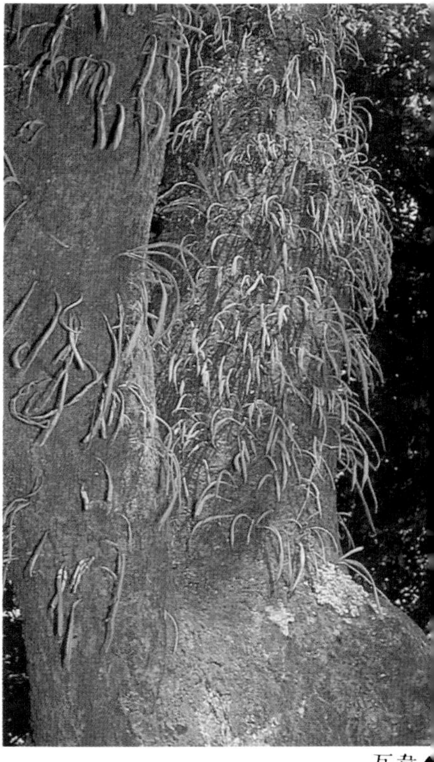

瓦韋▲

享受泡茶之樂的花草茶

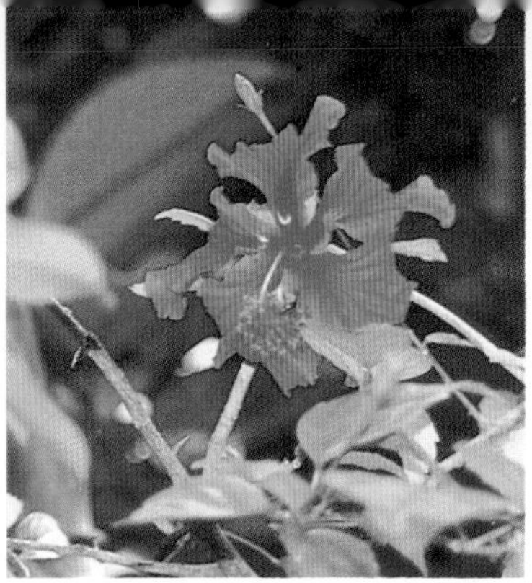

木芙蓉▲

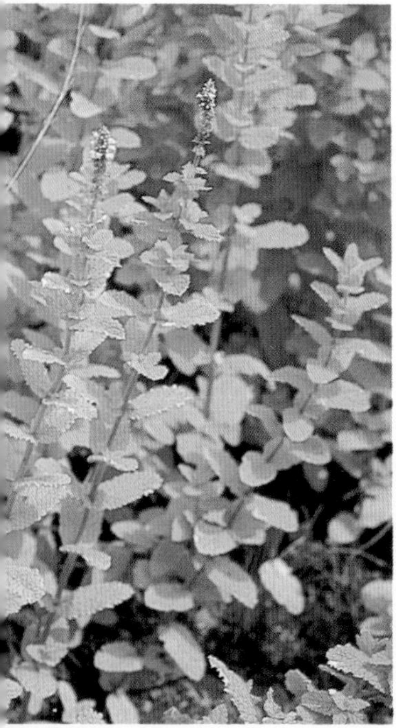

蘋果薄荷

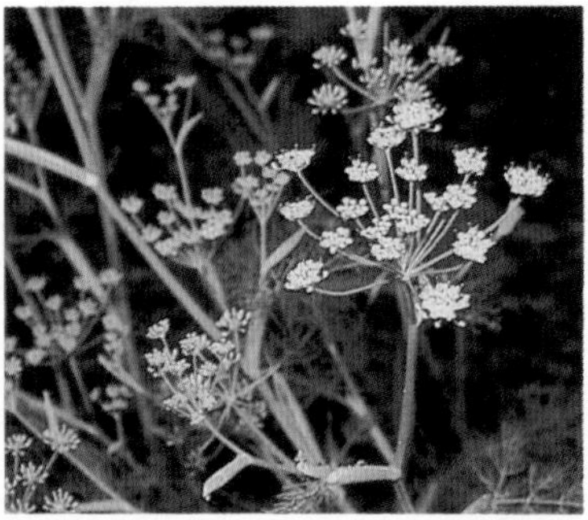

茴香▲

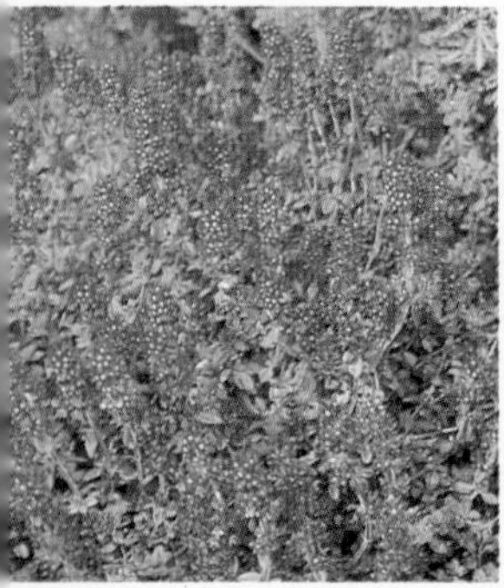

百里香

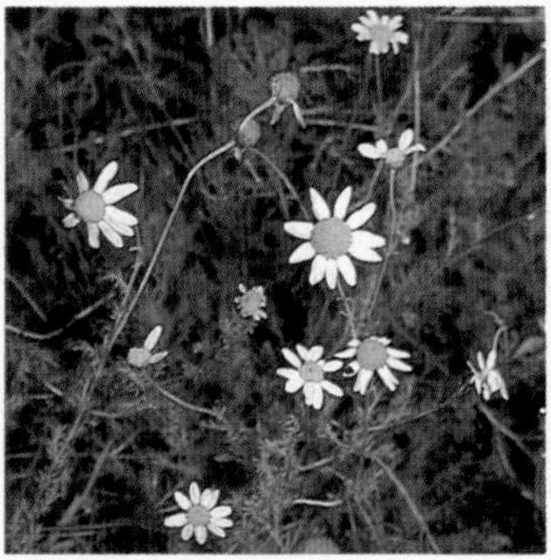

▲ 西洋甘菊

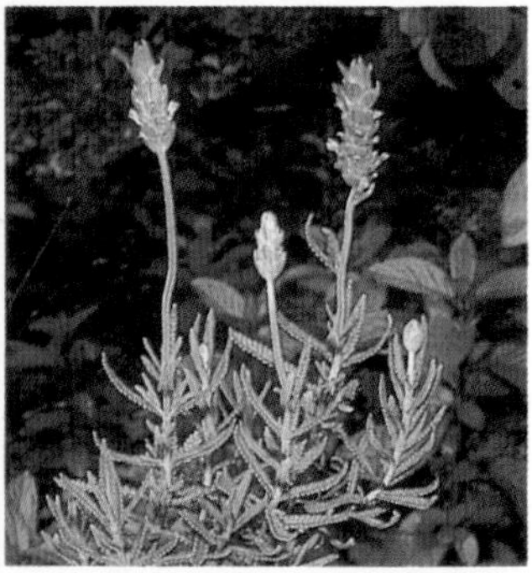

薰衣草▲

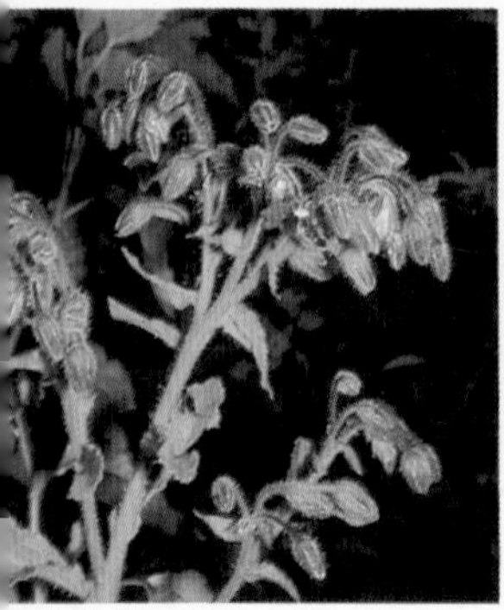

琉璃萵苣

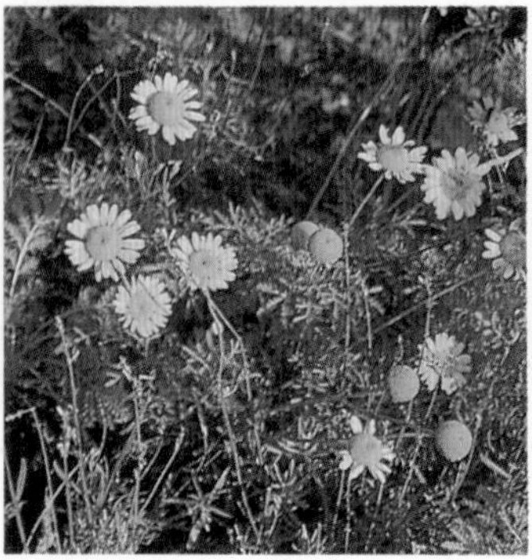

▲ 甘菊

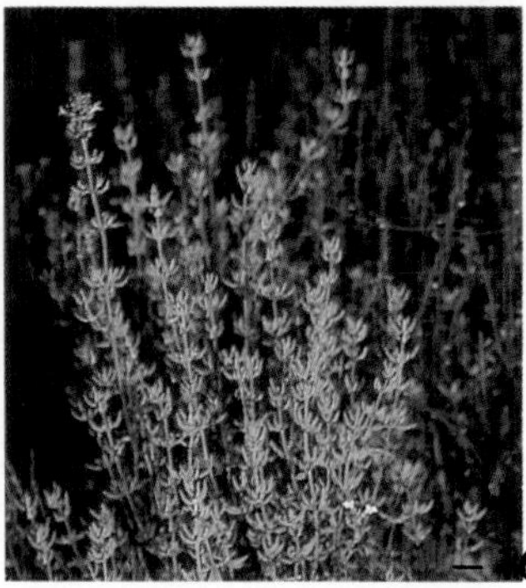

柳薄荷▲

前　言

我們所居住的日本列島，氣候溫暖，降雨量豐富，因此擁有繁盛的自然植物。

在大自然中舉目所見的花草樹木，有些可食，有些可以入藥，有些則可作為沐浴劑，有些可作染料等，許多東西都對我們的生活有幫助，而原本國人之生活歷史，就是利用身邊的草木而成立的。

由此得知，對人們生活有幫助的植物稱為「有用植物」，其利用方法之一，即為以下將向各位介紹的「健康茶」。

所謂「健康茶」，就是我們自古所飲用的綠茶類，也就是「以茶作成的茶」及以其他植物製作之茶的總稱，飲用後具有保健效果、健康效果，如蕺草茶、枸杞茶、薏米茶等都是健康茶。

一般而言，除右列三項外，市面上還販售有柿茶、蕎麥茶、蘆薈茶、枇杷茶、艾草茶、箭竹茶、花草茶……等十二～三種；而像連錢草茶等，雖然市面上沒有販賣，但各種的健康雜誌都曾加以介紹，類似的茶有十幾種。除此之外，在各地當成民間療法所傳承的健康茶還有許多，而在西洋的草藥、花草中，自古以來就作為健康茶來活用的也不少。

本書即是為各位介紹可利用為健康茶的和漢藥草、藥木及花草等，相信大家可以發現在市街或都市近郊的自然環境中，都能夠看見這類植物。

因此，從自然中發現這些東西之後，一定要自己親手採摘，或栽種於自家庭園中，以便親手製作健康茶。

事實上，到山野中走走，採摘藥草藥木，或是於庭園中培育藥草和花草等，讓身體活動的同時就能增進健康，再飲用自己製作的健康茶，當然能得到一石二鳥的健康效果。

目錄

3. 夏天製作健康茶23

5. 整年可以製作的健康茶10

6. 花草茶30

1. 健康茶的基本知識

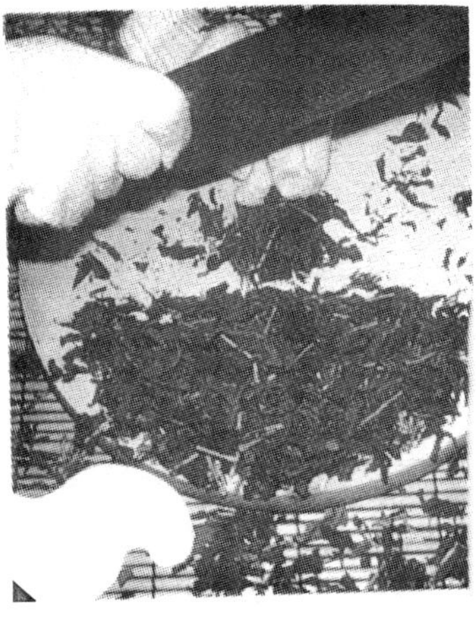

健康茶的基本知識——1

健康茶與效用

我們每天飲用的綠茶、紅茶或烏龍茶，都是以茶樹植物的葉爲原料所製成。這些茶樹中含有具發汗、興奮、利尿作用的咖啡因，與具下痢、收斂作用的鞣酸，原本在中國以「藥用植物」而傳承下來。

但是由於飲茶習慣的逐漸固定，茶已由「藥用」變化爲「嗜好品」，現在我們單指「茶」時，便是代表這些以茶樹葉爲原料的茶，尤其在日本意味著綠茶。

另一方面，所謂健康茶，就是以任何具有藥理成份的植物類爲原料所製作的茶之總稱，以此意義看來，綠茶、紅茶、烏龍茶應該也算是「健康茶」。但是爲了區別「健康茶」這個稱呼與以茶樹原料製成的綠茶、紅茶、烏龍茶，故通常不將此三種茶包含在內。

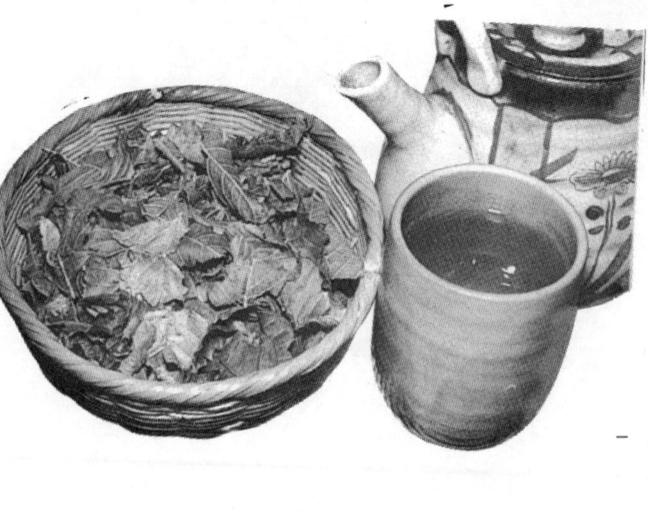

因此，本書所謂的「健康茶」，是指「茶樹以外，具有藥理成份之植物爲原料所製成的茶」。首先希望各位能有所理解。

在述說健康茶的效果、效能之前，必須先了解到健康茶並非一般所稱的「藥」。「藥」這個概念本身，事實上範圍相當廣泛，這兒所謂的藥，至少是指藥事法所規定之醫藥品，例如，對於肺炎或結核等具體的疾病、病狀，直接投與即能產生急速治療病狀效果的才是藥。

本書雖然對於這些藥草類的項目是以「效能」來表示，但例如效能欄列的「感冒」一項，並非代表只要喝一杯健康茶就可治好感冒之意。

而我們通常所說的「藥」，並不僅指化學藥品（西藥），同時也包括漢方等（中藥）在內，這些漢方藥的原料則稱爲生藥。

生藥除了藥用植物與蕈類之外，還包含動物的臟器、皮、角、分泌物以及礦物的粉末在內。事實上當成健康茶所使用的植物類，全都是生藥。

以生藥爲原料的健康茶，是否就等於漢方藥呢?其實它與漢方藥不同。

漢方是以三世紀初，中國的張仲景所著『傷寒論』或『金匱要略』爲基礎，一直到今日的長久歷史所架構之醫療體系，這些漢方醫療所使用的才是漢方藥。也就是說，漢方藥是漢方醫療所規定的處方，使用時需要由中醫診察。

相反的，原本不包括於漢方醫療體系中，長久於民間廣爲流傳之生藥，稱爲「民間藥」，使用之療法稱爲「民間療法」，民間療法並不具有漢方的理論體系與嚴密的處方。而健康茶可以算是民間療法的一種（花草茶則包含於醫療花草的體系中），但是不需因此而加以輕視或懷疑其效果。

原本發祥於中國的漢方，當然是以中國本土的生藥爲主，不過日本本土也有許多不亞於中國的生藥，而且這些「民間療法」是經由長久歲月所傳承下來，足堪證明的確有效。

健康茶究竟具有何種效用呢？結論是不具有速效性，飲用後能促進胃腸活動，迅速消除疲勞，有助於血液的淨化、並促進體內老舊廢物的排出（這種稱爲保健作用），同時也有助於防止疾病的間接、遠因之要因。

由於健康茶的原料含有各種維他命、礦物質、配糖體、精油成份，因爲這些的作用而能達到前述的保健效果、健康效果。

●健康茶的基本知識——2

健康茶的作法

健康茶乃是將含有藥效成份的植物乾燥，然後煎煮，當成茶來飲用，作法的順序則因使用原料之差異而多少有點不同，基本工程則如三十頁插圖所示。

①得到必要的材料（藥草類）。

②用水洗淨材料以去除灰塵及污垢。

③瀝乾水洗材料之水份。

④利用太陽晒乾或陰乾使其乾燥。

⑤切成容易使用的大小後，放入不帶有濕氣的容器中保存。

一定要如此做法才行。

■材料的取得

製作健康茶之前，首先必須得到自己想作的健康茶之

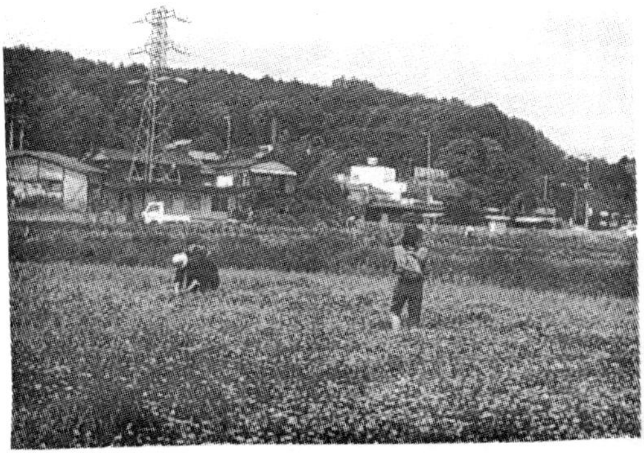

在山野採摘藥草

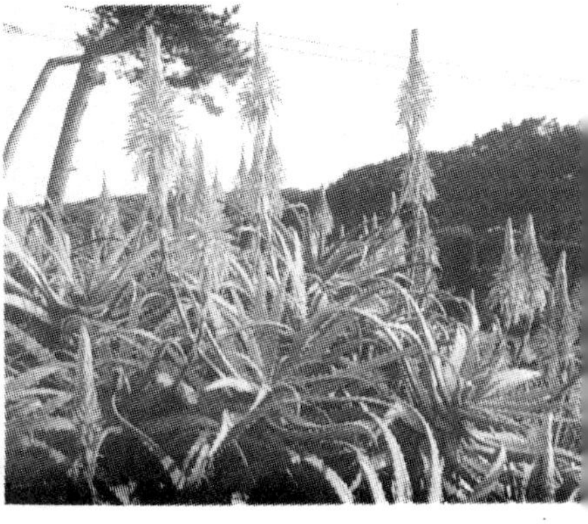

在庭園中栽培也可以

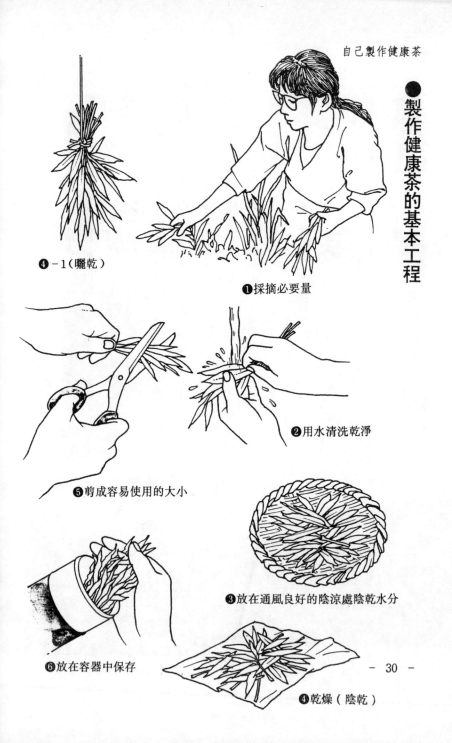

●製作健康茶的基本工程

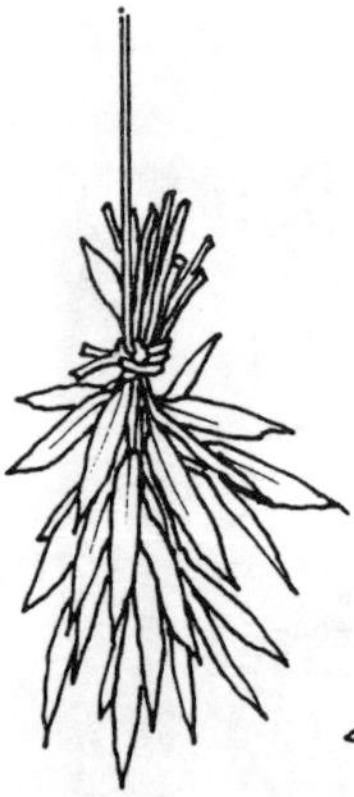

❹－1（曬乾）

❶採摘必要量

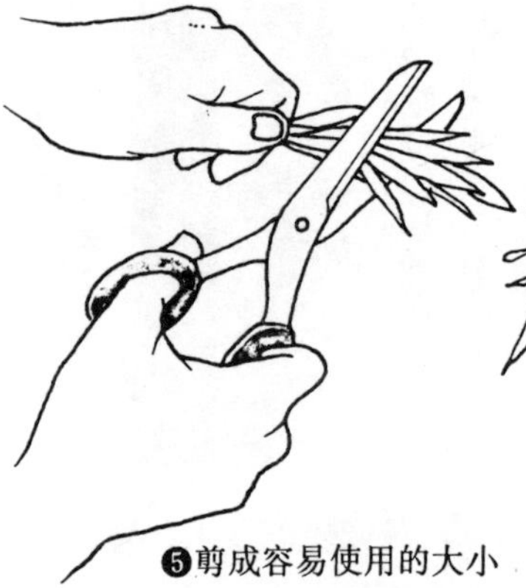

❺剪成容易使用的大小

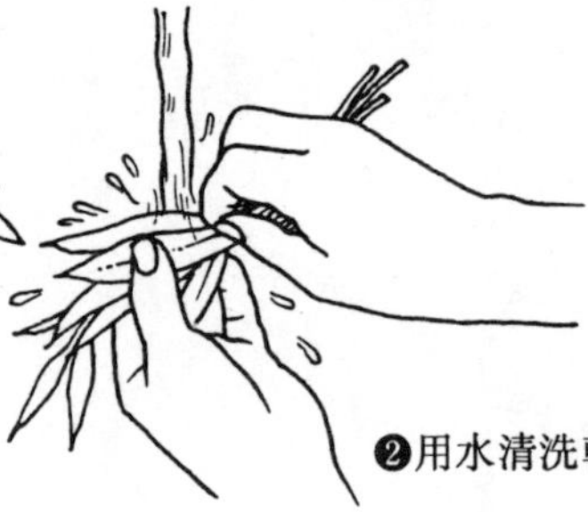

❷用水清洗乾淨

❸放在通風良好的陰涼處陰乾水分

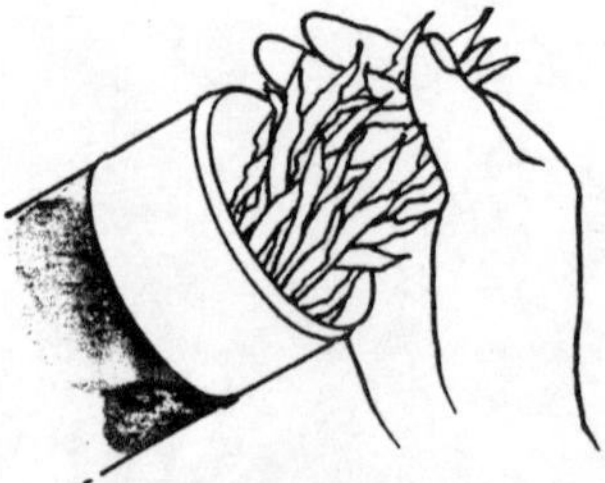

❻放在容器中保存

❹乾燥（陰乾）

原料，也就是藥草類。

獲得藥草類的方法，在他項還會詳細敘述，如①到藥草店去購買；②到山野去自己採摘；③自己培育種子或苗等方法。因使用藥草之不同，有時取得法也會受限定。而在此之前，先決定自己想要製作何種健康茶才是重點。

如果自己到山野去採摘時，可以採得四季的藥草而作出各種健康茶，將各種健康茶飲用後加以比較，利用效果及味道等綜合出自己所喜歡的材料，也是一種方法。

此外，本書所介紹的材料如水田芥、香菇、紫蘇、玉米、三葉菜等，在蔬果店或超市都有販賣，但若要當成健康茶來利用，最好不要選用栽培品，以在自然大地中生長的材料爲使用原則。尤其是水耕的三葉菜與水田芥，其藥效成份與野生的相比非常之差；而同樣是栽培的香菇，也不要選擇鋸木屑栽培品，應選原木栽培的爲佳。

花草的情形也是如此。最近在超市或店頭所擺放一些作菜用的新鮮花草，都不適合用來作爲自製健康茶的材料，花草一定要使用花草園或自家庭園所栽培的花草才行。

在中藥店所購買的生藥，全都是乾燥狀態，因此不必再加以處理，可以直接煎煮作爲健康茶來飲用。

■用水清洗取得之材料

在山野摘取的，或庭園所栽培的草木，一定會沾帶著灰塵、土，有些還有小蟲，回家後應儘可能用水清洗掉這些髒污。

清洗的方法是以水沖洗，除了沖掉髒污之外，也可同時去除受損的葉子等。

但是用水清洗時，不可使用洗潔劑。此外，使用花的時候，由於花粉也含有許多有效成份，故只需舀一盆水略洗即可，或是不洗就直接使其乾燥。

■瀝乾水洗材料的水份

用水清洗後的材料，如果不瀝乾水份而直接曝晒陽光，就容易生成斑點，無法作成美

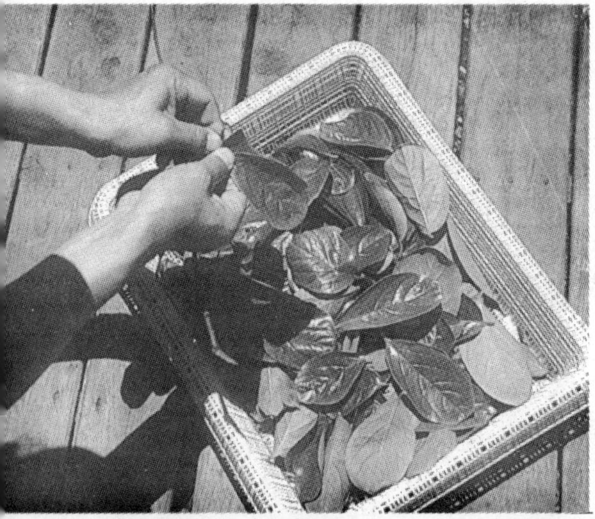

利用葉子也是一種方法

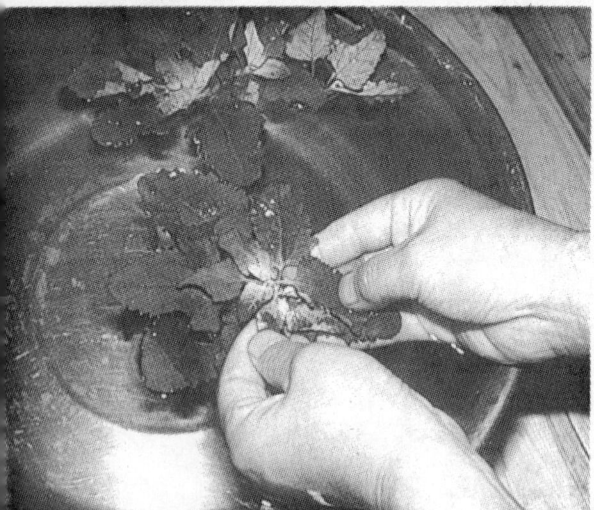

帶回來的藥草要儘早用水清洗乾淨

麗的乾燥茶，因此用水清洗之後一定要瀝乾再乾燥。

水洗完畢之後，將材料移入竹簍等能夠瀝乾水份的容器，放在通風良好的陰暗處，直至水份完全瀝乾。

這時，像蕺草或風露草等使用全草的植物，或枸杞等利用小枝附帶葉子的植物，可以將幾枝紮成一束倒掛著晾乾。

■乾燥

水洗後的材料瀝乾水份之後，接著就要乾燥。

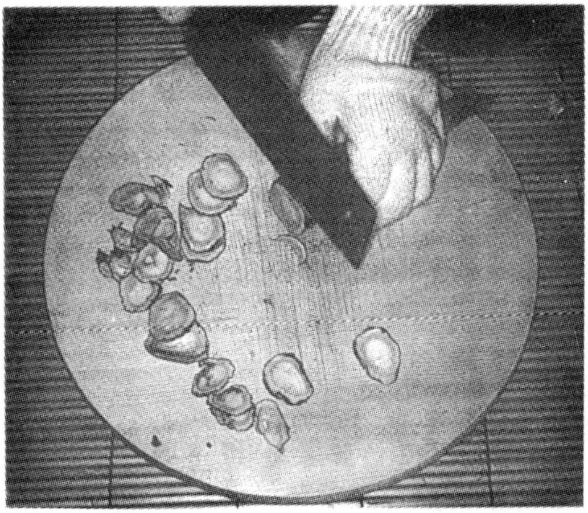

切成容易使用的大小

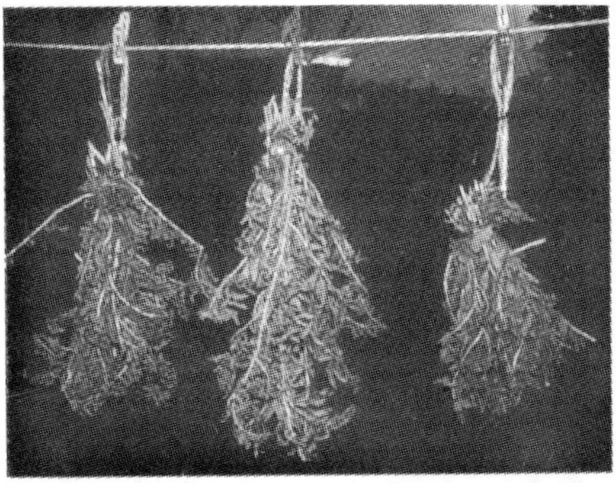

掛在陰涼處陰乾

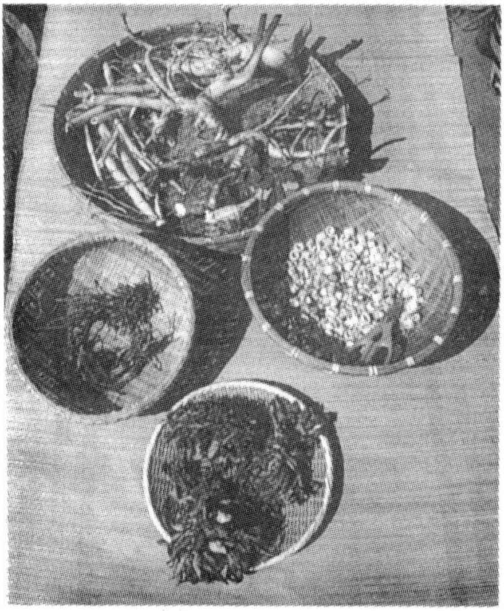

放在太陽下曬乾

藥草的乾燥法分爲①晒乾、②陰乾、③熱乾燥等，③的熱乾燥法主要是用於大量乾燥時的營業用法，所以本書只介紹①的晒乾與②的陰乾。

〔**晒乾**〕　直射曝晒日光，使其乾燥的方法，短時間內就能達到乾燥效果。晒乾是將瀝乾水份的藥草舖在報紙上，或是掛在竹竿上來晒，必須在太陽下山前收回，第二天再繼續晒太陽，如此便能於短時間內晒乾。

〔**陰乾**〕　將藥草舖平於竹簍或報紙上，或吊掛起來，置於通風良好的陰暗處，是不晒到太陽而直接晾乾的方法，主要使用在進行含有揮發性精油的藥草或花乾燥之時。

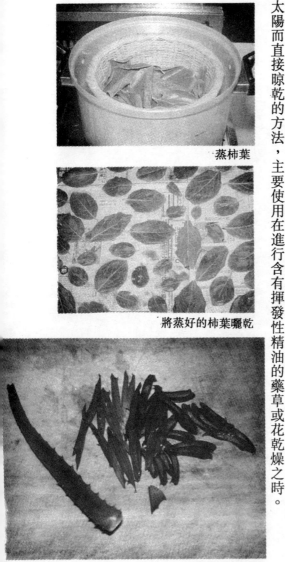

蒸柿葉

將蒸好的柿葉曬乾

蘆薈切細後再乾燥即可

此外，若要使用明日葉等肉較厚、或帶根或葉柄的藥草時，必須先晒太陽一～二天，然後再進行陰乾。

總之，直到用手指夾住會感覺乾燥之前，一定要完全晾乾。

像柿葉的嫩葉較薄、較柔軟，但成葉則表皮層發達、變厚、變硬，要利用此類成葉作健康茶時，必須按照作綠茶的要領，先把葉子蒸過再用手揉捏之後才能乾燥，如此可以防止維他命C的損失。除了柿葉之外，菝葜的成葉也要先蒸過較好。

■切成容易使用的大小

充分乾燥後的藥草，應該切成容易當成茶使用大小，保管上較爲方便。

在大小方面，因爲花和葉浸泡水之後會膨脹，可以切得較小些；而樹皮、小枝或根等煎煮後不會變得太大，因此可以切得大一點。

蘆薈葉的肉厚、水份較多，需要花較多時間乾燥，可以事先切成小片再乾燥以縮短時間。但是雖然肉厚難乾，卻含有揮發性精油成份，假使切碎再乾燥，可能會流失重要成份，所以還是乾燥後再切較好。

■放入容器中保存

切成容易使用的大小後，可以直接當成健康茶來使用。但是必須注意要保存於不帶溼氣的容器內，每次取出必要量來泡茶。

保存的容器，不論是裝入完全乾燥的紙袋或直接吊掛於通風良好處皆可，最好和綠茶一樣放入茶罐中保存。除了茶罐之外的其他容器，以放入乾燥劑一併使用爲佳。

如果不立即使用，要保存一段時間，可以如左圖所示，裝入塑膠袋中密封起來再置於冷凍庫保存，等到手邊的常備份量用完之後，便可從冷凍庫取出使用。

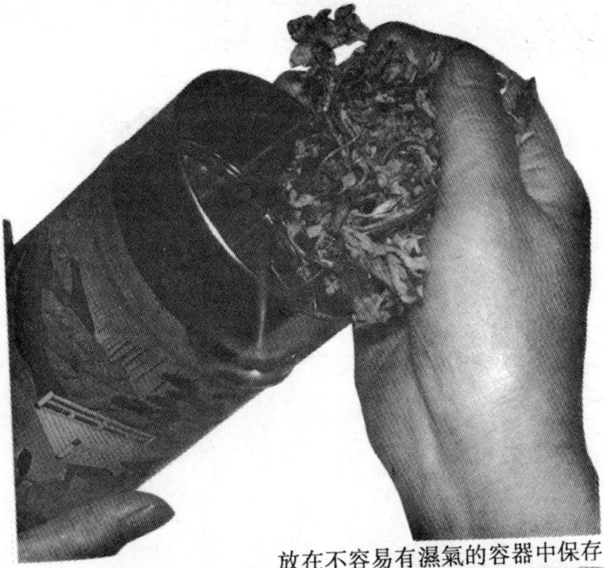

放在不容易有濕氣的容器中保存

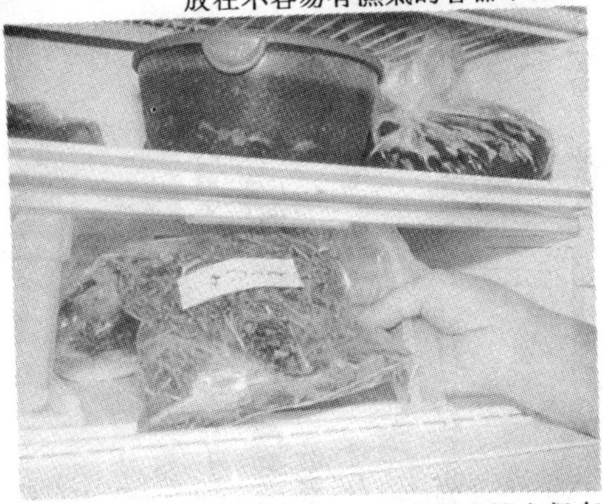

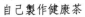

放在冰箱中保存

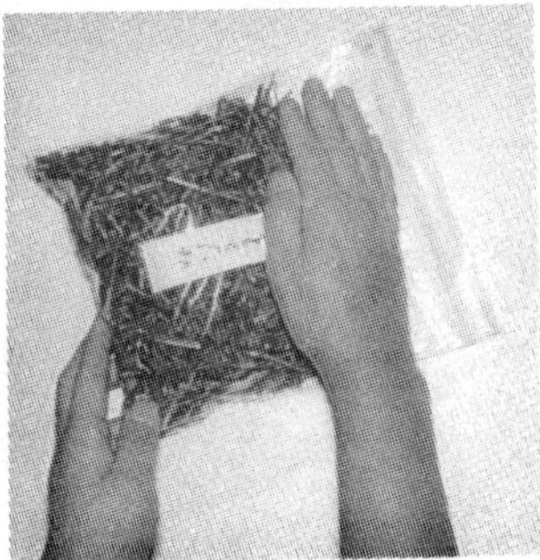

放入塑膠袋中密封

健康茶的飲用法

健康茶正如先前「健康茶與效用」中所述，基本上是不可能有速效性的。

因此在飲用上只需當成平常飲用煎茶或烤茶一般，以如此的感覺來喝即可。

附帶一提，當打開與藥草有關係的書籍時，如「筆頭菜」的利用法，關於利尿或解熱方面會看到「一日量5～10g（因書籍不同而有異，最小值與最大值約爲3～12g之間），用300cc的水煎煮到剩下三分之一量（100g），分三次飲用」的記載。

閱讀至此，可能會誤以爲是漢方

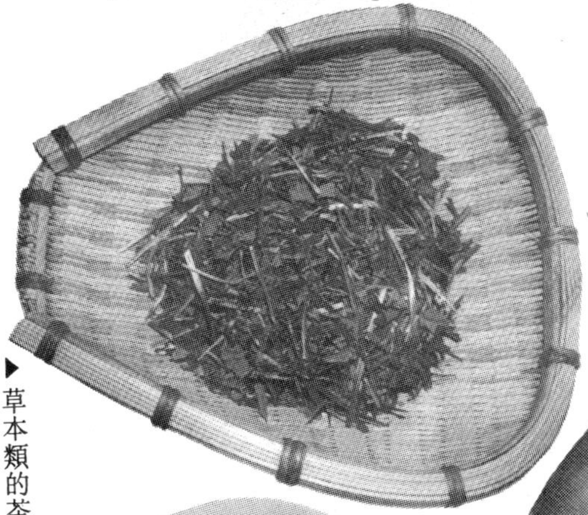

▶草本類的茶只要倒入熱水沖泡即可

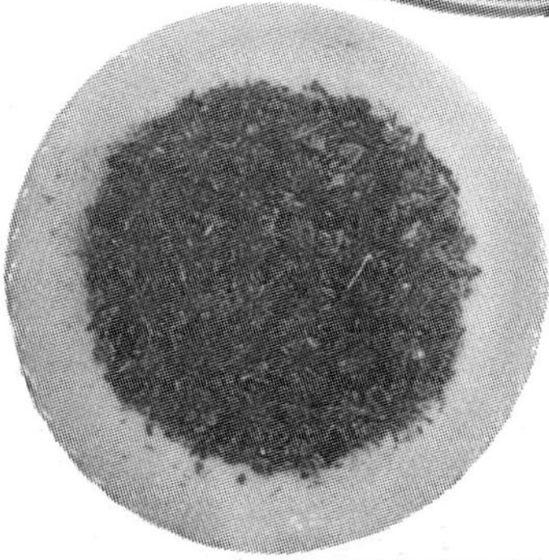

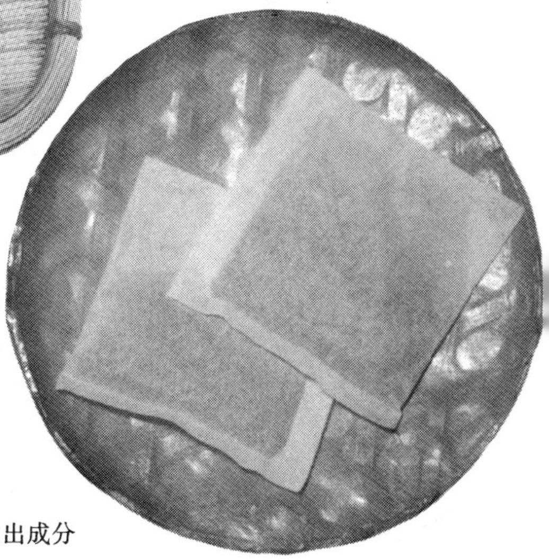

做成茶粉較易迅速抽出成分

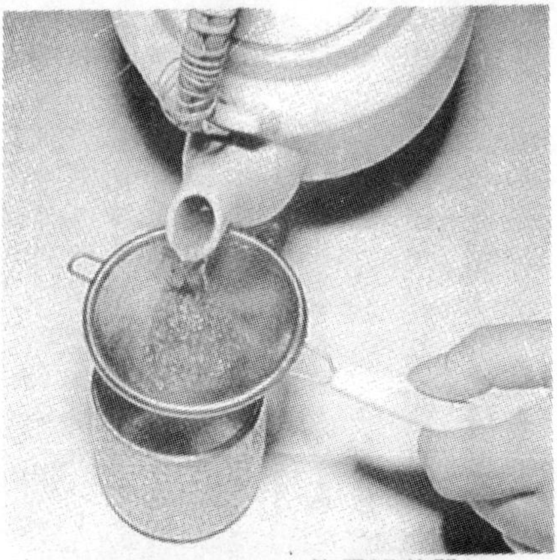

使用濾茶器

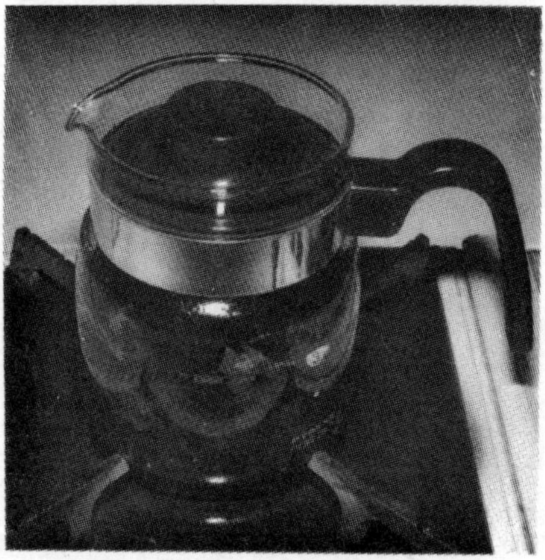

放入紅茶用的玻璃壺中

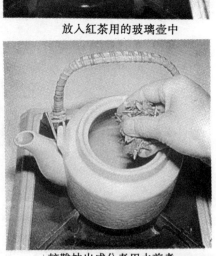

較難抽出成分者用水煎煮

處方的用法，但事實上這卻是一種民間療法。

而本書在「筆頭菜」項目中，效能是利尿、解熱、止咳，與前述無異，但是用法則是「乾燥莖葉抓一把放入壺中，注入熱水沖泡，隨時可代替茶來飲用」。

於此所介紹的健康茶，也是先前所述的民間療法之一。

同樣是民間療法，而且前後二者都可藉飲用達到效果，差異究竟在何處呢？

前者與後者的具體差異是：前者乃利用5～10g的材料以300cc的水，煎煮至三分之一量後飲用；而後者只要抓一把（10g左右）的材料，注入熱開水，當成茶來飲用，也就是「略煎的狀態」，略煎的茶以普通茶碗裝，一天大約喝3～4杯，很快就會超過300cc，結果還是攝取到與前者同量的成份。

也就是說，民間療法同樣利用筆頭菜爲材料（生藥），卻有各種不同傳承形式，相對的便具有隨喜好來選擇的幅度，這種自由形式也是其長處。

關於此「煎得較濃，少量飲用」與「煎得較淡，當成茶大量飲用」兩點，依據筆者的經驗，煎得濃容易有苦味及野草的澀味，每天持續飲用會覺得很痛苦，較不易長久持續下去；如果煎得較淡些，相較之下抵抗感及違和感小，結果容易長久持續。這也是本書介紹健康茶的理由之一。

■健康茶的煎煮法

先前曾說過筆頭菜茶只要抓一把放入壺中，再注入熱水即可，但是健康茶的煎煮法，會依使用材料之不同而有稍許差異。

當使用草本材料時，不管是葉、花或全草，原則上只要倒入熱開水就足夠；但草本中也可能使用根，或是木本的小枝、樹皮、種子類等，光是注入熱水很難抽出其成份，因此可將材料與水放入水壺中，以火加熱，使水煮沸。

最近市售的健康茶，大都是以茶包式爲主流，將袋子弄破一看，可知其中材料皆爲細粉末狀。磨成粉末狀後，無論是木本類或根都只需沖泡熱水即可抽出成份，只要用果菜汁機或榨汁機攪成粉末，再利用有濾茶器的壺沖泡就非常方便。不過，茶粉雖然抽出迅速但是效果較差，而且多數人飲用時反而造成不便。

■煎煮健康茶的器具

煎煮健康茶所用的容器，如果要放在火上煮沸時，以水壺較便利；而只需注入熱水時，則普通的茶壺或咖啡、紅茶用的玻璃壺或陶磁壺皆可。但是，鐵壺等鐵製容器與含有鞣酸的生藥類結合會產生化學變化，所以不可使用。

由於「健康茶」容易讓人有藥的聯想，最好不要使用傳統的水壺或茶壺來沖泡，可以利用花草茶用的茶壺或紅茶壺、精美的茶杯等，更能享受時髦之樂。

■一天的飲用量與飲用時間

健康茶不是醫藥品，所以沒有嚴格規定一天需飲用幾 cc的量。就像綠茶一樣，喜歡喝的人一天可以喝很多，基本上可依個人喜好來斟

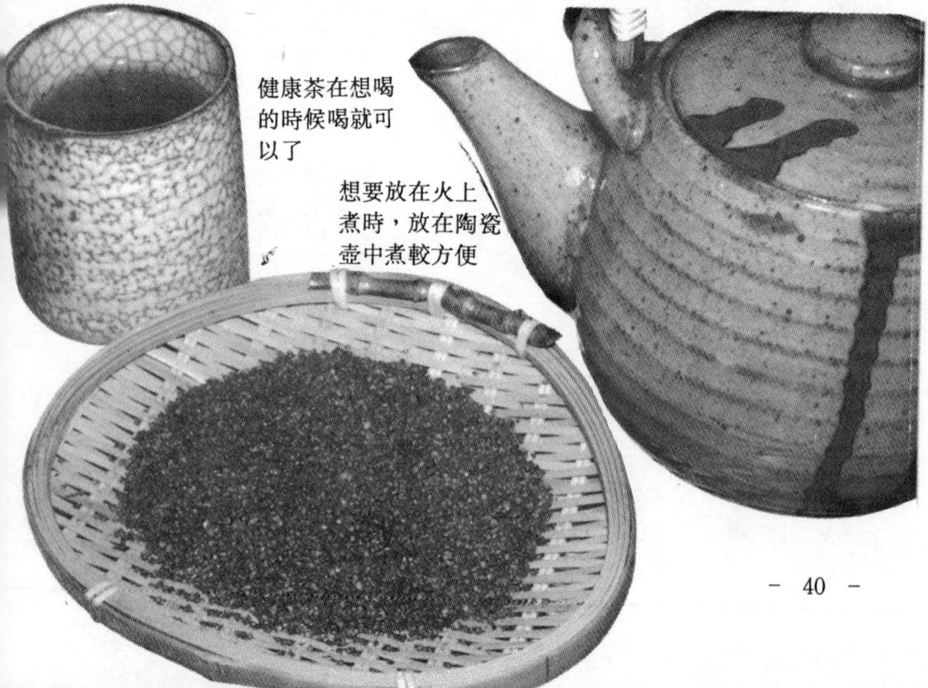

健康茶在想喝的時候喝就可以了

想要放在火上煮時，放在陶瓷壺中煮較方便

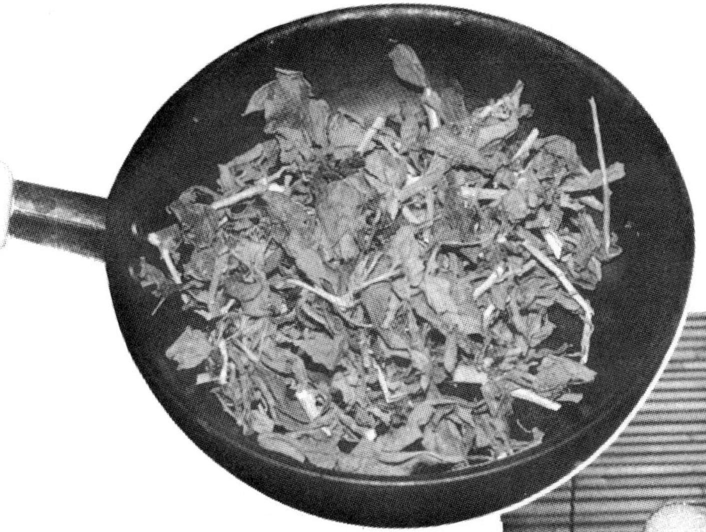

煎過以後較容易喝

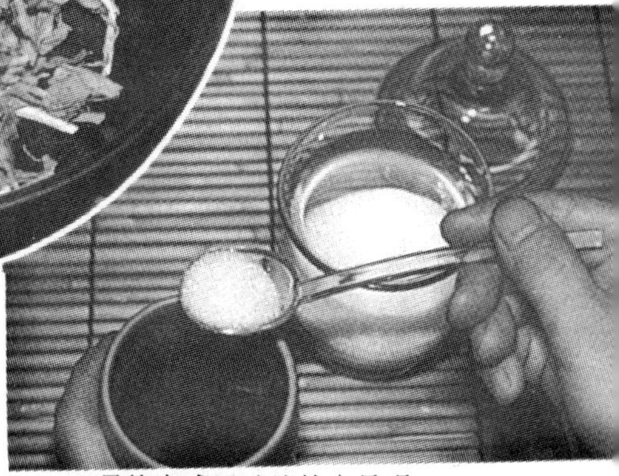

加入少量蜂蜜或黑砂糖較容易喝

酌，但是濃茶即使是喜好的人，也不能一次喝太多，濃度、飲用量要依照自己自然的情形來決定，過度飲用對健康有反效果，應該避免。

飲用時間方面，不像藥物需分飯前、飯後、一天幾次，原則上只要自己想喝時就可以喝，例如，每餐飯後飲用綠茶的話，便可以用健康茶來代替綠茶。而現在正服用醫生所開立藥物的人，爲了小心起見，應該先和醫生商量後再決定是否飲用。

■健康茶的高明飲用法

喝慣綠茶的人，如果突然改換健康茶，可能會因生藥的種類差別而產生些許違和感，覺得很難入口，這時可以三分之一的比例混入烤茶或糙米茶，喝起來會較爲順口。

●健康茶的基本知識——4

混合茶的作法

喝過市售健康茶的人都知道，現在市面上的健康茶如「蕺草茶」「柿茶（柿葉茶）」「艾草茶」等，雖然是名牌，但大都不是用單一材料所製造。

所謂「蕺草茶」「柿茶」的名稱，是代表以蕺草、柿葉爲主材，一定會混入其他幾種藥草類，至少有三～四種，多者也可能有十八種到二十種以上混用。

這就是「混合茶」，自己到山野去採摘藥草類、自己製作健康茶的人，也可以簡單的作出混合茶，有興趣者不妨

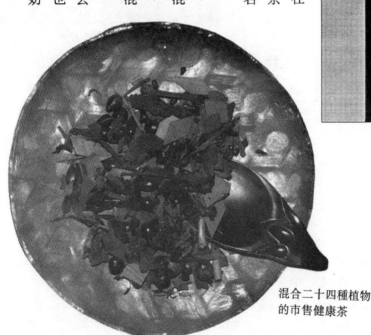

混合二十四種植物的市售健康茶

嘗試一番。

混合茶的組合方式是：

①藥用成份不同的複數藥草類混合

②具有同樣藥用成份的複數藥草類混合。

③同一藥草類，混合不同的部位（例如明日葉的葉與根、楸草的葉與樹皮等）。

④單一製作時會產生難喝的澀味的藥草，混合成較淡的風味，較易飲用。

方法共有以上幾種，而市售健康茶幾乎都採用①的方式。

但是即使混合十種藥草，並不代表即可得到十種生藥的效能（容量相同時，各生藥的有效成份只有十分之一），這一點必須牢記在心。

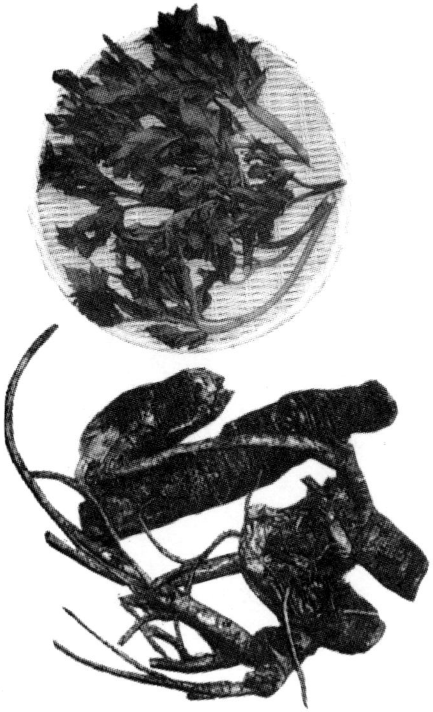

葉子在春天採摘，根則在冬天挖掘，兩者混合做成明日葉的混合茶

因此，製作混合茶的本意並非一味追求效能，自己製作時應以發現最適合自己身體的健康茶爲目的，所以最好採取②～④的混合法。

最好能製作出只適合自己的獨特混合茶，這才是真正的自製茶。

●混合茶的組合

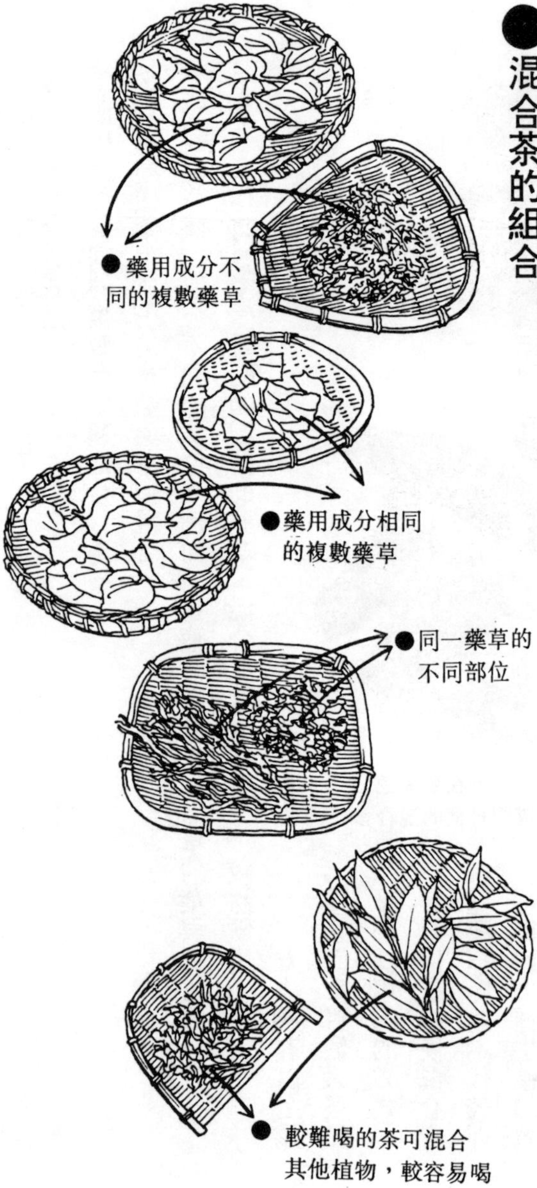
●藥用成分不同的複數藥草
●藥用成分相同的複數藥草
●同一藥草的不同部位
●較難喝的茶可混合其他植物，較容易喝

●健康茶的基本知識——5

茶材料的取得法

自己製作健康茶時，首先必須了解如何得到當成材料的藥草類。

藥草類的取得法有：①到中藥店購買、②到山野去自己採摘、③自己栽培，從種子或苗開始培養等方法，依自己想製作茶之藥草種類不同，來選擇合適的取得法。

此外，像石川縣輪島地方的五味子或伊豆七島的明日葉等，屬於地方特產品，可當作健康茶，有機會到當地時，不妨走一趟土產店，最好在早市或夜市時候去買。

而在路邊設置的店或攤販，因爲其中可能有假貨或缺乏藥效的東西，最好不要在那兒購買。

例如，最近以含制癌成份而聞名的多孔菌，常在各溫泉場販賣，但筆者實際購買後加以檢驗，發現半數以上爲無法使用。因爲此菌的有效成份爲水溶性，若在樹上枯死經過一段時間，降下大雨時便會流失；而且成份流失時，傘的背面會發黑，即使型態美麗，但是

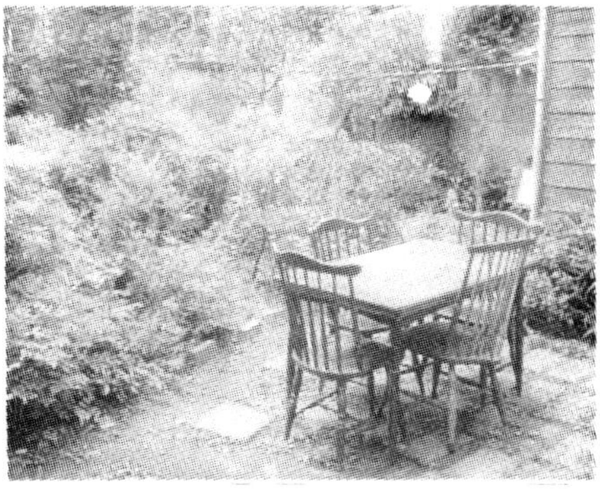

可以在自宅的庭院中栽培

傘背發黑、出現黑斑就根本没有用，所以應該選擇傘背爲白色較佳。

日常就應該具備對藥草的知識，所以在前述的三項取得法中，最好積極採用②的「到山野去自己採摘」方法，平常就要熟悉藥草的世界。

採摘藥草，到處觀察，在不同的四季到山野間漫步，能夠使得自己的肉體及精神都非常健康，同時帶著藥草回家作健康茶或用於料理，實在是「一石二鳥」的好方法。

而本書所介紹的健康茶材料，並非一開始就能於山野中採摘到，因此關於①與②的方法，也爲各位説明要點。

〔到中藥店購買〕 中藥店就是一般所謂的漢方藥局，到這些地方就可購買到漢方所使用的生藥。

而且中藥店販賣的藥材都是乾燥狀態，幾乎都可以直接煎煮，作爲茶使用。假使乾燥所需的時間較多，則價格較爲昂貴，而且有些只能當成漢方的生藥處理，此爲其缺點。

〔自己栽培〕 原本是外國植物的花草，基本上只能自己栽培或是到花圃去購買；而日本本土藥草，則分爲深山或高山性藥草、稀少種、利用根的藥草等，可以選擇適合自己的栽培方法。

●健康茶的基本知識——6

採摘藥草的知識

■採藥的適當時期

草木的姿態，依季節不同而各有差異，而且藥草類所含藥用成份的優劣，也因各植物的季節（生長階段）不同而有所差異。

因此，採摘作為健康茶利用的藥草類時，應選擇藥草中含有最多藥效成份的季節，否則没有意義。

也就是説，在當成健康茶利用部位的生命力最旺盛時期加以採摘，這才是原則所在。

本書所介紹的藥草類，在本文各項明示利用部位的適當採摘時期，而一般的藥草在當作藥用利用時的適當摘取期如下：

①使用全草時　開花時期

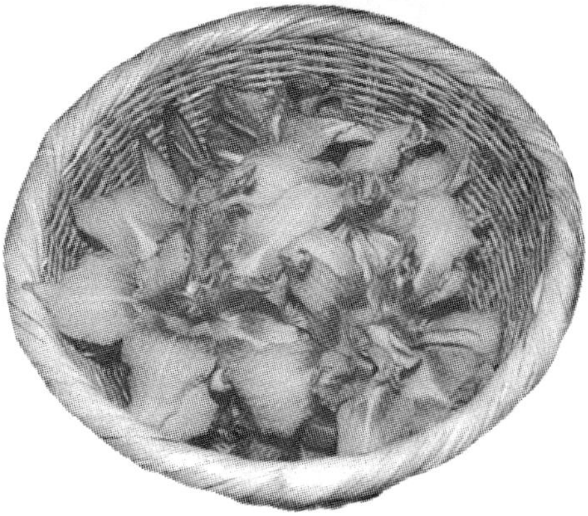

利用花者在形成花蕾～開花剛過後採摘

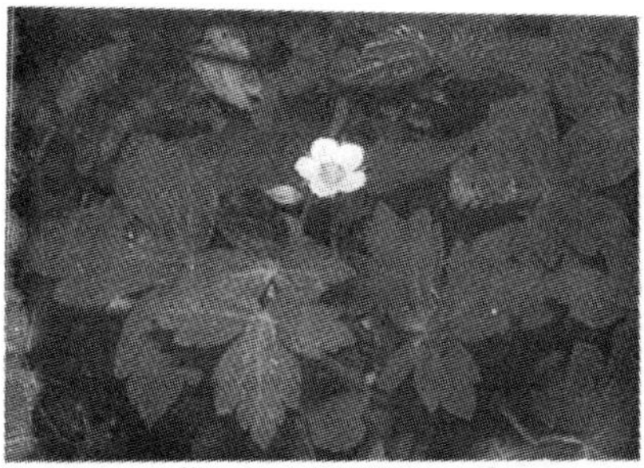

利用全草者要在花期採摘

②使用花時　開花前的花蕾～剛開過花時

③使用種子時　種子的完熟期

④使用果實時　成熟前的時期

⑤使用根時　地上部份枯萎後（晚秋～冬）

⑥使用樹皮或枝時　旺盛生長期（一般而言爲晚春～初夏之時）

⑦使用葉時　嫩葉～盛葉時期

除此之外的時期摘取者，雖並非無效，但是仍然有些許差別。

此外，同一藥草的葉和根要當成健康茶利用時，例如

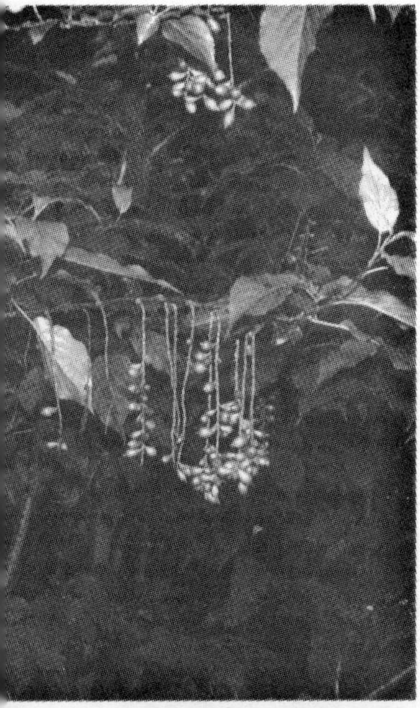

利用枝者在生長期採摘

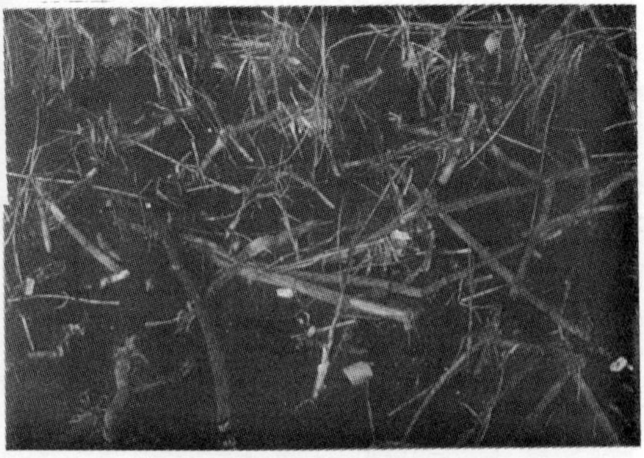

利用根者在地上部枯萎後採摘

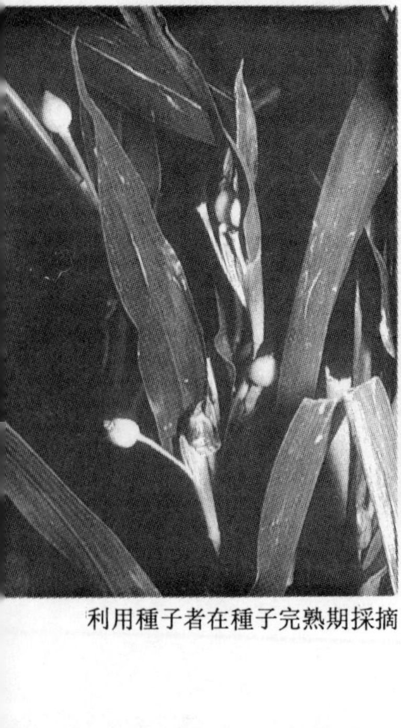

利用種子者在種子完熟期採摘

莍莢，必須在嫩葉~盛葉時期採摘葉子、在落葉之後採根，依部位之不同採取的時間也有差別。

因此在自己採摘藥草的同時，就會知道藥草何時發芽、何時會開花、何時結果實，知道這些成長型態是很重要的事。

本書的藥草類各項都記載著「生態」，就是爲了讓各位能夠了解。由此意義看來，平常我們便須觀察身邊的植物（在身邊的雜草類中，也有很多可當作健康茶），或是翻閱藥草圖鑑、植物圖鑑來培養知識。

南北狹長的日本列島，即使是同一種植物的發芽時期、生長時期、開花時期，較早與較遲的地域差距會達到一~二個月，而沿海的暖地與雪國的山地可能有更大差距。

這些差距，即使在同一地區，也可能因當年氣候的不同，而相差半個月左右。

爲了要每年確實採摘到這些藥草類，必須記錄當年採摘的日期及場所，翌年再配合此日期到同樣場所去採摘。

閱讀至此，也許各位會認爲自己採藥實在是一件很麻煩的事，不過實際開始做了以後，才會發現其實一點也不麻煩，而且在四季到山野間走走，看看不同季節的草木姿態，也是一大樂事。凡事起頭難，不要懶惰，先開始去實行吧！

想要使身心得到真正的健康，當然要付出相當程度的努力與勞力，假使只是每天坐在茶室，喝著作好的健康茶，看著電視，而以爲這就是「健康」，如此的想法未免過於貧脊了！

■採摘藥草的服裝與道具

要事先準備好採藥的服裝與道具，但這並不表示要穿制服。

藥草類所生長的自然山野，大都在都市近郊的草叢，也可能在雜樹林，多爲草木茂盛之處，在這種地方必須自我防備以免樹枝或刺傷害肌膚，並防止蚊蟲叮咬，因此需要在服裝上有所調整。

●採摘藥草的服裝

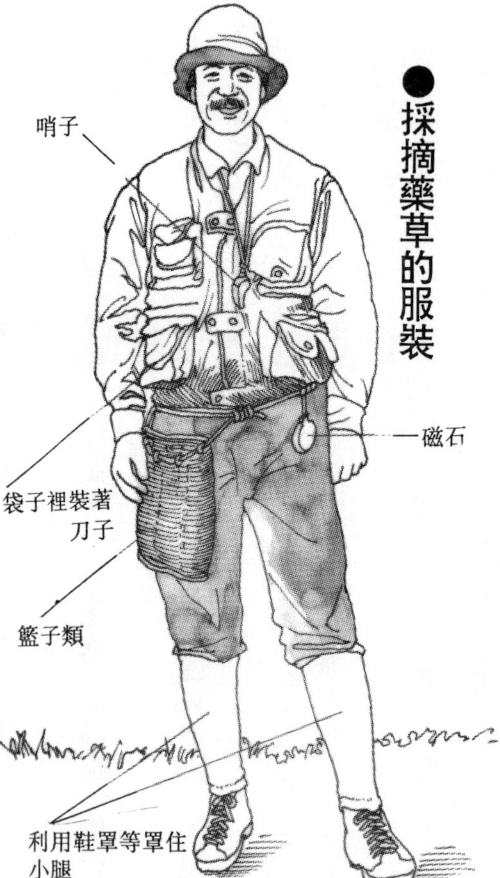

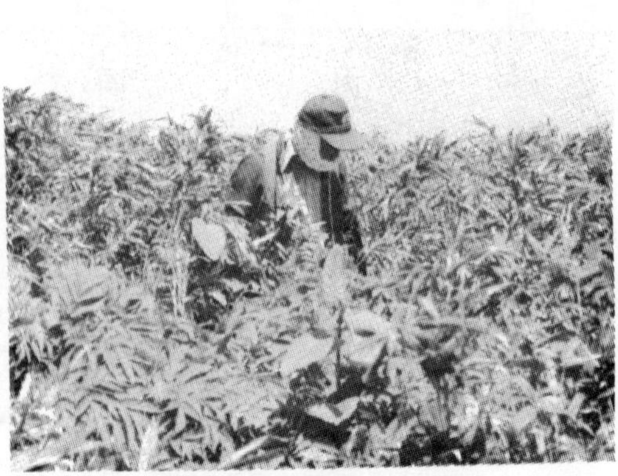

日照强烈的季節臉也要蓋住

具體的說明，即如前頁插圖所示，不分季節皆要穿長袖襯衫、長褲，頭戴帽子，手戴棉製手套。

當然，並非冬夏的服裝完全一樣，可依季節選擇較厚或薄的素材，重要的是在山野活動時，應該選擇質地較輕、令手肘膝蓋活動自如的素材爲佳。

穿著的鞋子也要選擇容易走動、可保護腳踝的高筒靴，鞋底必須不易打滑。

其次，如下圖所示即爲採摘藥草的必要道具，但是並非到那兒去都必須準備這些東西。

如果是採摘蕺草或風露草等接近地面的藥草，可以幾根紮成一束，用鐮刀割，或是用鐮刀砍伐樹的小枝，都很方便，不過使用小刀也很足夠了。挖根時可利用園藝用的小鏟子，或採集植物用的挖根器。

●採摘藥草的道具

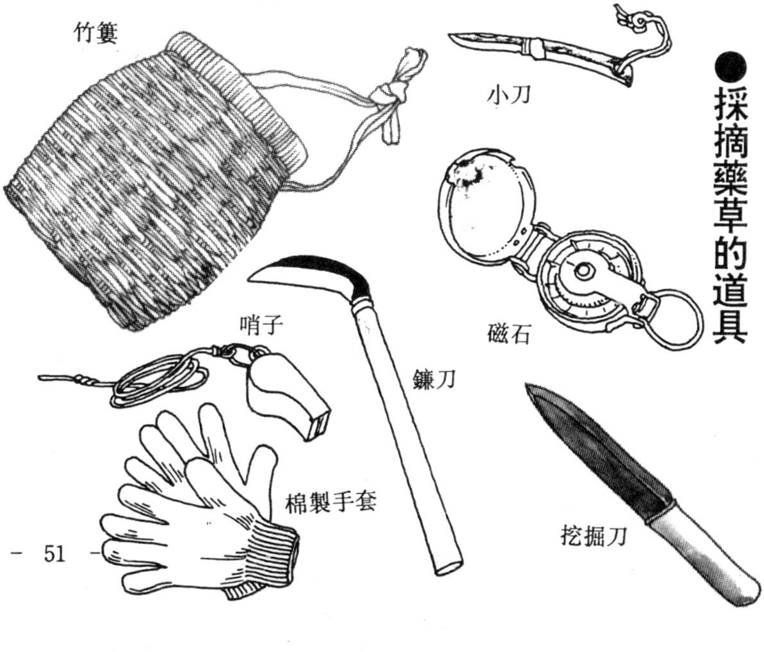

到不熟悉的場所或山地去時，除了地圖及指南針之外，也不要忘了帶哨子及作標記用的膠帶，同時一定要攜帶雨具及防寒衣物。

而採摘藥草時，最重要的工具就是放入藥草的容器。

藥草類不耐悶熱，假使長時間放在不通風的塑膠袋中帶著走，容易損傷重要的藥效，所以一定要放在具有通氣性的竹籠等容器中帶回。

■藥草類的高明找尋法

採摘藥草首先要了解的是：絕不可傷害植物。

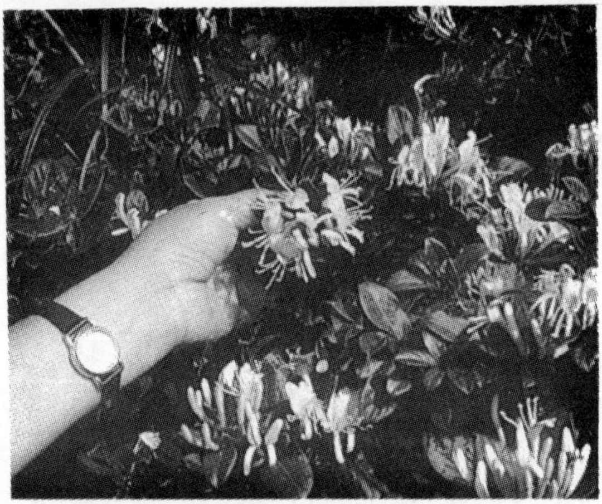

花、葉、小枝用手指採摘

●藥草的採摘法

使用利刃是在採摘地上部全草、刮樹皮或挖根時使用

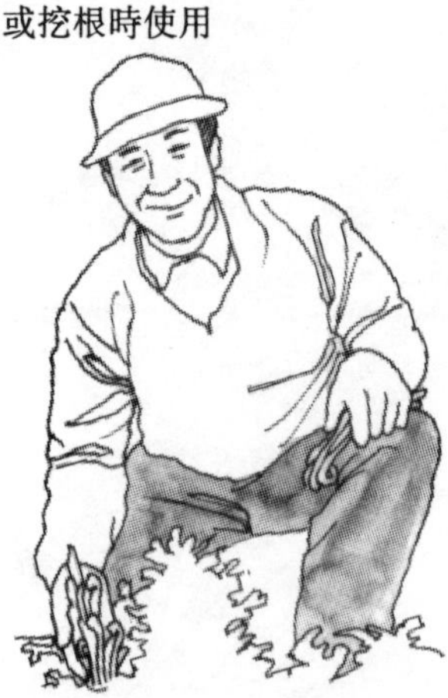

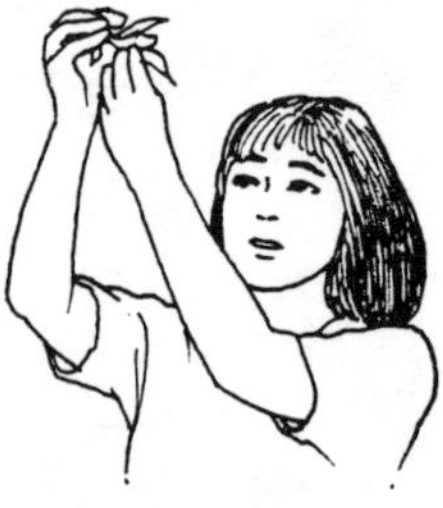

基本上全都要用手採摘

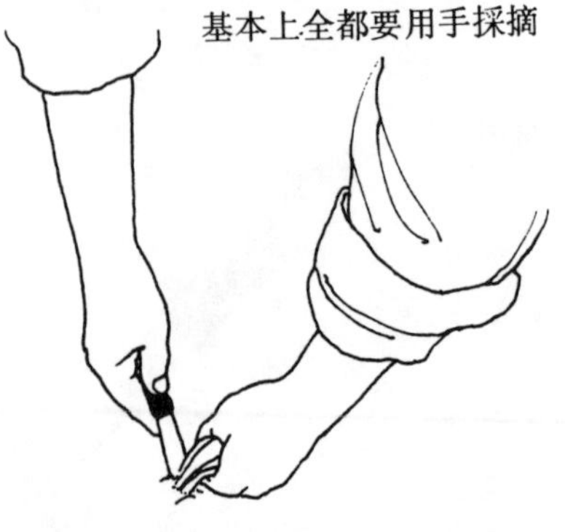

例如，只是要用葉作健康茶時，就不必連枝都折斷，只要一開始就將需用的葉採摘下來即可，避免實際上不使用部份的損傷。

這與後述的採藥原則及禮儀也有關，且爲了自己每年都可以利用該藥草，因此必須避免個體衰弱或枯萎，否則自己會蒙受很大的損失，即使是自家庭園的樹木，亦必須養成愛惜草木的習慣。

基本上，葉、花、果實、小枝等都要用手指去採摘，使用刀刃類則是割取地上部全草或削樹皮、挖根時，才會使用它。

■採摘藥草後高明的帶回法

藥草中含有精油等植物藥效成份，因此對於好不容易採到的藥草，應盡可能不減少其成份而加以帶回。

放置藥草運回家的容器，最好是通氣性佳的籠類，在「採摘藥草的道具」中已爲各位說明過。而由於籠類的容量不大，同時採摘幾種藥草時可能無法放入。

這時可將藥草以水打溼，用報紙包住，放入較大的塑膠袋中，袋口不要紮緊，可在袋上端開幾個通氣用的孔，然後帶回家；如果沒有報紙，可將藥草放入大塑膠袋中，噴上水，對袋口吹氣使其膨脹，然後綁住袋口帶回。

利用車子運載時，事先在車後放置魚箱，箱底舖上濕報紙，將採得的藥草全部放在上

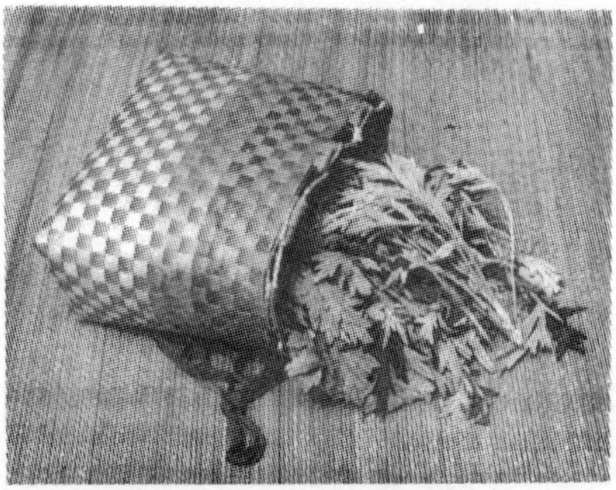

裝藥草的容器要具有通氣性…

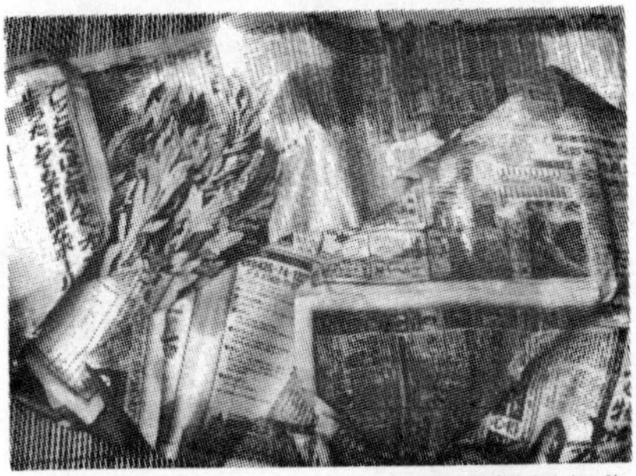

用濕報紙包住

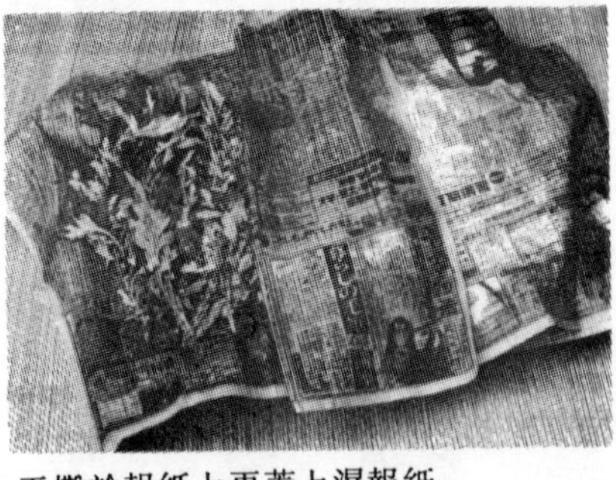

平攤於報紙上再蓋上濕報紙

面，然後再蓋上濕報紙。

如此帶回家的藥草，當天就進行水洗去除污垢，以及乾燥處理即可。

■採摘藥草的禮儀和規則

採摘生長於山野的藥草時，有一些必定要遵守的禮儀及規則。

①同一根若生出數枝莖時，不可全部採摘，必須要留下半數。

②若是群生植物，則要選擇生長較好者，廣泛採摘。

③採葉子時，不要集中採同一枝上的葉，要平均採集數根樹枝上的葉子。

④挖根時不要挖全根，一定要將½～⅓的根留在地中。

⑤利用全草時，除了一年生草，或是具有卓越藥效者，原則上只採摘地上部份。

⑥採取的量爲參考利用量的必要最小限度，千萬不可想「多採一些分配給鄰居」而胡亂採摘。

除此以外，不要採摘目的以外的其他植物，不要亂丟「垃圾」，在「禁止進入」的區域不可進入，必須注意火，這些都是應該嚴守的規則。

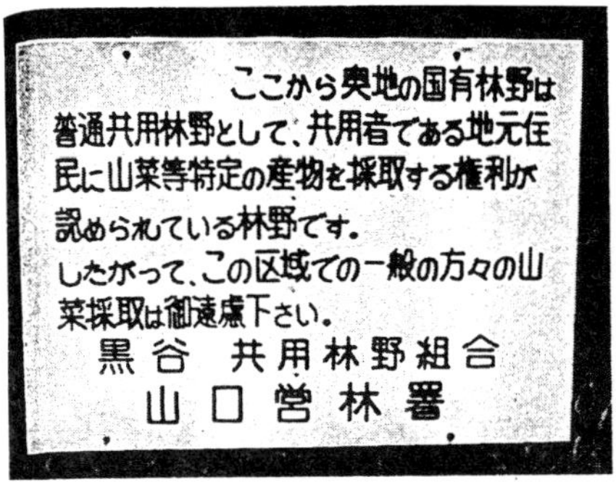

不要進入禁止進入的區域

●採摘藥草的禮儀和規則

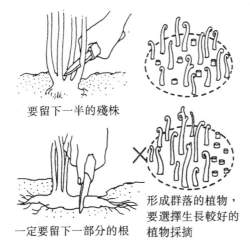

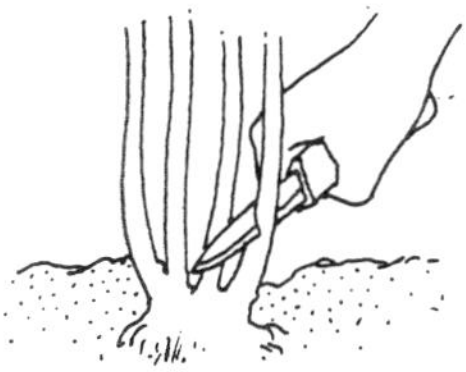
要留下一半的殘株

一定要留下一部分的根

形成群落的植物，要選擇生長較好的植物採摘

2. 春天製作健康茶29

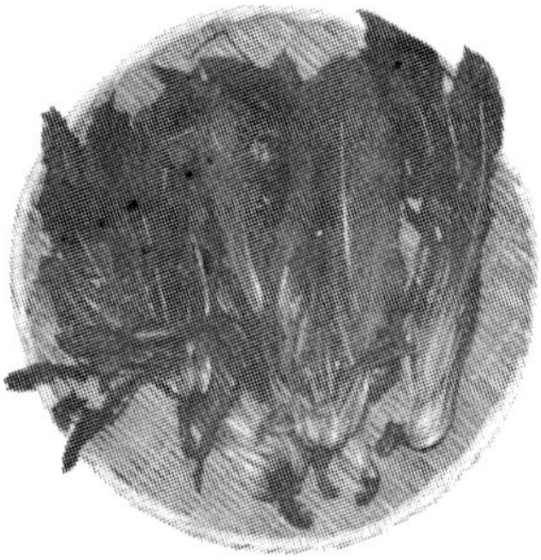

野梧桐
木通
薊草
明日葉
淫羊藿
灰葉
稠李
大梁草
柿葉
連錢草
巢菜
筋骨草
櫻花
瑞香
筆頭菜
槿菜
蒲公英
蓄杏
薺菜
野蒜
鼠曲草
苦苣菜
欸冬
山藤
日木櫻樺
三葉菜
山茶
日本五加
雞桑
歐洲丁香

採摘花期的蔓莖製茶

木通

利尿、浮腫、腎臟疾病

〔生態〕　木通科的藤蔓性落葉小高木，自生於平地到山地的叢林或雜樹林中。藤蔓狀樹枝朝左捲，纏繞其他的樹，然後長高、伸長；小葉爲五片的種，稱爲木通；三葉的種則稱爲三葉木通，爲其區別，但用途及效用無差異。兩種都在4～5月開花，9～10月結果縱剖，分佈於全國，但是只有北海道有三葉木道。

〔作法、飲用法〕　製作健康茶所使用的是花期的蔓莖，爲避免個體枯萎，需留下自己背部以下部份。採摘得的蔓莖，用水略洗，瀝乾水份，切成四公分長度放在

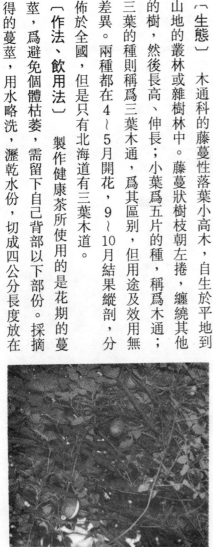

秋天果實成熟時，果皮也可以當成健康茶使用

太陽下晒乾。製茶時取四～五片放入水壺中，加水煎煮後即可飲用。除了蔓莖以外，在秋天採摘果實，其果皮亦可使用。

〔**效能**〕　含有三萜及鉀，能夠促進腎機能、利尿、去除浮腫、促進新陳代謝，而且此茶也可用來清洗長腫泡的患部。生藥名爲「木通」。

〔**其他利用法**〕　當成藥用、健康用時，同時期採摘的蔓莖切成同樣長度，晒乾以後，浸泡在燒酒中（酒一・八l加入三～四大匙砂糖）製成健康酒，具有同樣效能。此外，可將春天的嫩芽用水燙過後食用，或是涼拌，秋天的果實可以生吃或油炸後食用。

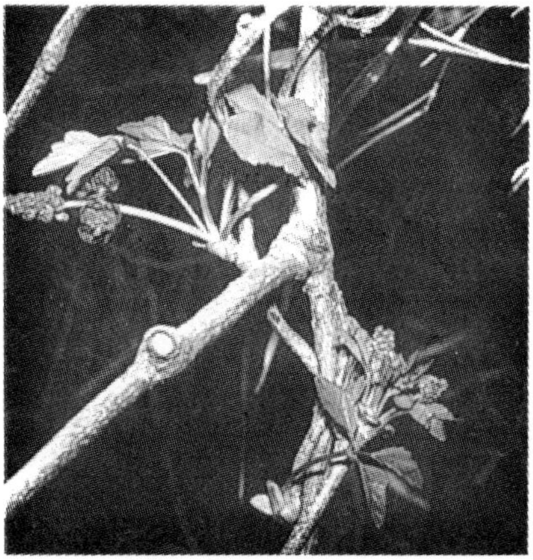

有三片葉子的三葉木通

以葉和樹皮製茶 野梧桐 預防胃潰瘍

〔生態〕　爲澤漆科的落葉高木，自生於山野的雜樹林，高5～10公尺春天發芽，嫩芽呈鮮紅色，而此紅色至成葉時會消失。6～7月時，樹枝前端長出10～20公分的圓錐狀或穗狀花序，附著許多無花瓣的黃色小花。分佈於本州、四國、九州。

〔作法、飲用法〕　使用晚春～夏期間的葉及樹皮來作健康茶，此樹皮的生藥名爲「野梧桐」。將採摘來的葉及樹皮，用水略洗，以太陽晒乾後，切成容易製茶的大小。

〔效能〕　含有鞣酸、虎耳草素等，能預防胃潰瘍，發症時，一天4～6克以300 cc的水煎煮至三分之一量，在三餐飯後飲用。此外，用此茶清洗腫泡，非常有效。

〔其他利用法〕　嫩芽可以涼拌，或炒、炸來食用。

以花期的葉和根製茶

薊草

健胃、神經痛、利尿

〔生態〕　薊草爲菊科薊草屬的草木總稱，在日本有幾十種，其中當成藥用的生藥名稱爲「小薊」，而其他的薊草類也大都可利用爲健康茶。薊草屬大都在夏～秋開花，而在春～夏開花的則爲野薊草的特徵。遍佈於山野，主要分佈在本州、四國、九州。

〔作法、飲用法〕　製作健康茶要利用葉及根。在開花時期採摘葉和根，充分洗淨，瀝乾水分，再以太陽晒乾。不過葉和根的乾燥時間不同，可先將根切短段再晒乾。只使用葉或者只使用根泡茶也可以，但最好兩者一起飲用。

〔效能〕　成份不詳，但具有健胃、神經痛、利尿等效能，對於吐血或便血的止血也有效。根和嫩芽可食用。

以葉和根莖製茶
明日葉
預防高血壓及動脈硬化

〔生態〕　百合科的常綠性多年草，群生於海邊的沙灘到草地、崖地、草叢等。

採摘葉之後，「明日」還可以再長出新葉，證明其生命力之旺盛，因此有明日葉之名。

由肉厚的根莖中伸出直立的莖，上部分出枝幹，高度1公尺左右。

葉爲圓形～橢圓形的小葉，乃二次三出複葉，葉緣成鋸齒狀，表面有微弱光澤，折斷葉柄及莖時會分泌硫黃色的乳汁，具有獨特氣味。

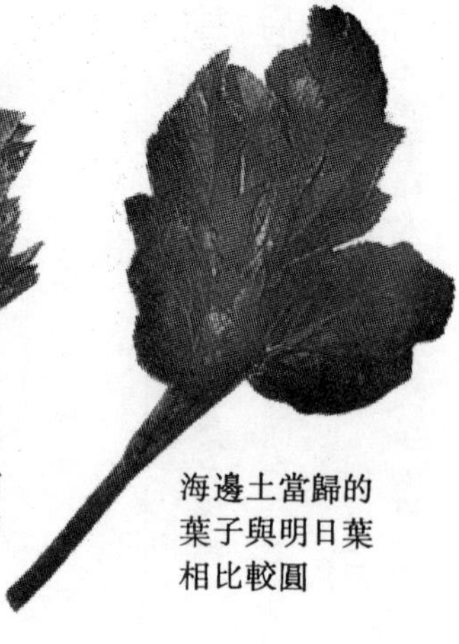

海邊土當歸的葉子與明日葉相比較圓

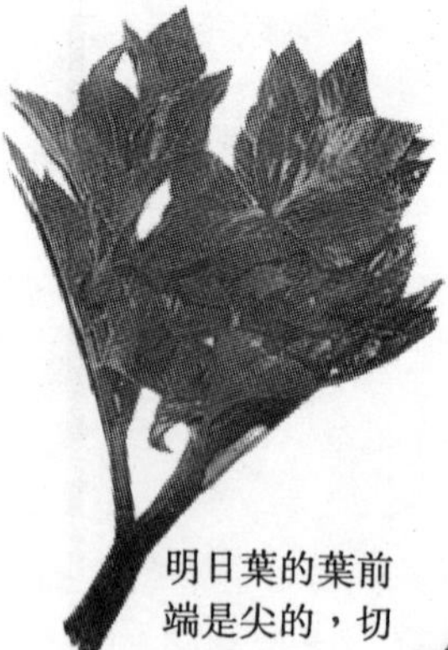

明日葉的葉前端是尖的，切入較深

在野生狀態時，容易被誤認爲海邊土當歸，但海邊土當歸的分泌汁爲白色，葉柄有紫褐色直條紋，可藉此來區別。

屬於暖地沿海性植物，分佈以伊豆七島爲中心，太平洋側的房總半島、三浦半島、伊豆半島、紀伊半島及日本海側的長崎縣之部份與福岡縣之志賀島也有。

自生區域非常有限，因此伊豆諸島所栽培的明日葉會上市到東京市場，這些栽培種也可以作成健康茶。

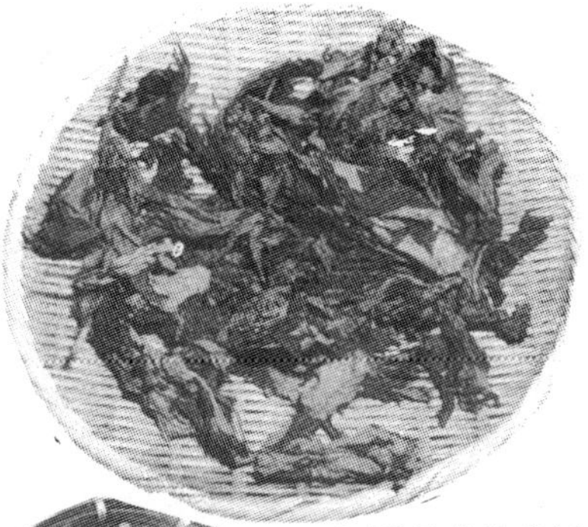

明日葉的葉柄不易乾燥

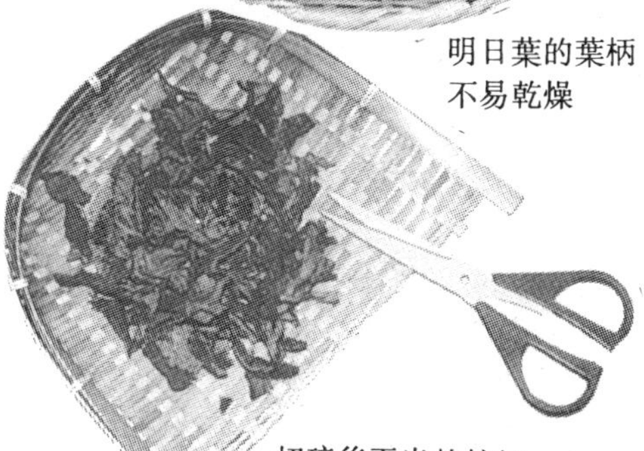

切碎後再半乾較好

〔作法、飲用法〕　通常是使用葉來作健康茶，但如果是在自生地可取得根時，那麼根及莖都可當成健康茶使用。葉在春～初夏時可採摘嫩芽、嫩葉，而根莖則要在冬天挖掘。

採得的葉用水略洗，瀝乾水份，乾燥，不過明日葉的葉柄不易乾燥，可用太陽直接照射二～三天，半乾之後再置於通風良好處陰乾，如此便能乾燥。

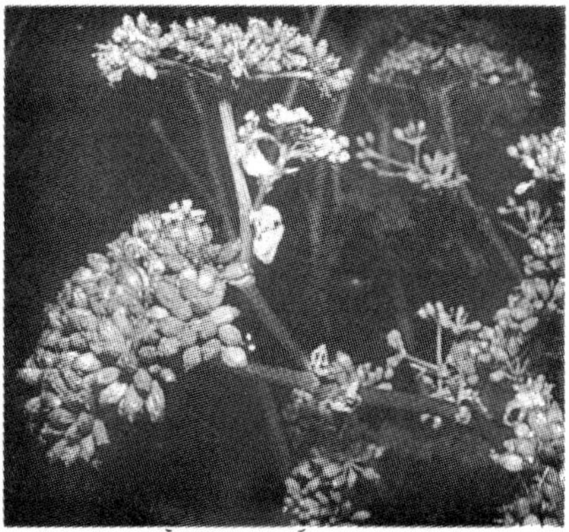

明日葉果實可做爲藥酒用

根莖要選擇三年以上的粗大根莖，充分洗淨後切成2～3公分厚度，排列整齊陰乾。

只用葉製茶即可，但若能得到根時，將葉和根混合泡茶更好。

〔**效能**〕　葉柄及莖受傷時所分泌的黃色乳汁的主要成份爲異檞素配糖體，此異檞素配糖體具有强化微血管、利尿等作用，能夠有效的預防高血壓及動脈硬化。此外，根莖含有香獨活內酯、香柑油內酯，具有健胃整腸、强精强壯、消除疲勞等作用。

〔**其他利用法**〕　當成藥用、健康用時，葉、莖、根莖、果實等可用燒酒浸泡成藥酒，而將芽和嫩葉燙熟、涼拌、油炸後食用皆可。

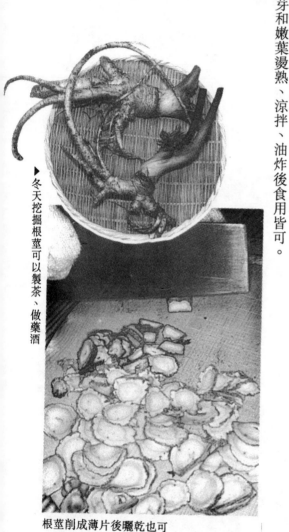

▶冬天挖掘根莖可以製茶、做藥酒

根莖削成薄片後曬乾也可

以成葉製茶

淫羊藿

強壯·消除疲勞·健胃

〔生態〕 爲小檗科多年草，自生於平地到山地的林內。春天時，硬而粗，朝側面攀爬的根莖伸出細的嫩莖，長30～40公分；到了四～五月時，形似船錨的淡紫色或白色的花會盛開。

葉爲二次三出複葉，小葉長3～10公分、寬2～7公分，爲橢圓形，邊緣有細毛。

本種分佈於北海道、本州、四國，而在九州及北海道至本州日本海側山地可見的他種淫羊藿，也和本種同樣可利用爲健康茶。

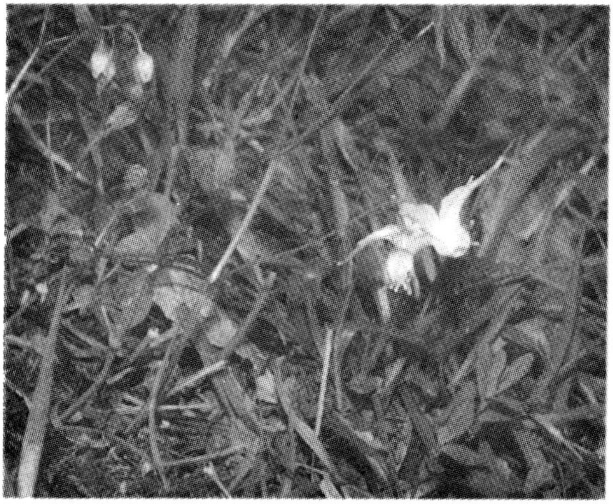

也可以利用山地性的淫羊藿

漢方稱爲「淫羊藿」，所使用的是中國產淫羊藿。

〔**作法、飲用法**〕　春天到初夏時節，花謝之後，採摘成葉及莖，以水略洗，太陽晒乾，煎煮當作健康茶使用。

〔**效能**〕　含有淫羊藿苷、木蘭鹹等，具有強精强壯、治療陰萎、消除疲勞、健胃等效用，在中國自古以來當成强精藥使用。

〔**其他利用法**〕　夏季採摘地上部的葉和莖，以水清洗，太陽晒至半乾之後，浸泡於燒酒中，可作爲强精强壯的藥酒。

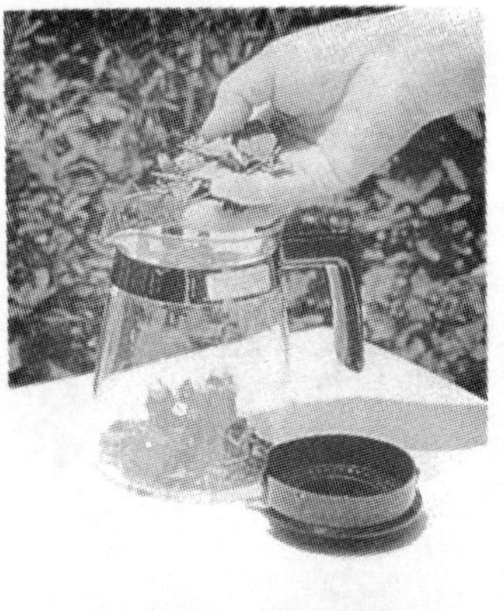

茶壺中放入淫羊藿茶

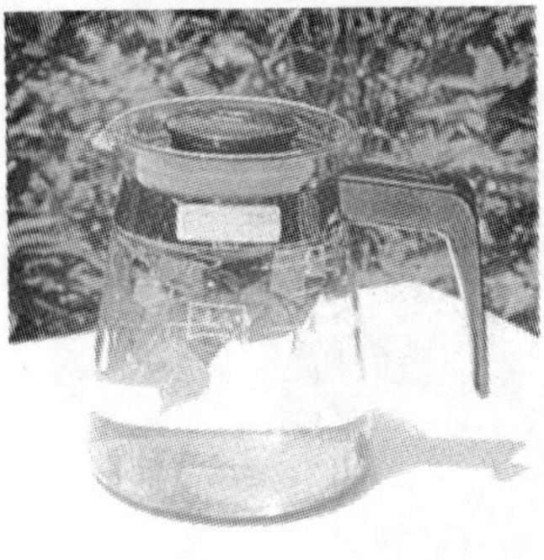

倒入滾水悶4～5分鐘

以花蕾製茶
灰葉稠李
消除疲勞、鎮靜、止咳

〔生態〕　百合科的落葉高木，高10～20公尺，樹幹直立，伸出許多樹枝，樹皮爲紫褐色，有橫長的皮目。

葉爲長6～10公分，寬2.5～5公分的長橢圓形，尖端似尾般細、尖，有6～10公分的柄互生。四～五月葉子盛開後，一年枝的前端出現長5～15公分的總狀花序，開出許多徑6～8公釐的小白色五瓣花，這些花穗在會越地帶稱爲「安仁子」。開花後，結成長6～7公釐的蛋形石果，紅～黑色是爲成熟。花枝在落葉之後會隨之落下。

生長於平地到山地的雜樹林及濕原，分佈於全國。

〔作法、飲用法〕　利用安仁子來作健康茶。將開花前的花穗和花軸整個採摘下來，攤於通風良好處陰乾，乾燥後切成適當大小，煎煮當茶飲用。

〔效能〕 含有野黑櫻苷，具止咳、去痰、治療氣喘之效果，還能消除疲勞及鎮靜。

〔其他利用法〕 將花穗及果實浸泡於燒酒中，可作爲強精強壯、消除疲勞的藥酒；在會越地方，鹽漬安仁子是受人重用的強壯食品。

採摘開花前的花穗，
在會越地方將其稱爲
「安仁子」

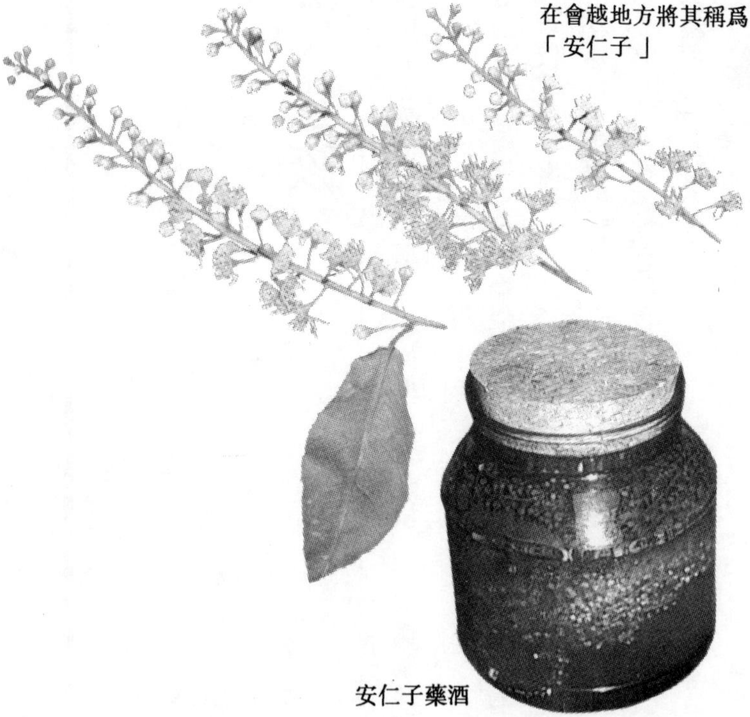

安仁子藥酒

以葉和根製茶
大梁草
促進新陳代謝、強壯、健胃

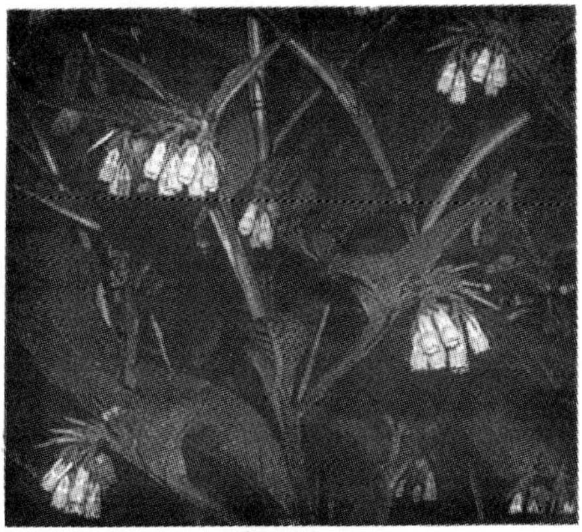
大梁草花

〔生態〕　原產於歐洲到西亞的紫草科多年草，在一九五五年中葉從英國進口，當成食用、藥用種的四倍體品種，曾經以健康食品而掀起旋風。

現在於部份地方加以栽培，而流行時期在家庭中栽種的大梁草已被捨棄，而在各地野生化了。

直立的莖上有粗毛密生，草長爲60～100公分。五～九月時，樹枝前端會垂吊白～淡紅紫色的鐘形花，根生葉、莖葉、葉脈都呈網眼狀，一目了然。

〔作法、飲用法〕　在開花期間利用葉及根製作健康茶。將採得的葉及根用水洗淨，以太陽晒乾後切小段，可利用來泡茶。

〔效能〕含有鞣酸和黑草素，能促進新陳代謝、强壯、健胃等，但並非以往所宣傳的「萬病之藥」，請各位一定要了解。

●大梁草茶的作法

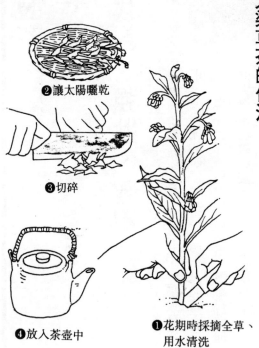

以花期的全草製茶

連錢草

虛弱體質、促進腎機能、糖尿病

〔生態〕　紫蘇科的藤蔓性多年草，從平地到低山地、在日照良好的原野、林邊、路旁、庭院自生。莖會延地面爬行長成50公分左右，有很多分枝。葉長1.5～2.5公分、寬2～3公分，爲腎圓形，邊緣爲鈍鋸齒狀，葉與莖都有細毛覆蓋。

生藥名爲「連錢草」，因爲對生的圓形葉相連的姿態，讓人感覺像錢連成一串似的，別名馬蹄草。民間療法當成小孩脾氣暴躁時所使用的藥物。

平地在四～五月時、山地在五～六月時，會盛開淡紅紫色的唇形花，掛滿樹枝及葉側；分佈於全國各地。

〔作法、飲用法〕　在開花時期採摘地上部全草，以水洗淨後陰乾，切碎當茶使用。

〔效能〕　含有烏索酸、萜二烯等，自古便用來治療小孩脾氣暴躁及虛弱體質。近年來又發現可治療糖尿病、促進腎臟機能、利尿作用，而被健康雜誌廣爲介紹，愛用者頗多。

〔其他利用法〕　作爲藥用時，可將花期的地上部全草浸泡於燒酒中作成藥酒；嫩葉、嫩莖則可以涼拌，作生菜沙拉或油炸後食用。

●連錢草茶的作法

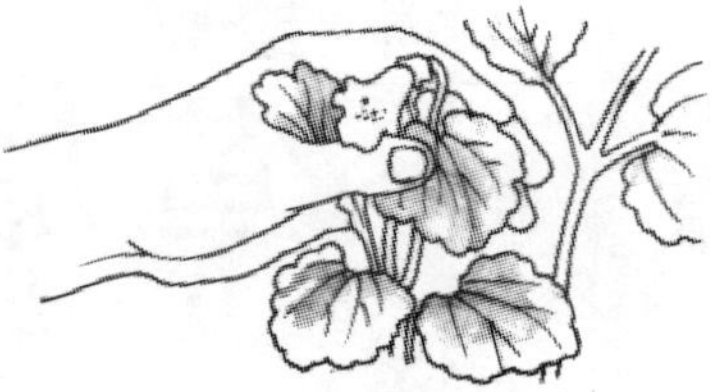

❶採摘花期的全草

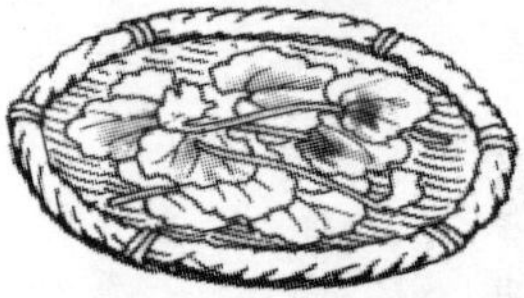

❷用水洗淨陰乾

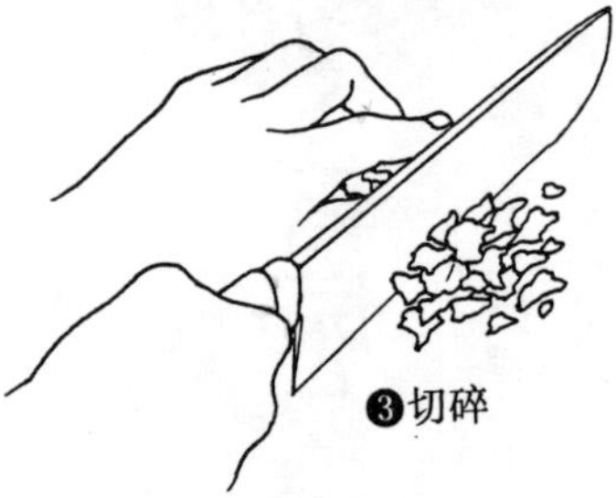

❸切碎

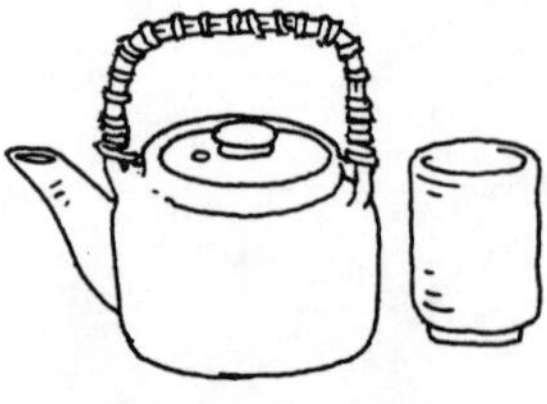

❹放入茶壺中泡茶

嫩葉、成葉製茶

柿葉

高血壓及美容

〔生態〕　柿葉是柿木科柿木屬落葉高木的總稱。在日本爲自生種，共有數十種栽培品種。

這是東亞地方特產的果樹，原本從中國移入，而在日本則是六世紀後半期開始栽培。起初都是澀柿，甜柿的栽培是在室町時代的初期才開始。

大致可分爲甜柿和澀柿。甜柿種在日本，澀柿種在中國各地進行品種改良。原始型爲澀柿，當成藥用的，正是澀柿。

江户時代中期，甜、澀柿共約有二〇〇多種，這是因柿的需要增多所致。

〔作法、飲用法〕　健康茶大都利用晚春到初夏時的嫩葉，也利用成葉。

用嫩葉時，將採摘的葉子用水清洗，並將水分直接陰乾。成葉則蒸三～四分鐘，和綠茶一樣用手揉搓，攤開於通風良好的陰涼處陰乾。

由於蒸過，因此葉中的氧化酵素活動停止，茶葉沒有雜色，同時葉中所含的豐富維他命C也不致於受損，因此最好連嫩葉也蒸過。

〔效能〕含有山柰醇、槲皮黃酮，具有降血壓的效果，含豐富維他命C，對美容方面很好。

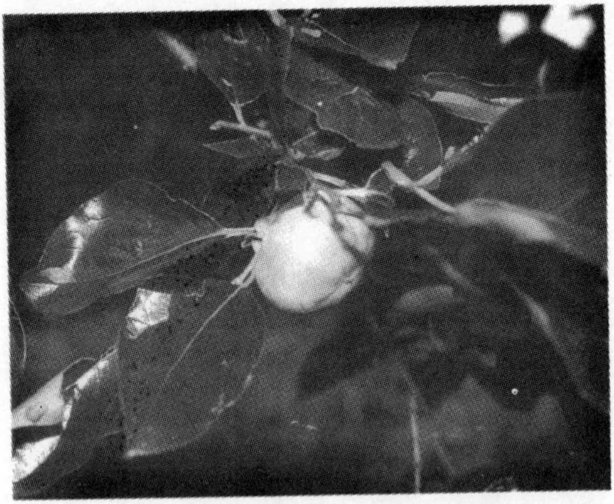

柿葉不只嫩葉，連成葉也可製茶

●柿葉茶的作法

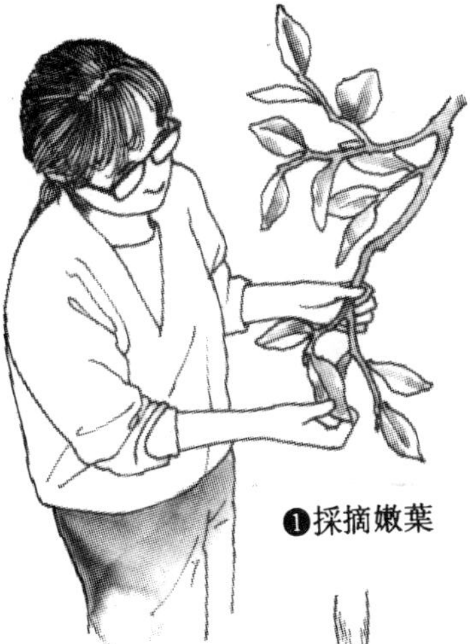

❶採摘嫩葉

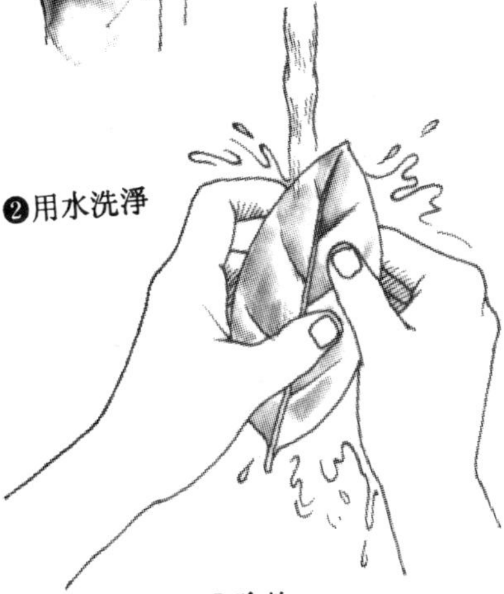

❷用水洗淨

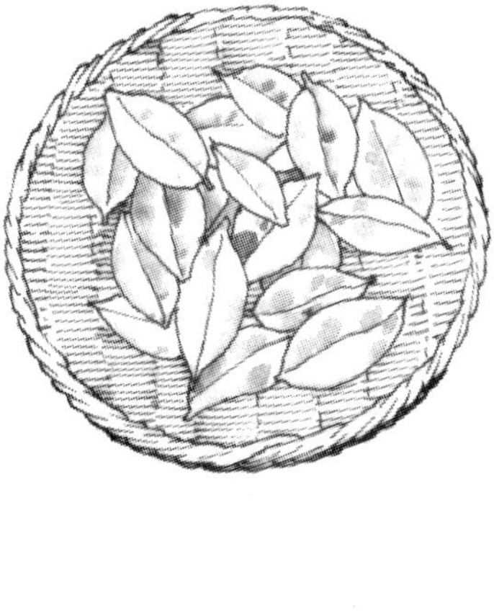

❸陰乾

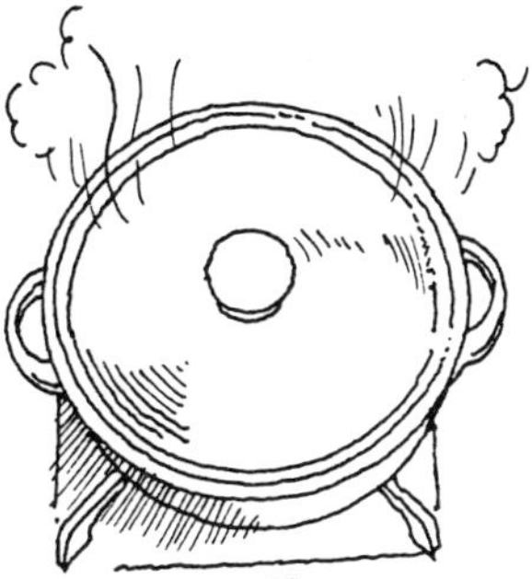

❹夏季的成葉要蒸3～4分鐘

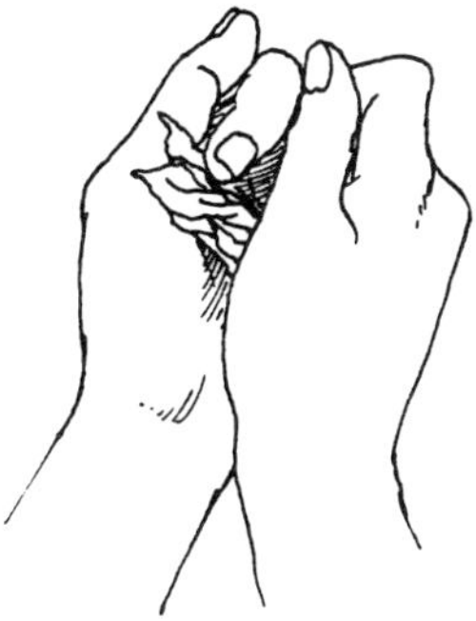

❺用手揉碎

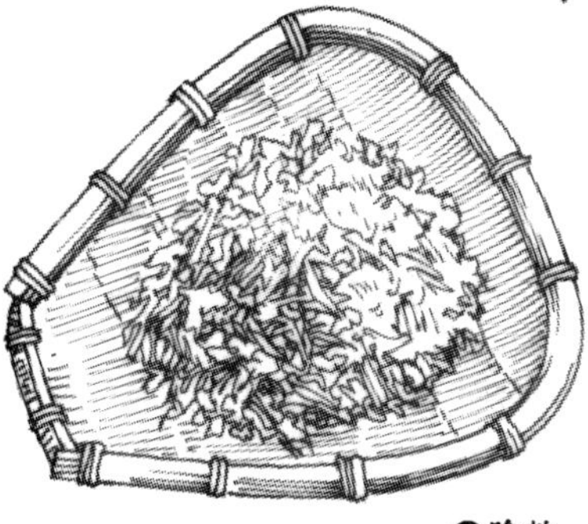

❻陰乾

花期的全草製茶
巢菜
健胃、胰臟炎、止咳、去痰

〔生態〕　豆科的一～二年草，分佈於本州、四國、九州，在草地、田園和路邊都看得到。莖爲正方形。從根部開始分爲數根，下部在地面爬行，上部直立，高60～120公分，葉爲3～7對小葉構成的羽狀複葉，互生，前端分歧捲起，會糾纏其他植物。

三～五月時，葉根會形成淡紅紫色的蝶形花，開花後結成3～4公分的豆果，變黑成熟。漢方生藥稱爲「翹搖」，本種就是指巢菜。

〔作法、飲用法〕　將帶花的地上部全草採摘後清洗，滴乾水分，放在太陽下曬乾。雖是纖細的草本，但下部的莖非常硬。充分乾燥後切斷當茶利用。

〔效能〕　除了治療胃、健胃外，對胰臟炎也很好。豆果的茶具有去咳止痰的效果。

花期的全草製茶

筋骨草

健胃、解熱、止咳

〔生態〕　紫蘇科的多年草，生長在平地到丘陵的草地、河堤及路旁。莖從根部蔓延到四方，上部斜立。葉呈玫瑰鑽狀，三～五月時在葉腋有幾個紫色帶有深色線條的花附著。莖和葉均覆蓋白色的軟毛爲其特徵。分佈於本州、四國、九州，生藥名爲「筋骨草」。

〔作法、飲用法〕　將帶花的地上部全草採摘後用水清洗，以日光曬乾，切碎做成茶。

〔效能〕　含有皂角苷、鞣酸、類黃酮配糖體，具有健胃、解熱、止咳、去痰的效果。

〔其他利用法〕　當成藥用時，將生葉磨碎混合麵粉調成膏狀，塗抹於神經痛、腫疱或割傷的患部。如欲治療下痢或腰痛，服用一杯青汁也很好。

半開的花製茶

櫻花

蕁麻疹、暈車

〔生態〕　櫻花是玫瑰科櫻花屬櫻花亞屬的落葉高木的總稱。花可供觀賞用。

櫻花類可當成健康茶利用的是，開八瓣花的櫻花類的總稱。

櫻花自從當成觀賞樹木栽培以來，利用人工交配的方式，產生很多園藝種。櫻花中開八瓣花的品種非常多，都可以加以利用。

〔作法、飲用法〕　將開八瓣花的半開到全開之前的花連柄一起採摘，不要用水清洗，以過飽合的狀態用鹽醃漬，放入碗中，倒入開水即可飲用。

〔效能〕　治療蕁麻疹、暈車、醒酒非常好。

剛開花後的花製茶

瑞香

消除疲勞、強壯、治療失眠、喉嚨痛

〔生態〕　原產於中國的常綠低木，室町時代移入日本，當成庭木或公園樹木，主要在關東地方以西廣泛栽培。

從根部分枝，樹高1～2公尺。葉長5～9公分，爲倒披針形互生葉。樹皮呈灰褐色，三～四月時，枝頭會開淡紫紅色（或白色）的四瓣花，約10～20朵左右。

花具有芳香，稱爲「沈丁花」，又稱爲「瑞香」。

〔作法、飲用法〕　採摘早春盛開的花朵，不要將花粉沖洗掉，只要略洗，瀝乾水分後以日光曬乾，當成健康茶使用。乾燥花生藥名爲瑞香花。

〔效能〕　含有香豆素系列成分。能消除疲勞、強壯、治療失眠、喉嚨疼痛腫脹的效果。

地上莖製茶

筆頭菜

解熱、利尿、止咳等

〔生態〕　多年生草本植物，在荒地、河邊、路旁廣泛自生。分佈於北海道到九州的全國各地，到九州南部才逐漸減少。

同一根莖先長出胞子莖，再長出地上莖（營養莖）。成爲地上莖的筆頭菜具有葉的作用，本體幾乎都是莖，退化後各節會捲起成環狀的葉。莖的直徑粗3～4公釐，長約30～40公分，有時會長到數十公分。

生藥名爲「問荊」，胞子莖可用來炒蛋。

〔作法、飲用法〕　砍伐地上莖，用水清洗後放在太陽下曬乾，當茶使用。

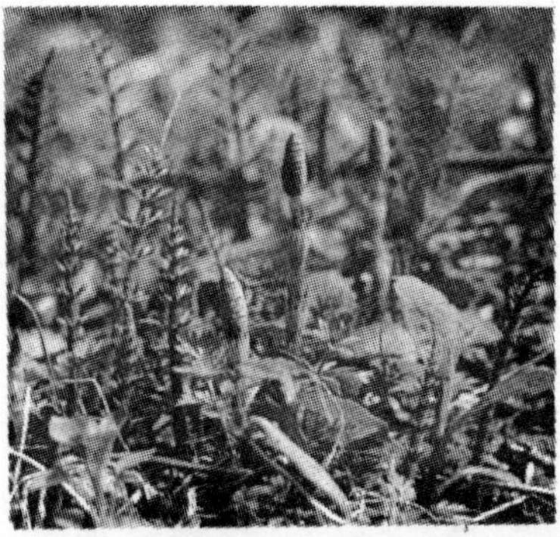

筆頭菜的胞子莖

〔效能〕 含有硅酸及皂角苷，能促進腎臟機能、利尿、去浮腫、解熱、止咳的作用。

〔其他利用法〕 將地上莖直接浸泡在燒酒中，可外用治療面皰或腫泡等。

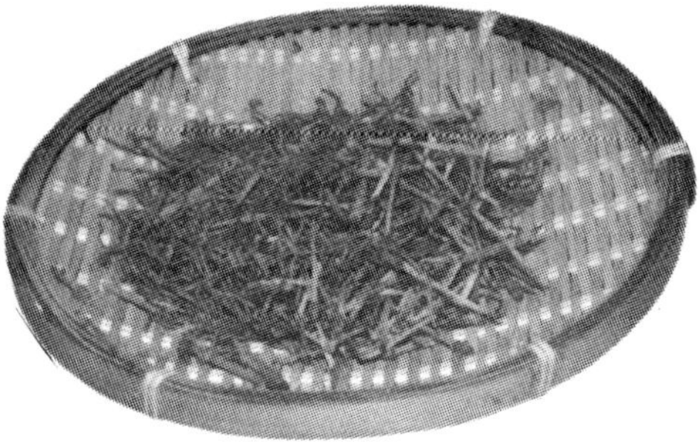

曬乾

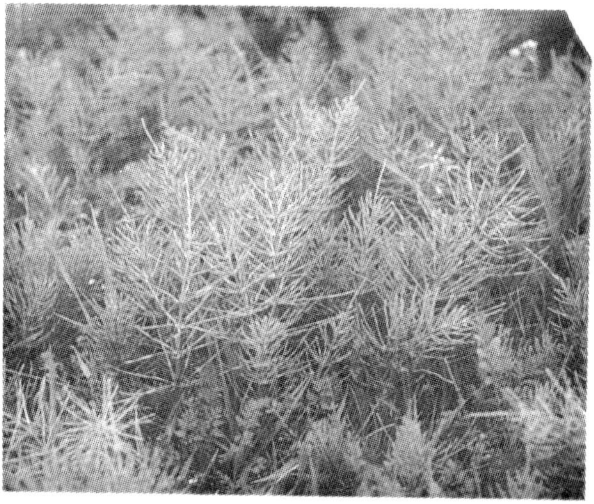

筆頭菜到處群生

根莖或全草都可以製茶
槿菜
治療便秘、血氣上衝、失眠

〔生態〕 我們通常說的「槿菜」，並不是指當成種的槿菜（Vila mandshurica），而是指槿菜科槿菜屬植物的總稱。

世界上的槿菜約有八百種，在日本包括變種在內接近三百種。形態大致分爲無莖性和有莖性的槿菜。

其中也有一些具有毒性的槿菜，除此之外槿菜類全都可以當成健康茶或食用植物。

〔作法、飲用法〕 將春～初夏的全草採摘後用水清洗，放在陰涼處乾燥，切碎後當茶使用。但是因爲使用根莖，所以不要隨便亂採摘。

〔效能〕 對於血氣上衝、失眠、便秘有效。

〔其他利用法〕 撞傷或腰痛時，可將青汁塗抹於患部，進行濕布療法。

花期的全草製茶

蕃杏

健胃、胃酸過多症

〔**生態**〕　番杏科多年草，群生於海邊、沙灘到草地、崖地的海岸植物。莖呈蔓狀，朝地面爬行，分歧的枝斜立，長30～40公分。

葉爲蛋狀的三角形，厚而多汁，表面爲粗糙的粉質，短葉柄互生。春～秋天時，根部會長1～2個黃色小花。

從北海道西南部、本州、四國、九州都有分佈，一部分當成食菜栽培。生藥名「蕃杏」，是將本種全草乾燥製作的植物。

〔**作法、飲用法**〕　春～初夏時節將地上部全草採摘後用水清洗，以日光曬乾。由於是多肉多汁質，因此乾燥需花較多的時間，充分乾燥後切碎當茶用。

〔**效能**〕　成分不詳。具有健胃整腸、治療胃酸過多的效果。此外，嫩葉和莖可炒食。

全草製茶
蒲公英
健胃整腸、促進新陳代謝

〔**生態**〕　蒲公英爲菊科蒲公英屬草本的總稱。在日本含變種在內合計有三十種以上。

日本本土蒲公英，包括分佈在本州中部以北與北海道的蝦夷蒲公英，中部地方東部～關東地方的關東蒲公英，近畿以西的本州和四國、九州的關西蒲公英等，這些都是日本本土種，總稱爲「日本蒲公英」。此外，在明治時代初期，傳入日本在全國分佈的西洋蒲公英，現在已有凌駕日本本土蒲公英的趨勢。當成健康茶使用時，兩者可以同樣的方法利用。

〔**作法、飲用法**〕　春～夏季時，採摘帶花的全草，充分洗掉根莖的土，將根莖和地上部切斷，根莖切碎，地上部維持原狀，各自攤開讓太陽曬乾，乾燥後兩者混合製茶。

〔**效能**〕　含有蒲公英素和菊粉。具有健胃整腸、促進新陳代謝，對於食慾不振、强壯、利尿等有效。

〔其他利用法〕花到根莖全草都可食用。

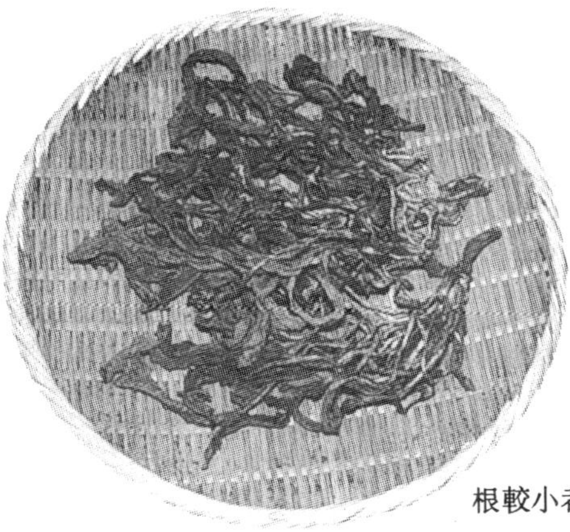

根較小者全草一起曬乾

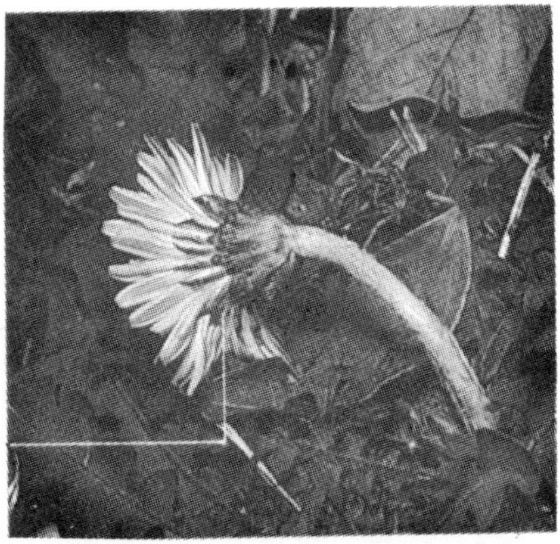

日本蒲公英的總苞不會翻過來

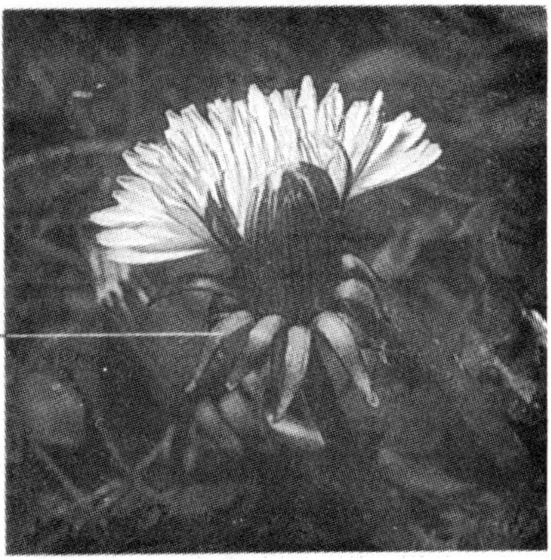

西洋蒲公英的總苞會翻過來

花期剛過的全草製茶

薺菜

預防高血壓、利尿、便秘

〔生態〕　油菜科的二年草，是春日七草之一。分佈於全國，廣泛生長於荒地、河堤、路邊。

根生葉呈玫瑰鑽狀，散佈於四方，春季時從中心開始生長莖，長約30～40公分。四～六月時，莖頂的總狀花序開白色十字花，開花後會結果。

〔作法、飲用法〕　春～初夏時，將帶有未熟果的地上部摘下，水洗後曬乾，切成適當的大小製茶。

〔效能〕　含有膽鹹、乙酰膽鹹，能預防高血壓，對於利尿、便秘、健胃等有效。

〔其他利用法〕　當成藥用治療眼睛充血，可將全草煎液（薺菜茶也可以）用來洗眼，嫩葉可食。

花期前的全草製茶
野蒜
手腳冰冷症、安眠、強壯

〔生態〕　百合科多年草，分佈全國，自生於草地、田園和路邊。在地中有白色圓形的鱗莖，粗2～3公釐，生長中空、略帶三角形的葉。五～六月時長出比葉高的40～60㎝的花莖，莖頂形成球狀的白～紅色的小花。

正如野蒜名稱所代表的，全草具有特有的蔥臭味，在中國稱爲「薤白」，當成藥用植物。在各地有不同的地方名稱。

〔作法、飲用法〕　將春～初夏時還未開花的全草摘下，洗淨泥土，陰乾後切碎當茶用。

〔效能〕　成分未詳。具有溫熱身體、治療手腳冰冷症、安眠、健胃、強壯的作用，對於治療陰萎也有效。

〔其他利用法〕　鱗莖研碎的汁液可塗抹於被蚊蟲咬傷的患部或腫疱處。

花期全草製茶

鼠曲草

止咳、去痰、利尿

〔生態〕　菊科二年草，本種爲春日七草之一。原產於亞洲大陸的歸化植物。廣泛生長於全國山野、田園、路旁及住家周邊。

　莖直立，長30公分左右，莖和葉都帶有白毛。葉長2～3公分，寬4～12公釐，爲細長的竹片形，没有柄，莖互生。四～六月時，莖前端聚集黃色的小花成爲頭狀花。

〔作法、飲用法〕　將花期的地上部全草採下，用水清洗後曬乾，切碎當茶用。

〔效能〕　含有淡黃木犀草苷及硝酸鉀，具有止咳、去痰的效果，此外也能利尿、促進腎功能。

〔其他利用法〕　當成藥用，將生葉汁塗抹於撞傷或皮下出血的患部，嫩葉和莖可食。

花期全草製茶

苦苣菜

健胃、失眠

〔生態〕　菊科二年草，分佈於全國。廣泛自生於平地到山地的草地、荒地、路旁。

　莖較粗但柔軟、中空，高50～100公分。葉爲羽狀，邊緣有針狀的鋸齒，柔軟，葉柄有翼。葉和莖受傷時會分泌白色乳液。三～八月時會開與蒲公英類似的黃色頭花。漢名爲「苦菜」。

〔作法、飲用法〕　將帶花的地上部全草採摘後，用水清洗，在太陽下曬乾，切碎當茶用。苦味稍強，加入蜂蜜較易飲用。

〔效能〕　具有健胃整腸、治療失眠及弱視的效果。

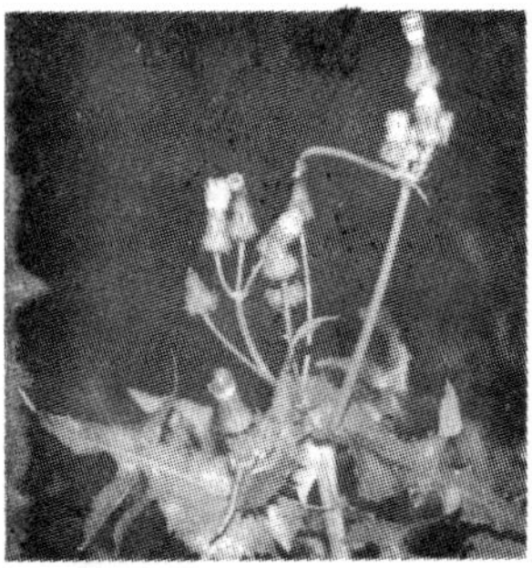

嫩欵冬製茶

欵冬

治療喉嚨痛、止咳

〔生態〕　菊科多年草，廣泛自生長於海岸地帶到海拔一五〇〇公尺以上的山地，喜歡帶有濕氣的土地。雌雄異株，葉的前端露出雌株的花莖，這就是欵冬。

發芽後的欵冬，是由幾片薄鱗片葉包住的球形。張開後盛開花朵，莖長，高約30～40公分。

開花後，從地上的莖伸出葉柄，開出腎圓形的大形葉，葉柄和嫩葉可食用。本種分佈於本州、四國、九州；分佈在本州北部和北海道的品種和本種

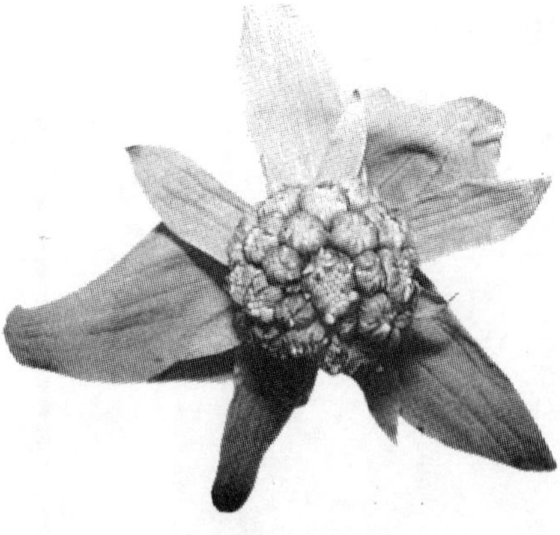

採摘這種形狀的欵冬

一樣，可當成健康茶利用。

〔作法、飲用法〕　健康茶要利用鱗片葉包住狀態的欵冬。將早春採出頭來的欵冬連根採摘，用水清洗後曬乾。直接煎煮或切碎當茶使用。

〔效能〕　含有槲皮黃酮、山柰醇，具有止咳、去痰、治療喉嚨痛的效果。

2.春天製作健康茶.

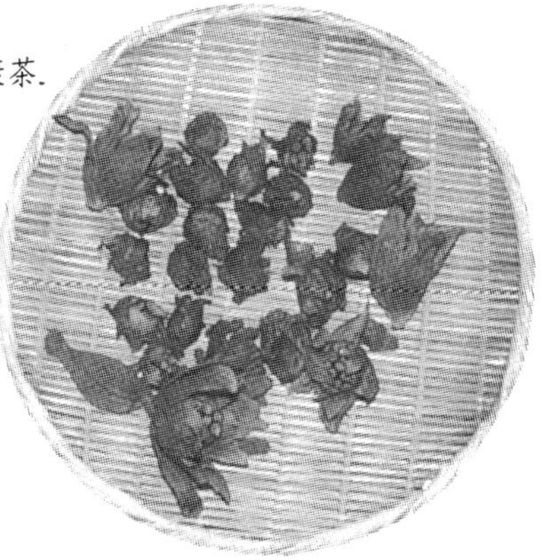

用太陽曬乾

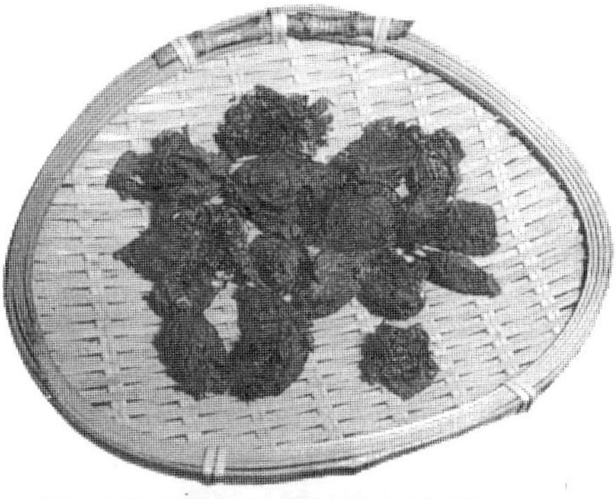

要曬到很乾爲止

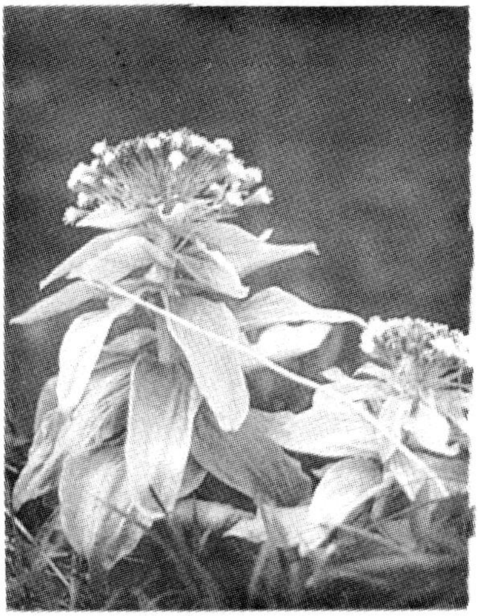

開花到這種情形時不可使用

花期的嫩葉和藤蔓製茶

山藤

促進新陳代謝、利尿、健胃

〔生態〕　豆科蔓性落葉木，廣泛生長於野山，此外，也種植於庭園和公園。

藤蔓朝右捲，攀爬於他樹生長，葉爲11～19小葉構成的奇數羽狀複葉、互生。四～六月時在小枝前端出現長的總狀花序，很多淡紫色蝶形花呈房狀垂掛下來。

本種分佈於本州、四國、九州；此外還有在中部以西的本州和四國、九州的山藤，這些大都是藤蔓朝左捲，小葉爲9～13片，可藉此區別。兩種都

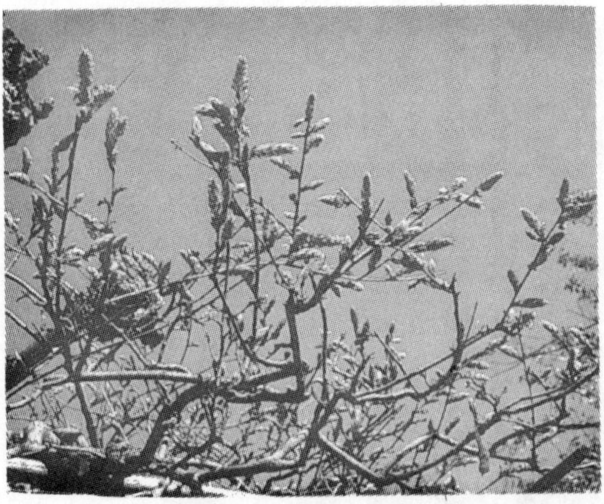

園藝種也可當健康茶利用

可以同樣的方法做成健康茶利用。

此外，山藤還有許多園藝品種，這些園藝品種也可以當成健康茶利用。

〔作法、飲用法〕　健康茶使用花期的嫩葉。將前端捲起的嫩葉和莖採摘後，用水略洗，將每片小葉分開，藤蔓切碎曬乾。

〔效能〕　促進新陳代謝、利尿、健胃，同時也能安定精神。

〔其他利用法〕　當成藥用時，一般民間療法是服用樹幹的瘤粉末，當成胃癌的制癌劑。種子煎煮後可當成瀉藥使用。

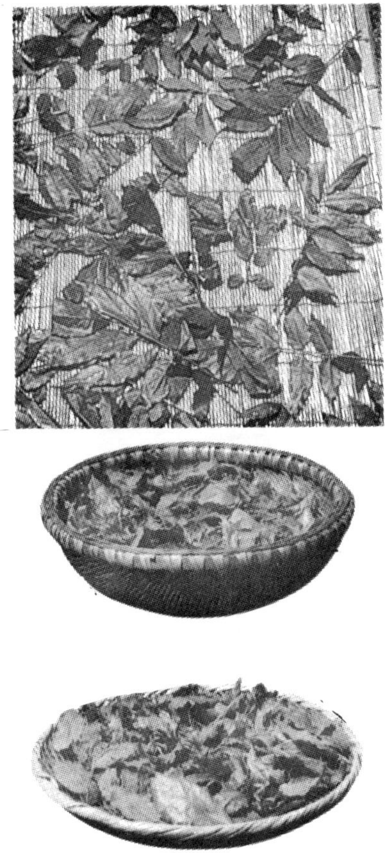

每一片嫩葉都要剝開曬乾

花期的小枝製茶
日本櫻樺
促進新陳代謝、健胃、強壯

〔生態〕 爲落葉高木，分佈於岩手縣以西的本州、四國和九州，生長在山地。樹皮呈暗褐色，高20～25公尺。葉爲長5～10公分的雞蛋狀橢圓形，前端短而尖，邊緣有顯著的重鋸齒。

樹皮受傷時會分泌出水般的樹液，這個樹液具有清爽的芳香味。

〔作法、飲用法〕 花期時將帶花的小枝摘下，切成3～4公分的長度，用太陽曬乾，煎煮當茶飲用。

〔效能〕 含有精油成份。具有促進新陳代謝、健胃整腸及強壯等效用。

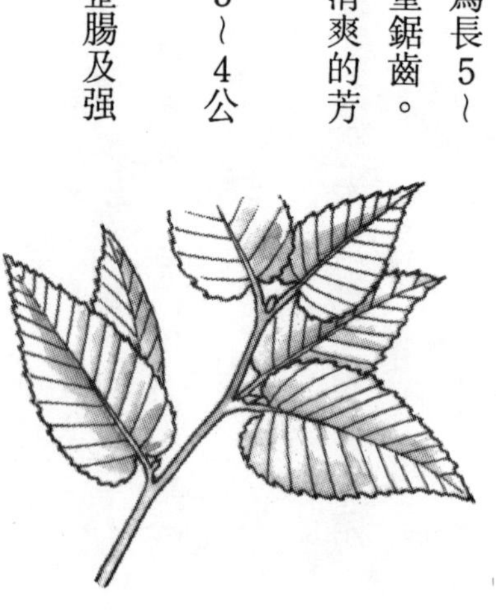

全草製茶
三葉菜
促進血液循環、治療貧血症、失眠

〔生態〕　百合科的多年草，喜歡從平地到山地半陰涼略溼的林地和草叢。高40～60公分。

葉爲三小葉構成的複葉，互生。小葉長4～10公分，寬2.5～6公分，爲蛋形，前端較尖，邊緣爲重鋸齒。四～八月時花莖成長，花序帶有白色的五瓣花，分佈於全國。

當成蔬菜廣泛栽培，不過原本是當成藥草利用，栽培種不適合用來做健康茶。

〔作法、飲用法〕　春～夏天時將帶花的全草採摘後，用水清洗，放在通風良好處陰乾，切碎當茶用。

〔效能〕　含有精油成分，同時含有維他命A、C，富含礦物質。對於貧血症及促進血液循環有效。同時對失眠和消炎也有用。此外，全草可當藥菜食用。

花蕾到半開的花製茶

山茶

滋養強壯、便秘、美容

〔生態〕　爲常綠高木，高十公尺以上。樹皮平滑，爲灰色，不過也有不規則的灰白色花紋。葉長6～12公分，寬3～7公分，爲長雞蛋形，厚而硬，表面有強烈的光澤。十一～四月時在枝端會開直徑5公分左右紅色的五瓣花，成喇叭狀。開花後結成4～5公分的球形蒴果，成熟後裂成三瓣，出現一～三個暗紫褐色的種子。種子可抽出山茶油。

本種分佈於本州、四國、九州，日本的野生山茶則分佈於山陰地方以東的日本海側內陸山地，與本種同樣可加以利用。

此外，山茶的同類有幾百種園藝品種，這些原則上都不能當成藥用。

〔作法、飲用法〕　利用花做成健康茶。

採摘花蕾到半開爲止的花，避免洗掉花粉，用水略洗後，瀝乾水分，放在簍子裡，置於通風良好的陰涼處乾燥，較大的切成二～三段保存，當茶用。

〔效能〕　成分不詳。不過含有糖類。具有滋養強壯、治療便秘及美容的效果，同時也可止血。

〔其他利用法〕　關節痠痛或睡擰脖子時可煎煮山茶生葉服用。此外，花可炸來吃或製成啤酒。

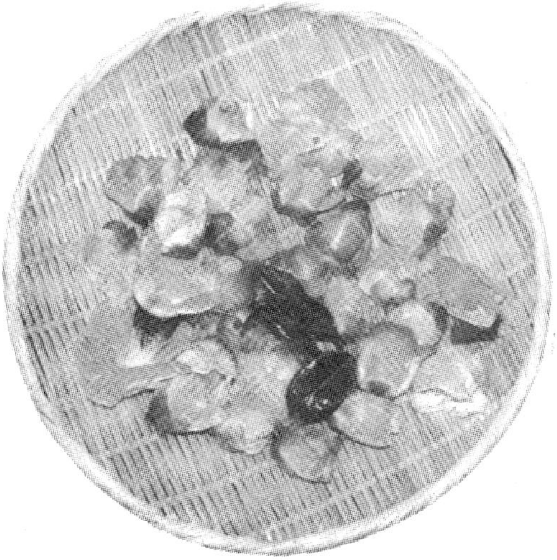

將花蕾～半開的花陰乾

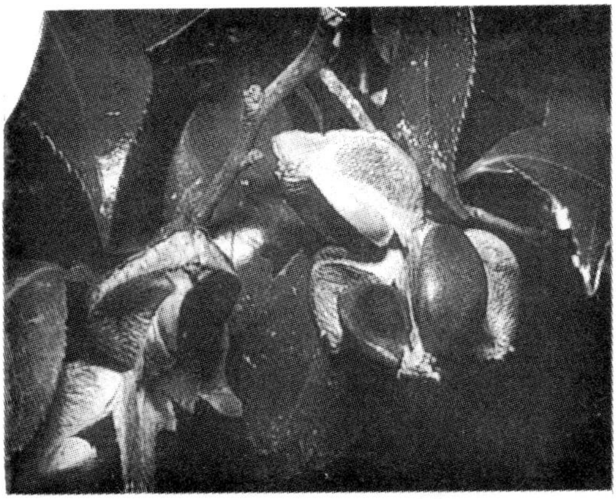

山茶的種子可抽出山茶油

葉、小枝製茶
日本五加
消除疲勞、健胃、強壯

〔生態〕　五加科的落葉低木，高2～4公尺，喜歡生長在雜樹林和半陰涼的土地上。雌雄異株，枝扁平，有尖銳的刺。葉爲具有五小葉的掌狀複葉，有長柄，呈倒雞蛋狀橢圓形的各小葉邊緣有淺鋸齒。五～六月時在樹枝前端有球形的散形花序，附著許多直徑4公釐左右的綠黃色五瓣花。開花後會結成直徑5～6公釐的球果，至秋天黑熟。分佈在中部地方以北的本州和北海道。

漢方生藥稱爲「五加皮」，是原產於中國大陸的五加，自古以來就傳到日本，當成藥物加以栽培，在各地已經野生化。

〔作法、飲用法〕　在晚春～夏天時採摘帶有葉的小樹枝，略洗切碎，曬乾後使用。

〔效能〕　含有甲氧水楊醛及棕櫚酯等。具有強精強壯、消除疲勞、健胃等效果。

半～全開的花製茶
歐洲丁香
消除疲勞、強壯、健胃

〔生態〕　原產於西亞的木犀科落葉低木，明治時代中期輸入日本，當成觀賞木栽培在庭院和公園中。樹枝從直立的樹幹分歧爲對生狀，樹高3～5公尺。葉長5～12公分、寬3.5～5公分，爲寬雞蛋形，前端較尖，膜質有光澤。四～六月時，樹枝前端長出10～20公分的圓錐花序，開很多淡紫色小型四瓣花。花有香味，當成香水的原料使用。

〔作法、飲用法〕　採摘半～全開的花，分爲小株，不要用水清洗，直接放在太陽下曬乾後當茶使用。

〔效能〕　含有紫丁香苷配基。具有強壯、消除疲勞、健胃的作用。

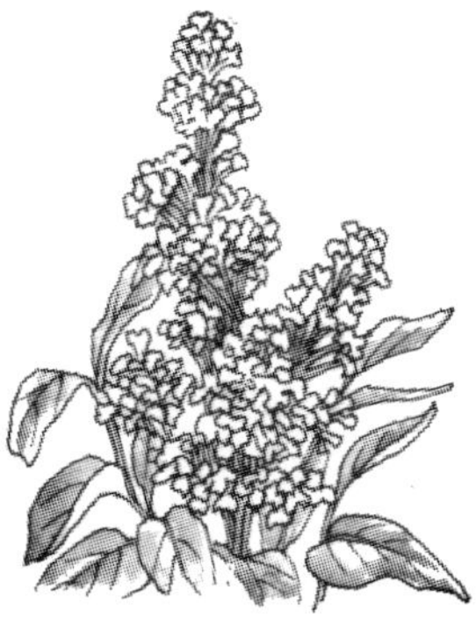

嫩葉製茶

雞桑

預防高血壓及動脈硬化

〔生態〕　爲桑科落葉高木，在全國山野都可見到。樹皮爲帶有灰色的褐色，有不規則的紋路。從直立的樹幹分出很多樹枝，樹高10公尺以上。

葉長7～18公分、寬5～15公分，爲寬雞蛋形，前端較尖，底部呈現淺心臟形，經常會出現深裂狀的奇怪現象。

雌雄異株。四～五月時葉的根部會附帶淡白黃色的纖細四瓣花，呈穗狀下垂，開花後，結成長6～15公釐左右的橢圓形集合果。六～八月時爲紅～黑熟的果實。果實可生吃或用來做水果酒或果醬。

此外，在各地的田園廣泛栽培的桑葉可以養蠶。這些和本種同樣都可以利用。

〔作法、飲用法〕　健康茶要利用四月時的嫩葉。嫩葉採摘後，用水清洗，瀝乾後，以太陽曬乾。用手捻成粗的粉葉當茶使用。

〔效能〕　含有維他命B_1、胡蘿蔔素、黃酮等。能預防高血壓或動脈硬化，有強壯效果，對於感冒或便秘也很好。

〔其他利用法〕　當成藥用時，①熟果浸泡在燒酒中，當成強壯、消除疲勞的藥酒；②燙傷時將乾燥葉的粉末用芝麻油調溶後塗抹於患部；③桑白皮煎汁，在喉嚨發炎或氣喘、百日咳時可以服用。具有以上的民間療法。

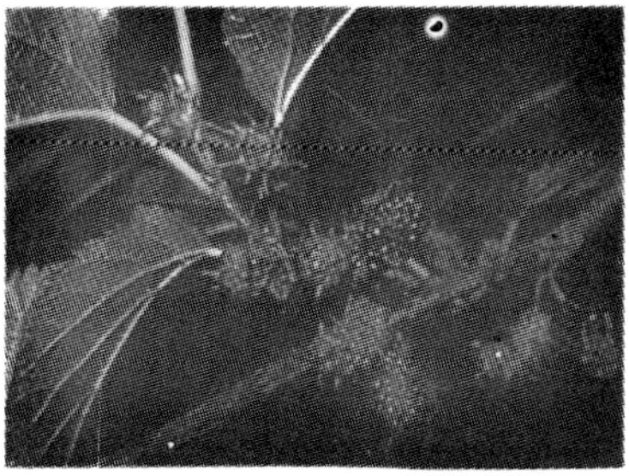

熟果可生吃，非常美味

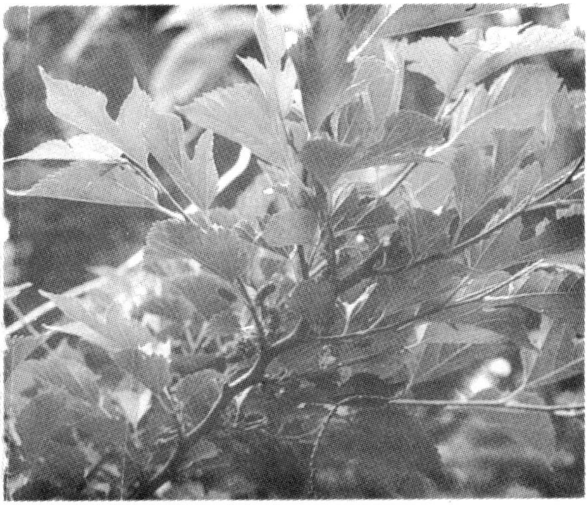

雞桑葉有變異種

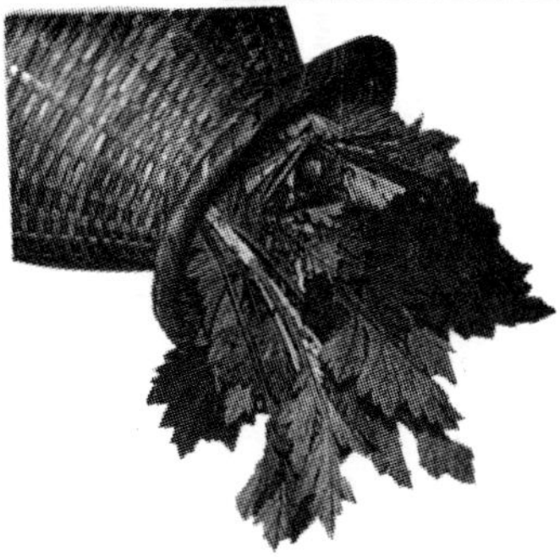

3. 夏天製作健康茶23

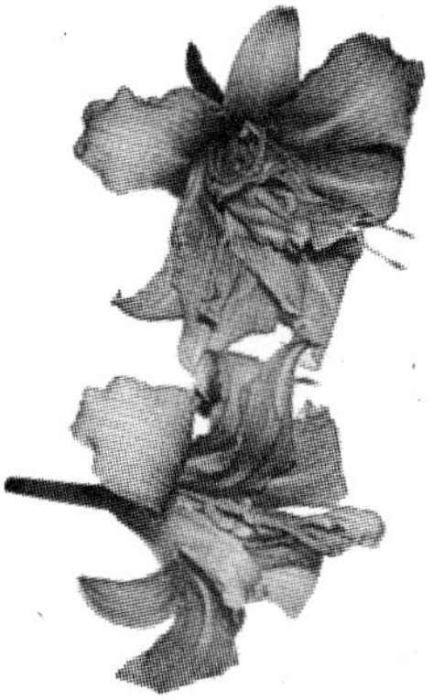

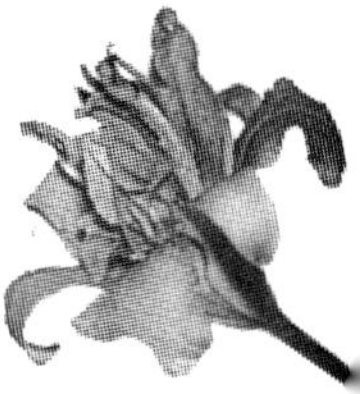

紅心藜
百里香
苦苣苔
夏枯草
車前草
小連翹
茵陳蒿
旌節花
龍牙草
箭竹
風露草
菝葜
紫蘇
忍冬
鴨跖草
沙參
玉米
蕺草
野萱草
珊瑚菜
木天蓼
千葉萱草
艾草

地上部全草製茶

紅心藜

氣喘、口內炎、中風

〔生態〕　原產於中國的紅心藜科一年草，在古代時輸入日本，廣泛野生於各地的荒地、田園、路旁。

　　直立的莖會分出很多的枝，形成三角錐狀株，高1公尺左右。葉爲略帶圓形的菱形，邊緣的形狀不規則，長柄互生。嫩葉底部有紅色的粉狀物質覆蓋。這個粉到成葉時就會脫落。八～十月時，枝前端的葉腋會出現穗狀的黃綠色小花。

　　附著於嫩葉的粉若爲白色，稱爲「白心藜」，與本種同樣可加以利用。

〔作法、飲用法〕　將帶花的全草摘下，水洗後曬乾，切細當茶用。

〔效能〕　含有維他命A、B_1、C以及甜菜鹼等，能夠預防中風，對於氣喘、口內炎等有效。

花期的地上部全草製茶

百里香

治療傷風、止咳、消除疲勞

〔生態〕　紫蘇科的半落葉性小低木，生長在日照良好的山地的岩場或花園。

莖細，攀於地面，枝斜立，高3～15公分。葉對生，長5～10公釐、寬3～8公釐的狹蛋形，基部有白毛，兩面有線點。

六～七月時，在枝尖會形成紅紫色的小花聚集的短花穗，全草有香味，遠遠就可聞到，因此稱爲「百里香」。

〔作法、飲用法〕　將帶花的地上部全草摘下，用水略洗，陰乾，切細當茶使用。

〔效能〕　含有香荆芥酚、麝香草酚、蒎烯等。具有治療傷風、止咳、消除疲勞的效果。

花期的葉製茶
苦苣苔
健胃整腸

〔生態〕　為苦苣苔科多年草，生長於山地潮溼陰涼的崖地和岩場。

細的鬚根附著在岩石上，一株會生出1～2枚類似煙葉的葉子，朝下生長。葉長10～30公分、寬5～15公分，為蛋狀橢圓形，邊緣有細鋸齒。

六～八月時，從葉的根部伸出細長的花莖，10～20個五深裂紅紫色的花聚集成花序。

在『萬葉集』中有一句「山萵苣　白露重　浦經心深吾戀不止」。因此有一種說法是「山萵苣」為本種，

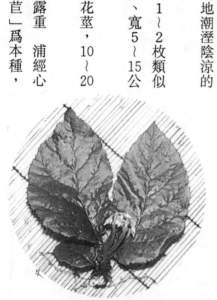

細鬚根沿著岩石爬行

生藥名爲「苦苣苔」。

本種分佈於本州、四國、九州。

〔作法、飲用法〕 在花期時只摘葉，用水清洗後曬乾，用手揉搓成粗粉當茶用。

〔效能〕 成分不詳。具有收斂效果，可以健胃整腸，此外，嫩葉可食。

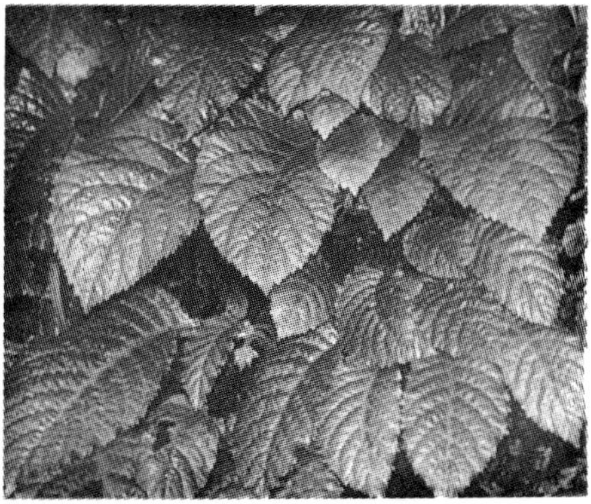

葉子放在太陽下曬乾

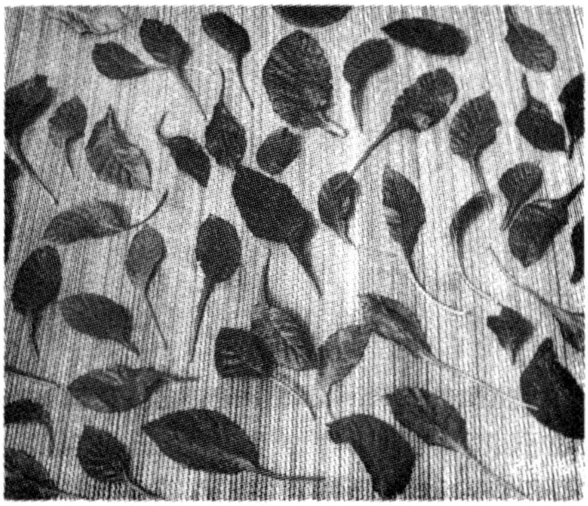

葉子有縐稠狀皺紋

花期的地上部全草製茶

夏枯草

利尿、降血壓

〔生態〕　紫蘇科多年草，生長在平地到山地日照良好的草地、河邊、林邊。分佈於全國。

莖爲四稜的方形，有白色的毫毛，高20～30公分，葉長2～5公分、寬1～3公分，爲廣披針形，有細毛，對生。

六～八月時，莖頂出現紫～紫紅色的穗狀唇形花，由上往下盛開。此外，八月時花穗枯萎後，稱爲「夏枯草」，可做成生藥。

〔**作法、飲用法**〕　只使用枯萎的花穗，儘可能用地上

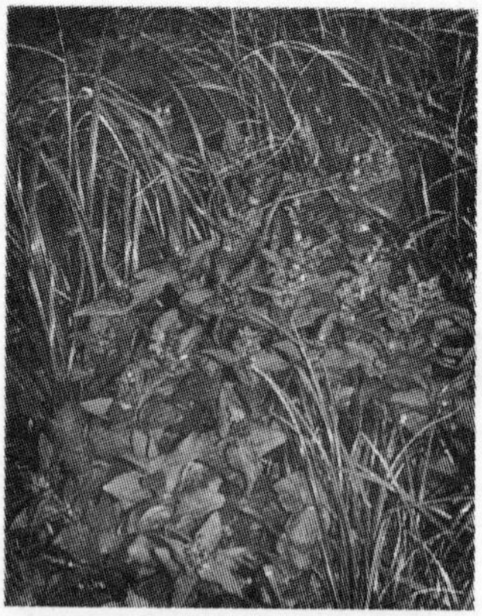

無法做爲藥用植物的直山夏枯草

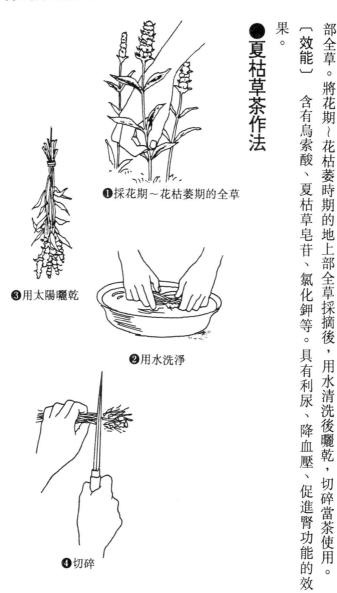

部全草。將花期~花枯萎時期的地上部全草採摘後，用水清洗後曬乾，切碎當茶使用。

〔效能〕　含有烏索酸、夏枯草皂苷、氯化鉀等。具有利尿、降血壓、促進腎功能的效果。

●夏枯草茶作法

❶採花期～花枯萎期的全草

❷用水洗淨

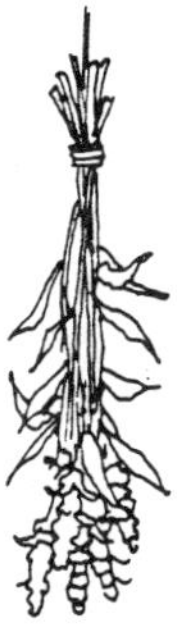

❸用太陽曬乾

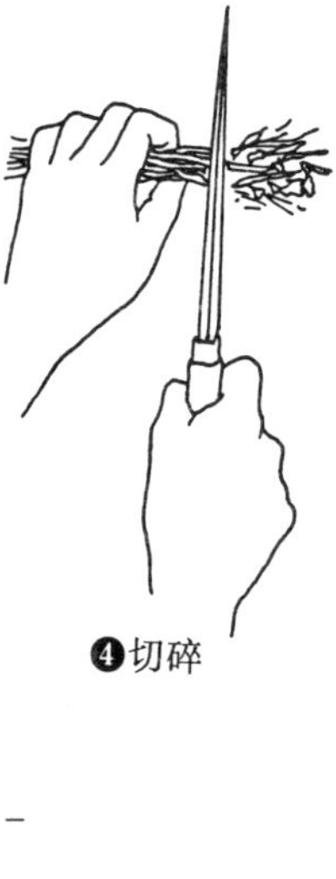

❹切碎

花期全草製茶

車前草

健胃、止咳、利尿

〔生態〕　車前草科的多年草，從平地到山地的路邊經常可見，分佈於全國。

葉長5～15公分、寬3～8公分，前端較尖，爲蛋狀橢圓形，具有與葉身同長或比葉身更長的葉柄，好像蓋在地面似的。

四～九月時，從株的中央長出10～20公分的花莖，穗狀花序附著許多白色小花。

由於沿著車轍生長，在中國有「車前草」之名。生藥名將花期全草稱爲「車前草」，種子稱爲「車前子」。

〔作法、飲用法〕　採摘帶有花的全草，用太陽曬乾，切碎當茶使用。

〔效能〕　含有珊瑚木苷、膽鹹等。健胃、利尿、止咳。

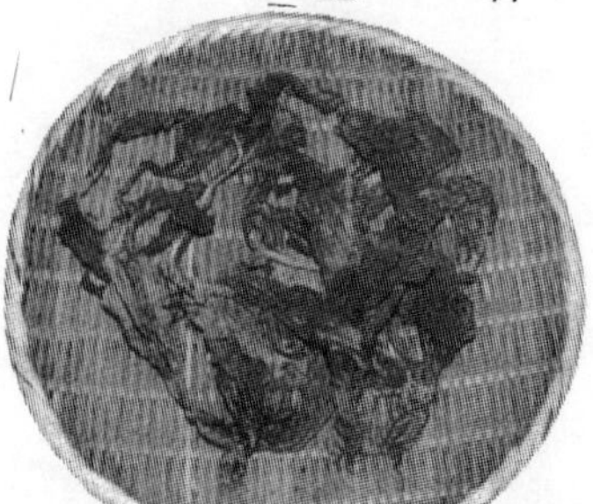

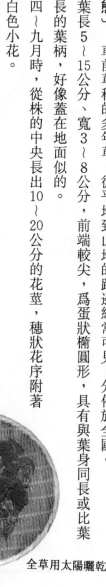

全草用太陽曬乾

花期的地上部全草製茶

茵陳蒿

促進肝功能、利尿

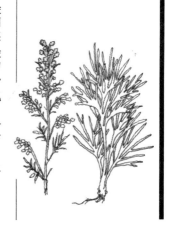

〔**生態**〕 菊科多年草，喜歡生長在從平地到山地的河邊和海邊的沙地。分佈於本州、四國、九州。莖爲木質狀，枝顯著分開。長30～100公分。葉爲二次羽狀全裂絲狀。嫩葉的莖和葉有白色的絹毛覆蓋，最後變成無毛。

九～十月時，在莖頂和上部的葉腋附著很多圓錐狀、直徑1.5～2公釐的球～蛋形黃色頭花。生藥名爲「茵陳蒿」。

〔**作法、飲用法**〕 採摘帶花的地上部全草，放在通風良好的陰涼處陰乾，切碎當茶使用。

〔**效能**〕 含有β蒎烯、茵陳二炔等精油。對於黃膽、急性肝炎等肝臟疾病有效。此外對於膽囊炎有效，也可以利尿。

花期的地上部全草製茶

小連翹

健胃整腸、神經痛、頭痛

〔生態〕　小連翹科的多年草，生長於平地到山地的草地和河邊。分佈於全國。

本質的根莖，長出單生或叢生的莖，高30～50公分。葉對生，長2.5～6公分、寬1～3公分，爲廣披針形，基部有圓莖，葉面有黑色的油點。

七～九月時，在黃色的底部帶有黑點和黑線的五瓣花，形成莖前端的集散花序，然後結成披針形的果實。

小連翹具有顯著的地方變異性。有數十種變種、品種，全都可以當成健康茶利用。

生藥名爲「小連翹」。

〔作法、飲用法〕　要做健康茶，使用花期的全草。將帶花的地上部全草採摘後曬乾，切碎當茶使用。

〔效能〕　除了治療神經痛、腰痛、風濕痛和痛風等疼痛和頭痛以外，也具有健胃整腸、治療生理不順的效用。

〔其他利用法〕　將地上部全草浸泡在燒酒中做成藥酒，具有同樣的效果。此外，撞傷或創傷時可以塗抹生葉的汁。

●小連翹茶的作法

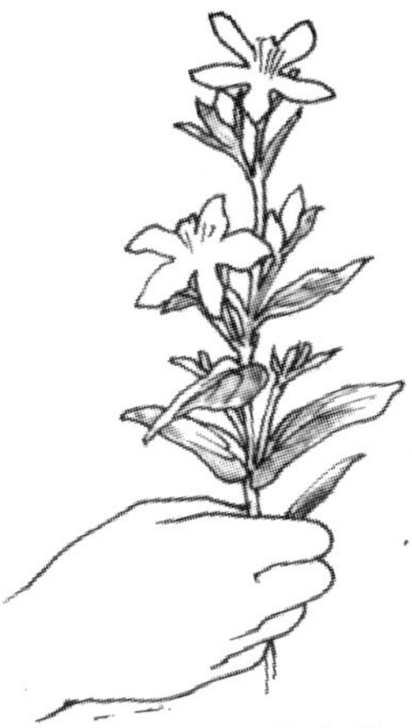

❶花期時採摘全草

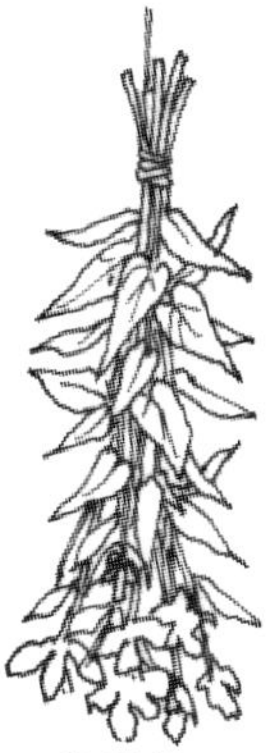

❷曬乾

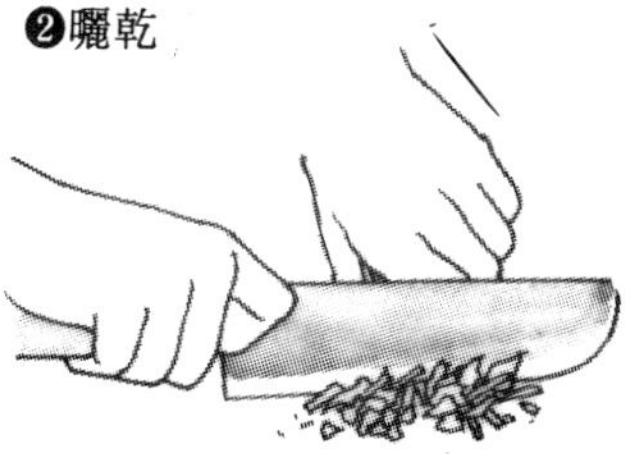

❸切碎泡茶

小枝當茶
旋節花
利尿、促進腎功能

〔生態〕　旋節花科落葉低木，生長在山野的雜樹林中。分佈於北海道西南部、本州、四國、九州。

樹皮爲赤褐色～暗褐色，枝有光澤。高3～4公尺。三～四月時，葉前端從前年枝的葉腋垂下穗狀長5～8公釐的白黃色鐘形花，在早春的山野上非常地明顯。

葉長5～14公分、寬2.5～7公分，爲蛋狀橢圓形，有1～3公分的柄，互生。

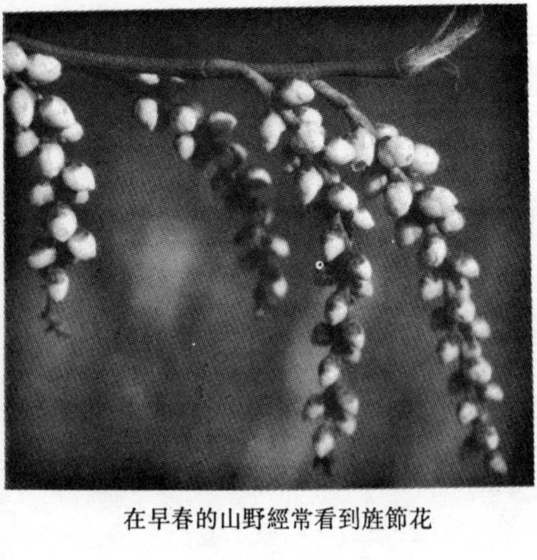

在早春的山野經常看到旋節花

開花後，結成長9公釐左右的廣橢圓形的液果，然後成熟。這個果實種子是「五倍子」。本種經常做爲染黑牙齒的材料。

生藥名爲「通條樹」。

〔作法、飲用法〕 製作健康茶要使用小枝。將帶有葉的枝摘下，切碎後曬乾。用水煎煮當茶喝。

〔效能〕 利尿、去除浮腫，並有促進腎臟機能的作用。

〔其他利用法〕 民間療法是將種子粉末塗抹於牙齦，治療牙齒痛、齒肉炎。

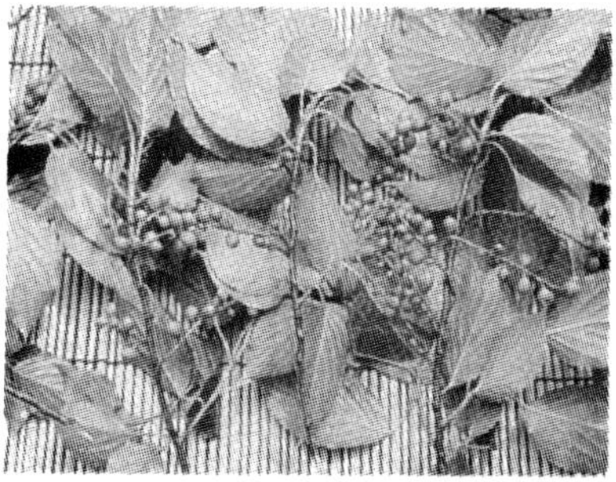

採摘帶葉的小枝

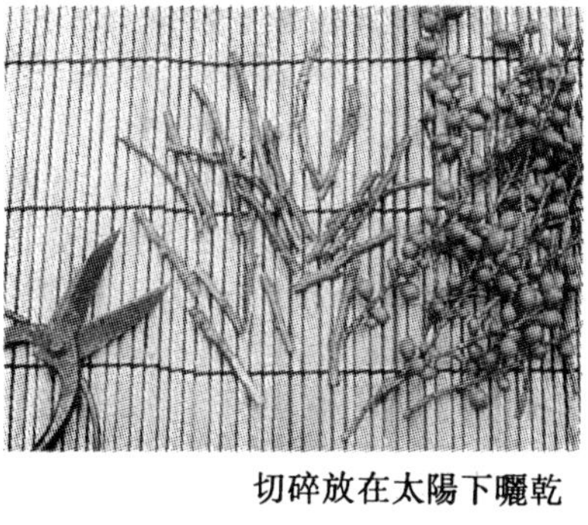

切碎放在太陽下曬乾

花期的地上部全草製茶

龍牙草

止下痢、治療口內炎

〔生態〕　薔薇科多年草，在平地到山地的草地、河邊經常可見。分佈於全國。

從木質的根生長整體有毛的細莖，高30～100公分，弱不禁風，容易躺下來。葉互生，有五～九片小葉形成奇數羽狀複葉，各小葉的葉緣形成鋸齒狀。前端部的三小葉大小幾乎相同。七～九月時，在枝前端形成總狀花序。附著許多直徑5～10公釐的黃色五瓣花，開花後結成包住花萼的草果，容易附著在衣物上。

〔作法、飲用法〕　採摘花期的地上部全草，用水清洗後切碎，放在太陽下曬乾，當茶飲用。

〔效能〕　含有兒茶酚鞣酸及酚性配糖體。具有止下痢、促進新陳代謝的效果，罹患口內炎時也可以用這個健康茶嗽口。

青葉製茶

箣竹（山白竹）

健胃、淨化血液

〔生態〕　稻科常綠多年生植物。自生於近畿地方以西的本州和九州。在庭院和公園栽種，在各地已經野生化。

朝側面生長的地下莖，伸出的稈直立或朝斜上方生長，高1公尺左右。葉長12～25公分、寬4～7公釐，爲狹長橢圓形，前端較尖，各小枝有4～7片葉。

冬天時，葉緣枯萎變白，而有「山白竹」之名。

〔作法、飲用法〕　採摘青葉，切斷後，放在太陽下曬乾，當茶飲用。

〔效能〕　健胃、淨化血液。

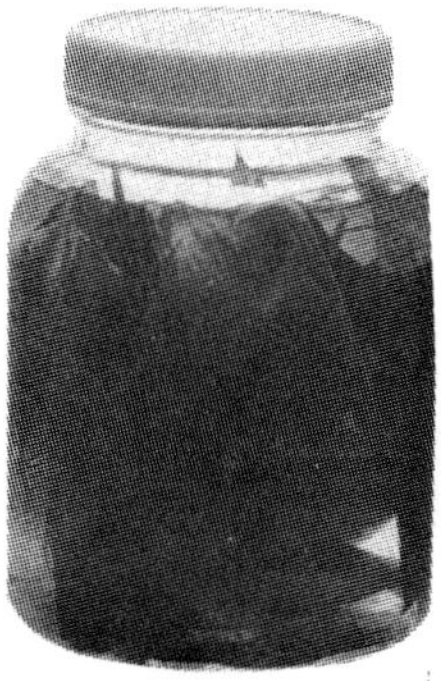

葉子可用來浸泡藥酒

花期的地上部全草製茶

風露草

治療下痢症、手腳冰冷症、防止高血壓

〔生態〕 爲風爐草科的多年草。生長在平地到山地日照良好的草地、河堤或田邊、路旁。分佈於全國。

莖直立，或是沿著地面爬行，上部直立，高30～50公分。葉對生，長寬都是3～7公分。下部的葉五深裂，上部的葉三深裂，各裂片有粗鋸齒。

七～十月時，莖頂附著直徑1～1.5公分白色或紅紫色的五瓣花。開花後會結成火箭形的果實，這個果實成熟後，果皮五裂往上方捲。

〔作法、飲用法〕 將附帶花的地上部採摘後用水清洗，吊在通風良好的陰涼處乾燥。切碎當茶用。

〔效能〕 含有鞣酸、槲皮黃酮、琥珀酸等。具有止下痢的卓效。也可預防高血壓及手腳

冰冷症。口內炎或喉嚨痛時用這個健康茶漱口，或是清洗斑疹、濕疹的患部都有效。

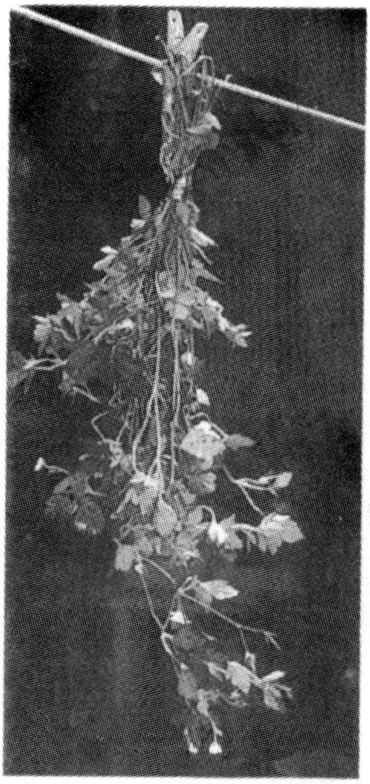

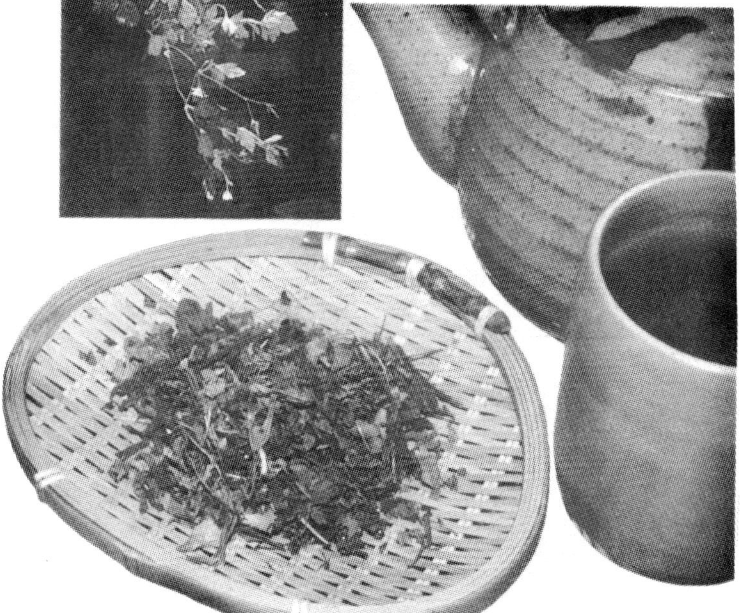

◀▼全草陰乾切碎

葉與根莖製茶

菝葜

解熱、利尿

〔生態〕　百合科的藤蔓性落葉低木，生長在從平地到山地的樹林邊緣，分佈於全國。

莖爲木質較硬，枝有刺，節有曲折，藤蔓會攀爬其他植物，高約50～100公分。

葉互生，長3～12公分、寬2～10公分，爲蛋圓形，前端較尖，爲皮革質，表面有光澤。

四～五月時，葉根會附帶淡黃綠色的小花，形成散形花序。開花後，結成直徑8公釐左右的球形液果，至秋天時紅熟。

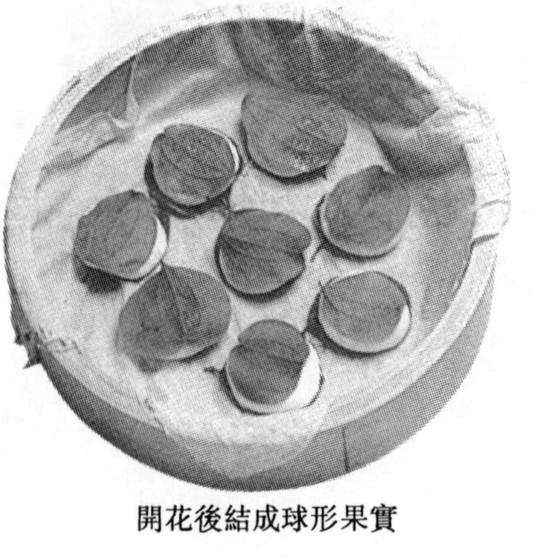

開花後結成球形果實

生藥名爲「菝葜」。

〔作法、飲用法〕 當成健康茶時，是將夏季的葉，以及秋～冬天的根莖用來作茶。將葉蒸過、根莖切碎之後，放在太陽下曬乾，兩者混合當茶使用。

〔效能〕 含有鞣酸、皂角苷，可解熱、利尿。

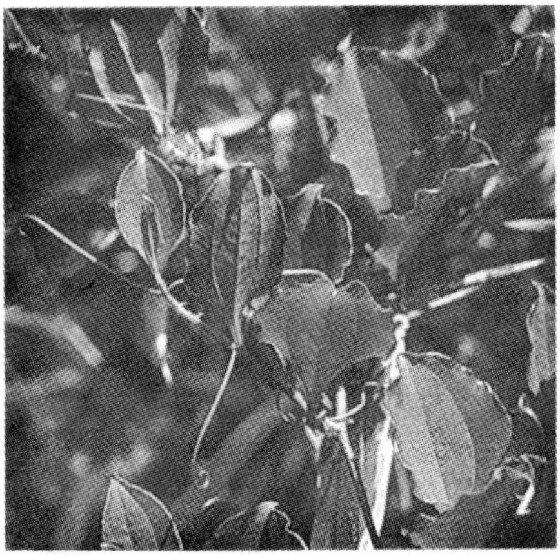

蔓芽會攀爬他樹生長

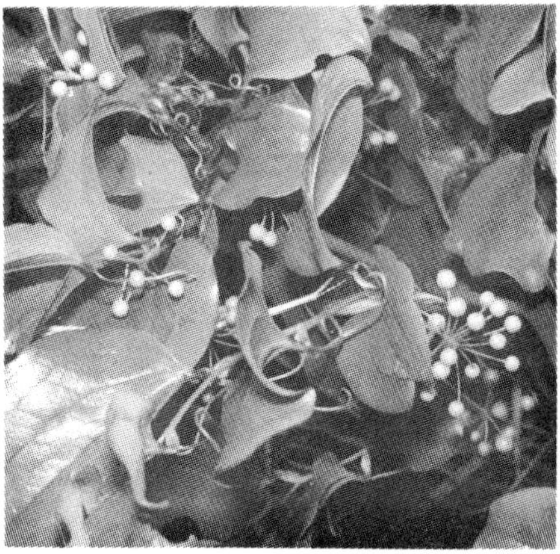

葉子蒸過後曬乾

果期的地上部全草製茶

紫蘇

治療傷風・健胃整腸、氣喘

〔生態〕　原產於中國大陸的紫蘇科一年草，很早就傳入日本，在田園中栽培，但已經野生化。

一般在田園中栽培的，整體呈紫色，高數十公尺，變異性極强。有各種不同的紫蘇，都可以當成健康茶利用，生藥名爲「蘇葉」或「紫蘇葉」。

〔作法、飲用法〕　採摘帶有果實的地上部全草，用太陽曬半天～一天，半乾之後陰乾，切碎當茶使用。

〔效能〕　含有花青素等，可治療傷風、健胃、氣喘。

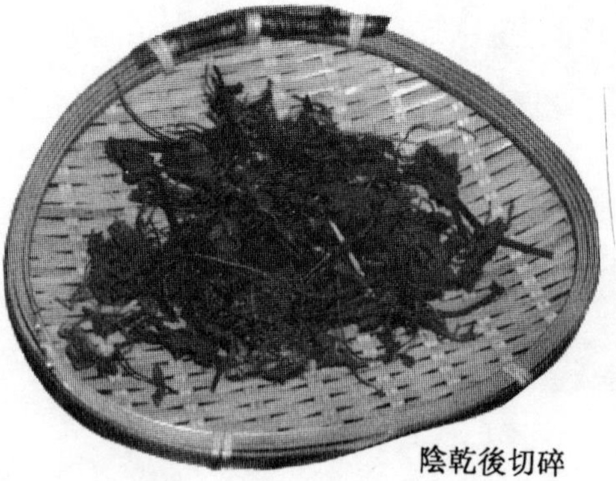

陰乾後切碎

花期的地上部全草製茶

鴨跖草

下痢症、解熱、利尿

〔生態〕　鴨跖草科一年草，分佈於全國。在草地、田邊、河邊、路旁經常可見。

莖沿著地上爬行，分枝出來的枝挺立，高30～50公分，葉長5～7公分、寬1～2公分，爲蛋狀披針形，基部爲膜質鞘，口部有軟毛。六～九月時，長2公分左右，廣心形折向內側的苞葉帶有青～青紫色的花，掛在枝間。

生藥名爲「鴨跖草」。

〔作法、飲用法〕　將帶花的全草摘下用水清洗，曬乾，切碎當茶用。如果單獨飲用很難喝時，可以混合三分之一的糙米或麥茶飲用。

〔效能〕　具有利尿、解熱、止下痢症的作用。

〔其他利用法〕　嫩葉和莖、花可以食用。

忍冬

花、葉、莖製茶

健胃整腸、腰痛、解熱

〔生態〕　忍冬科的蔓性常綠木，分佈於全國。從平地到低山地日照良好的林邊、河堤、路邊都可以看到。

枝顯著分開，藤蔓朝右捲，攀爬其他的樹，長長地伸展，嫩枝有褐色的軟毛密生。葉對生，長3～7公分，寬1～3公分，爲廣披針形；葉柄長3～8公釐，很短。四～六月時，在葉腋各附著二個芳香的白色管狀花，開花後結成徑6公釐左右的球形液果，然後黑熟。

管狀花吸起來有甘甜味。花剛開時是白色，漸漸變成黃色。同一株有白、黃色的花混合，因此生藥名稱爲「金銀花」。

〔作法、飲用法〕　採摘花期帶有花和葉的枝，花不要洗，直接陰乾。莖和葉讓太陽曬一

～二天，半乾後陰乾，完全乾燥後，將兩者混合當茶喝。

〔效能〕含有鞣酸和馬錢苷，具有健胃整腸、治療腰痛、關節痛、解熱的效用。

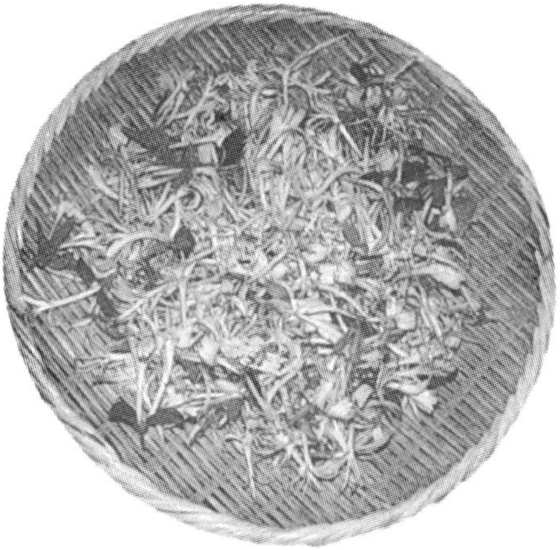

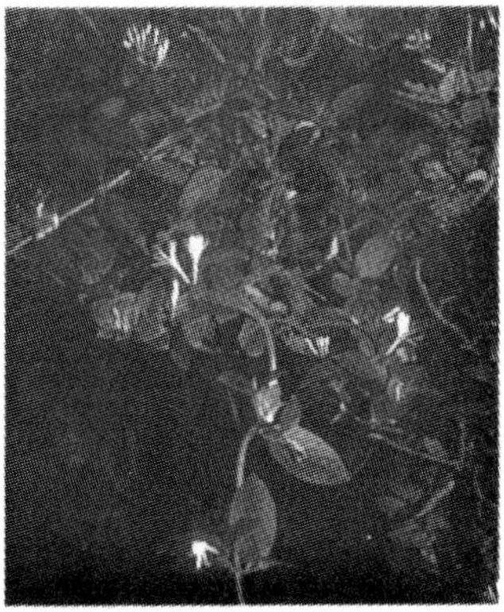

採摘帶花的枝葉

花用燒酒浸泡做成藥酒

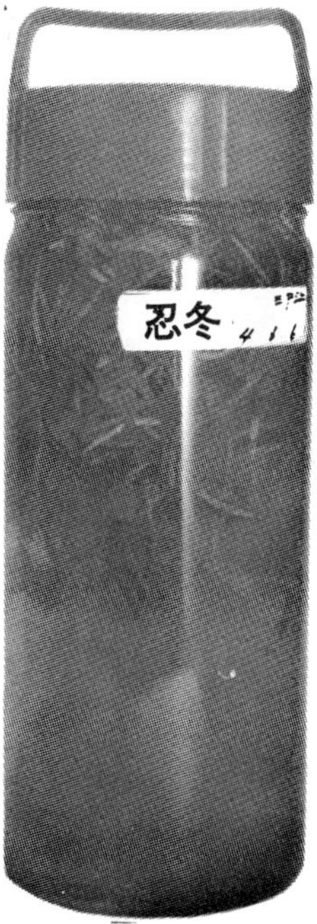

花期的根製茶

沙參

健胃、止咳治療頭昏眼花

〔生態〕　桔梗科多年草，分佈於全國。從平地到山地的草地、荒地、林邊、河堤都有生長，喜歡陽光。

從粗大的根莖會束生好幾條莖，長爲40～100公分。葉長4～8公分、寬5～40公釐，爲蛋狀橢圓形，邊緣有鋸齒，通常每四片輪生，偶爾也有對生的情形出現，整體有毛。當莖和根受傷時，會分泌白色乳液。

八～十月時，在枝尖會形成圓錐狀花序，尖端五裂的藍紫色鐘形花朝下生長二十個左右。

嫩葉和莖可當山菜利用，生藥名爲「沙參」。

〔作法、飲用法〕　當成藥用利用的是根莖，當成健康茶使用時也使用根莖。將花期的根莖挖掘後用水洗淨，切碎後曬乾，當茶使用。

〔效能〕　含有菊粉和皂角苷，能健胃、強壯，治療頭昏眼花，同時也能止咳。

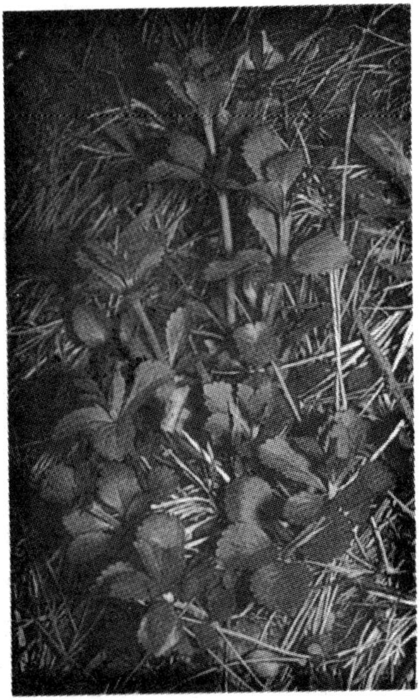

嫩葉和莖可當山菜食用

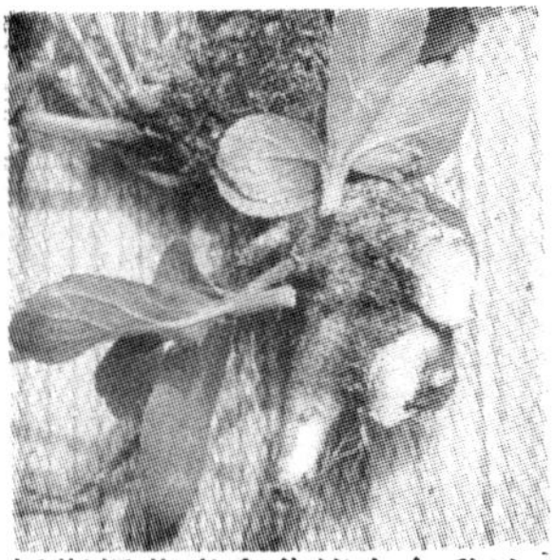

折斷根莖處會分泌白色乳液

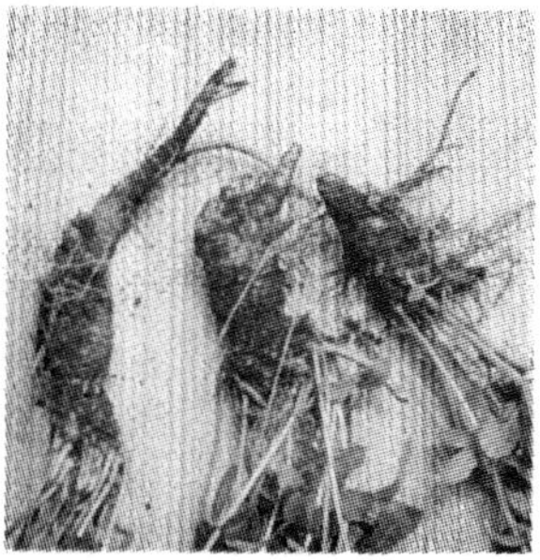

夏天挖掘根

花期的地上部全草製茶

蕺草

預防高血壓及動脈硬化、治療便秘

〔生態〕　蕺草科多年草，分佈於本州、四國、九州。從平地到低山帶，廣泛生長於荒地、路旁、人家周邊。喜歡略帶濕氣的陰涼～半陰涼處。

在地面爬行的地下莖伸出直立的莖，高20～40公分，整體有獨特的臭氣（蕺草臭）。

葉為二列互生，葉身長4～8公分、寬3～6公分，前端為尖心臟形，表面、背面都沒有光澤，表面周邊部略帶紅色。

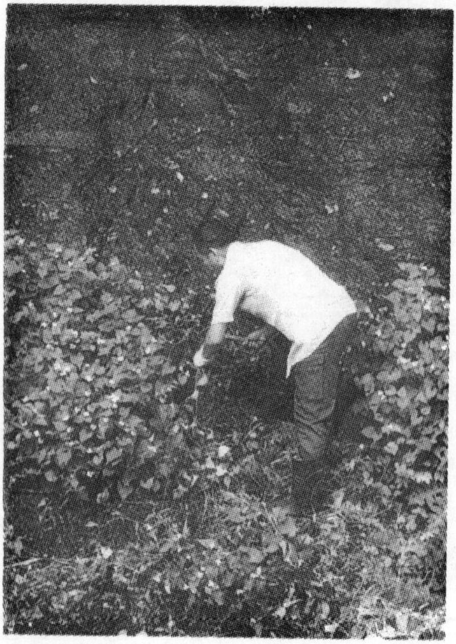

◀採摘帶花的地上部全草

六～七月時，枝尖會長出1～3公分的花穗，其基部有白色花瓣狀的四片總苞葉。

很多人認爲這個白色總苞葉是本種的花瓣，但是真正的花是在中央直立的穗狀突起體，爲雌雄兩性。整個花穗是黄色的，這個花穗是由有三條雄蕊的藥，花蕊是由三條花柱和一室子房所構成的。

爲日本固有種，自古以來就被視爲優良的藥草，一種草有十種藥草的效能，因此有「十藥」的生藥名。

〔作法、飲用法〕　將帶花的地上部全草採摘後用水清洗，數根紮成一束，掛在通風良好的陰涼處陰乾，切碎後當茶用。採收期與梅雨期同時，因此要選擇梅雨期中的好天氣時製作。

〔效能〕　含有槲皮苷、異槲皮苷，能使微血管功能活性化，預防高血壓及動脈硬化，同時具有治療便秘、神經痛、面皰、腫疱等效能。

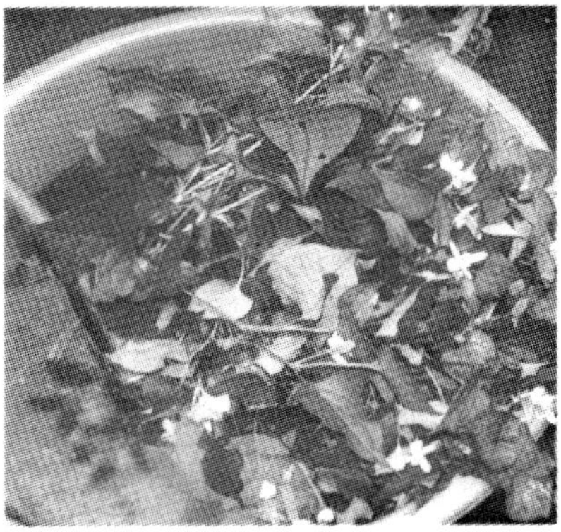

用水沖洗乾淨

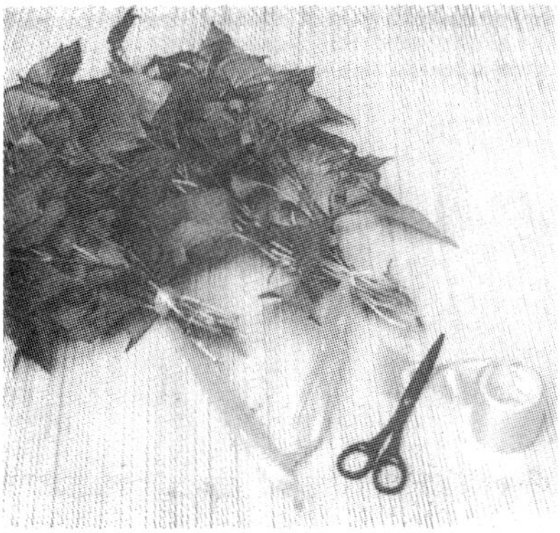

洗好後數根紮成一束

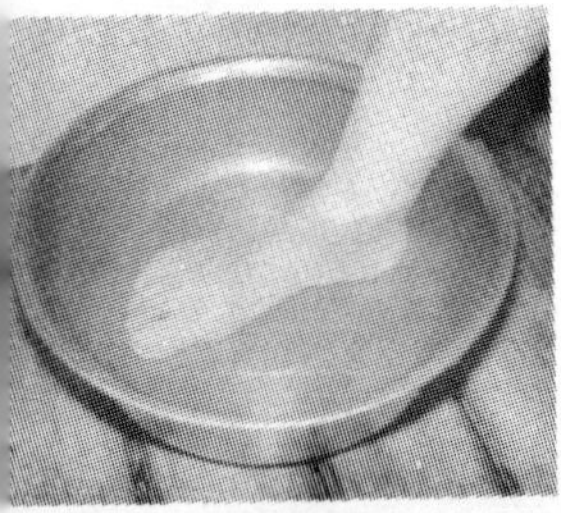

生葉擠汁可治療香港腳

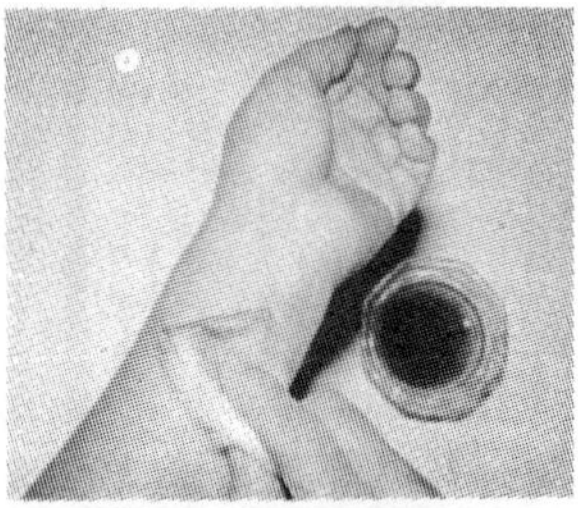

可塗抹於腫疱、腫脹處

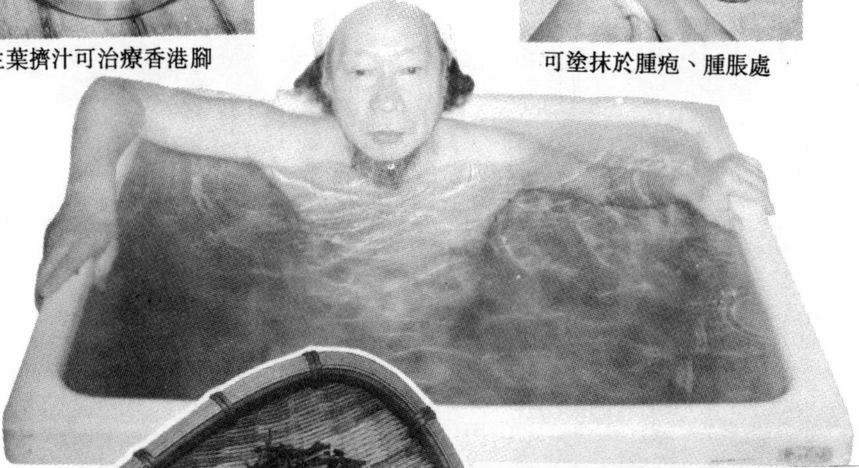

煎煮較濃些可當沐浴劑使用

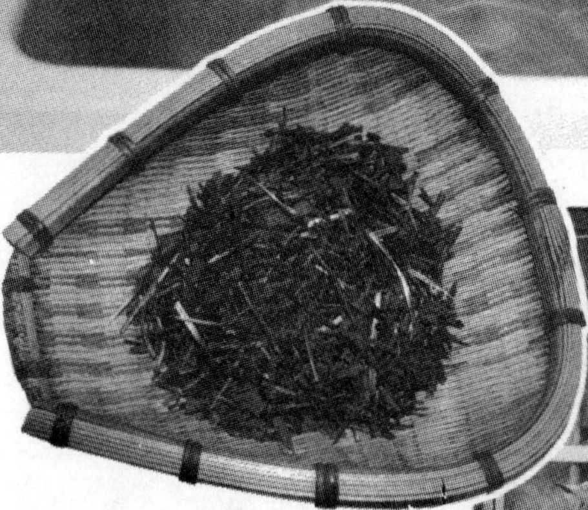

乾燥的蕺草不僅可當成健康茶，也可當成沐浴劑或做菜時使用

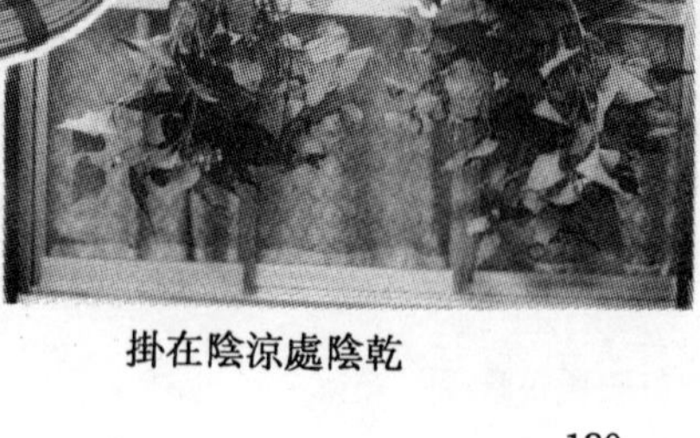

掛在陰涼處陰乾

雌花的花柱（毛）製茶

玉米

促進腎功能、治療糖尿病

〔生態〕　稻科大型一年草，當成穀物在田園中栽培。原產於熱帶美洲，從古代印加帝國的遺跡中也發現果實，栽培歷史很古老。現在栽培的品種多達幾千種。日本在四百年前就已經由葡萄牙的傳教士引入，當時稱爲「南蠻黍」。

直莖3公分左右的莖直立，高1～3公尺，莖內部有髓。葉長50～100公分、寬5～10公分，爲狹長披針形，基部形成鞘，抱住莖、互生。

雌雄同株，七～八月時，中央部的葉腋有長20～30公

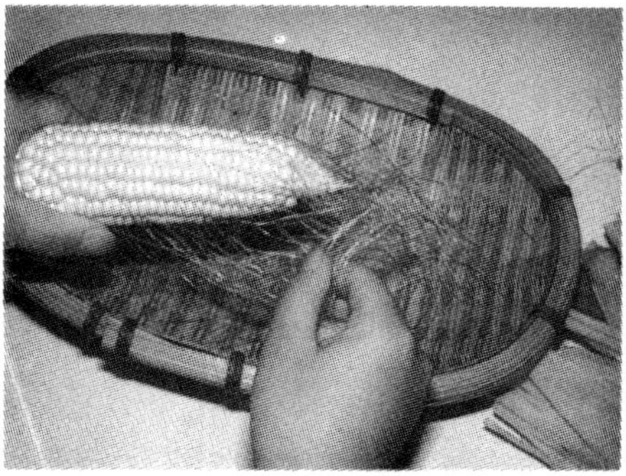

剝下玉米的毛和皮

分的雌花穗，在莖前端有長超過30公分的雄花穗附著，開花後結成火箭形的集合果，黃～橙黃色時成熟。

留在果實上的毛（花柱）生藥名爲「南蠻毛」，當成藥用品。

〔作法、飲用法〕　附著於果實的毛（雌花的花柱）與皮（苞葉）剝下葉，用太陽曬乾，切碎當茶用。

〔效能〕　含有硝酸鉀，能夠利尿、促進腎臟機能，同時有治療膀胱炎、糖尿病的效用，也能夠預防高血壓。

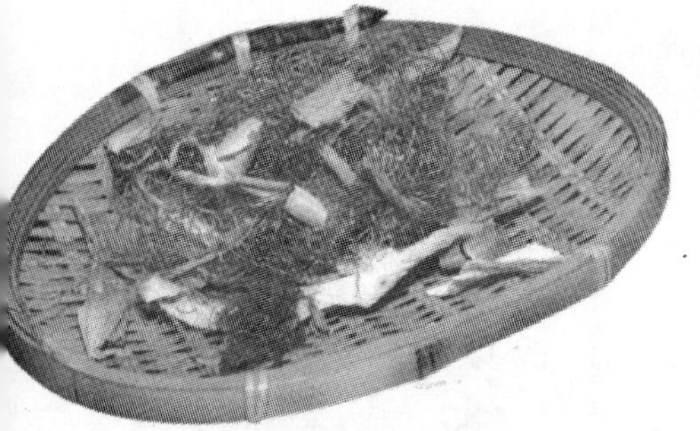

放在太陽下曬乾

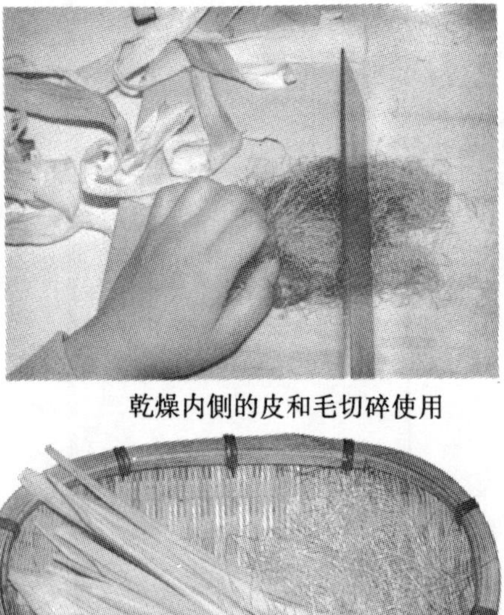

乾燥内側的皮和毛切碎使用

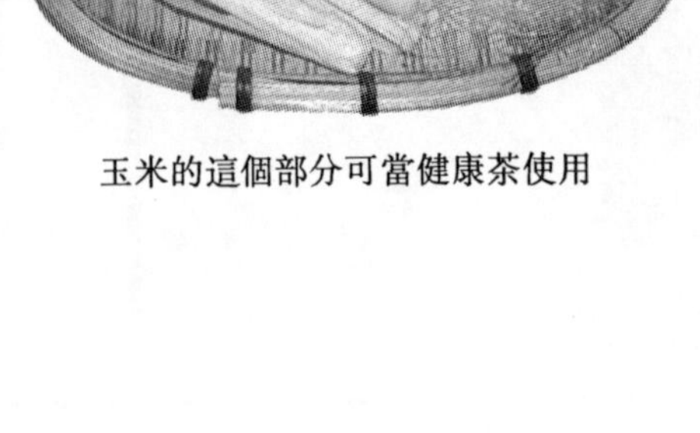

玉米的這個部分可當健康茶使用

花蕾到半開的花製茶

野萱草

解熱、健胃整腸、消除疲勞

〔**生態**〕 百合科多年草，生長於平地到山地的草地、林邊、河邊、河堤、路旁，喜歡太陽。分佈於本州、四國、九州。

短根莖生出許多帶狀的根，根的各處有粗大的紡錘形。春的根莖會長出根生葉，高50～60公分。葉長50～70公分、寬7～20公釐，爲廣線形，主脈凹入，前端下垂。

七～八月時，葉中央生出花莖，莖前端的花序附著橙紅色喇叭形六瓣花十個，這個花一天就會枯萎。和千葉萱草類似，但後者爲八瓣花，所以容易區別。

〔**作法、飲用法**〕 採摘未開的花蕾或半開的花，蒸過之後放在太陽下曬乾當茶用。

〔**效能**〕 含有琥珀酸、羥基谷氨酸等，具有解熱、健胃整腸、消除疲勞的效果。

葉和蟲癭果製茶

木天蓼

神經痛、冰冷症、利尿

〔生態〕　木天蓼科的蔓性落葉小高木，生長在平地到山地的林間，分佈於全國。枝充分分開，攀爬其他植物生長，高5～10公尺。樹皮爲褐色到暗褐色，嫩枝有軟毛。葉長10公分左右、寬3.5～8公分，爲蛋圓形，邊緣有細鋸齒，互生。

六～七月時，葉旁會附著芳香的白色五瓣花，開花後，結成3公分左右，前端爲尖狀的長橢圓形果實，然後黃熟。蟲會在果實上產卵，形成蟲癭果。生藥名爲「木天蓼」。是珍貴的藥用植物。

〔作法、飲用法〕　採摘夏～秋天的葉和蟲癭果，後者用滾水燙過後放在太陽下曬乾，和乾燥葉一起磨成粉使用。

〔效能〕　利尿、冰冷症、神經痛等都有效。

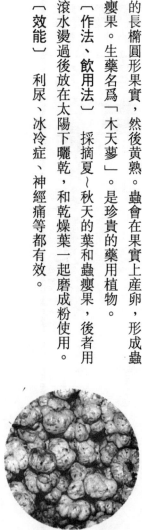

木天蓼的蟲癭果

地上部全草和果實製茶

珊瑚菜

治療傷風、消除疲勞、鎮痛

〔生態〕　爲芹科珊瑚菜屬多年草，生長於海邊的沙灘和沙丘。分佈於全國。

從砂中伸出粗而長的根莖、伸出支根，地上部高10～15公分，在地面爬行。葉爲2～3次三出複葉，互生，質厚，表面有光澤，邊緣爲細鋸齒狀。五～八月時，枝間的複散形花序附著小白色五瓣花，開花後結成有細毛覆蓋的橢圓形果實。

嫩葉可用來裝飾生魚片。此外，我們所說的「防風」，是中國產的芹科藥草，而本種的根莖可以代用，因此別名爲「生長在海邊的防風」。

〔**作法、飲用法**〕　當成健康茶使用時，要使用地上部全草和果實。夏天摘地上部、秋天摘果實。莖和葉切碎後放在太陽下曬乾，秋天採摘曬乾的果實，和莖葉一起當茶使用。

〔效能〕促進新陳代謝、消除疲勞，治療傷風、解熱、鎮痛、預防高血壓及中風。

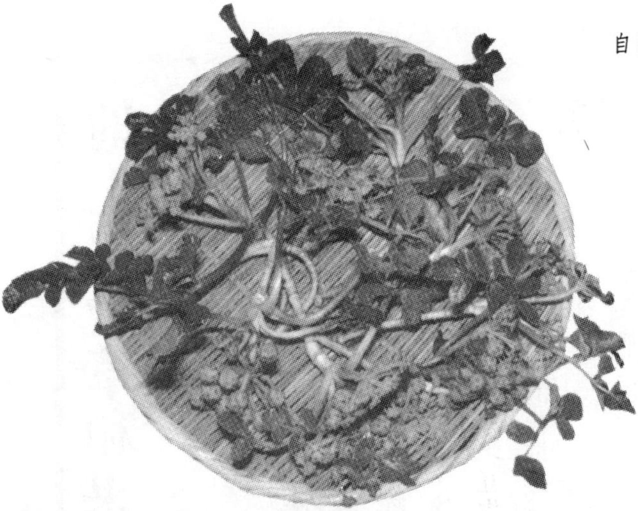

地上部全草可當茶

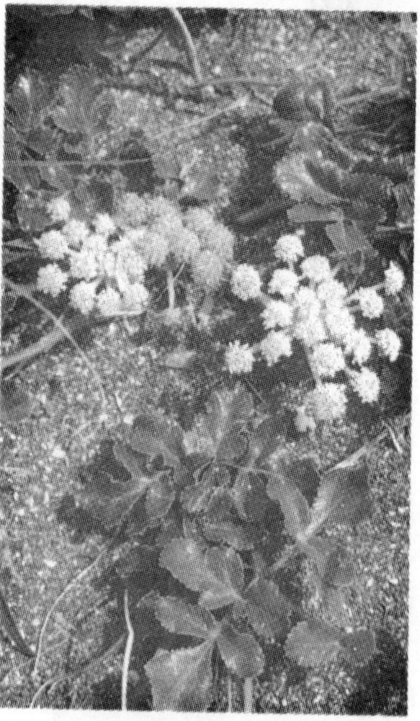

沿著沙灘爬行生長

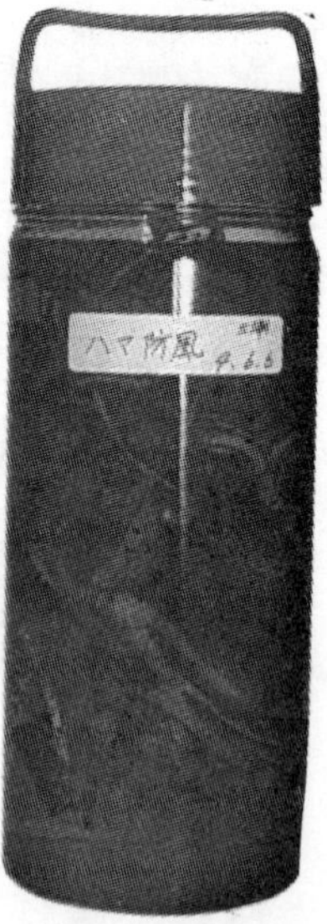

珊瑚菜可以做藥酒

花蕾～半開的花製茶

千葉萱草

解熱、健胃整腸、消除疲勞

〔生態〕　原產於中國大陸的百合科多年草，在有史以來就歸化於日本，野生於全國各地。

生長在從平地到丘陵的原野和河堤，喜歡太陽。短的根莖會生長出枝，各根莖有很多的細根，各處都形成紡錘形。春天形成根生葉，然後長高為80～100公分。

葉長40～60公分、寬2.5～4公分，為廣線形，前端下垂。

七～八月時，從葉中伸出花莖，莖前端

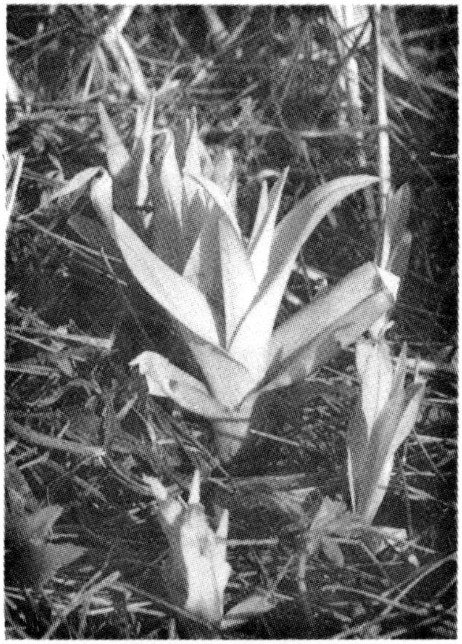

嫩葉是很好的山菜

的二歧花序，附著幾個直徑8公分左右橙紅色喇叭狀八重花。雄蕊、雌蕊都形成不規則花瓣化的重瓣花，不會結實。

前面述及的野萱草和千葉萱草類似。千葉萱草爲八重花，所以易於區別。另外還有一種與此區別的植物，生藥名爲「金針菜」。

春天剛發芽的嫩葉可以涼拌、燙來吃、吵或炸來吃，花可做成醋漬菜食用。

〔作法、飲用法〕　採摘花蕾~半開爲止的花，略蒸之後放在太陽下曬乾當茶飲用。

〔效能〕　含有羥基谷氨酸、琥珀酸等。具有解熱、健胃整腸、消除疲勞的作用，對便秘也有效。

〔其他利用法〕　乾燥的根煎煮服用具有利尿效果。

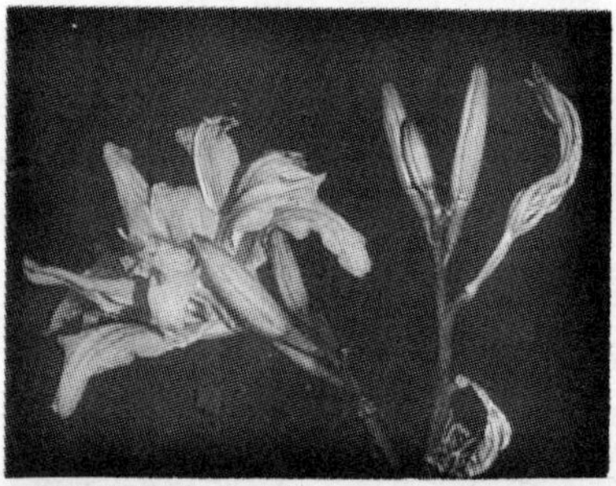

千葉萱草是八重花

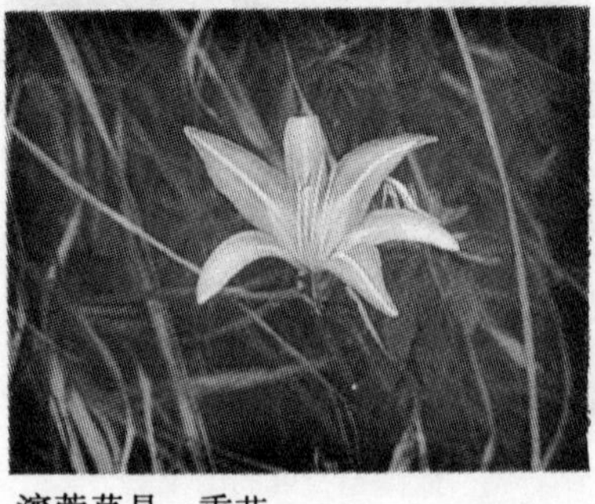

濱萱草是一重花

花期的地上部全草製茶

艾草

健胃、腰痛、下痢、貧血症

〔生態〕　菊科多年草，生長在從平地到山地的草地、荒地、河堤、河邊、路旁。分佈於本州、四國、九州，在北海道還有蝦夷艾草，能和本種同樣利用。

從根莖生出長的粗枝，容易群生，莖直立，高50～120公分。葉互生，長6～12公分、寬4～8公分，爲橢圓狀，羽狀中～深裂，背面有綿毛密生成灰白色。

八～十月時，枝前端有許多長3.5公釐左右、寬1.5公釐左右、小淡褐色的頭花附著於複總狀花序上。

採摘春天的新芽做草餅。收集葉背面的綿毛做成灸治的

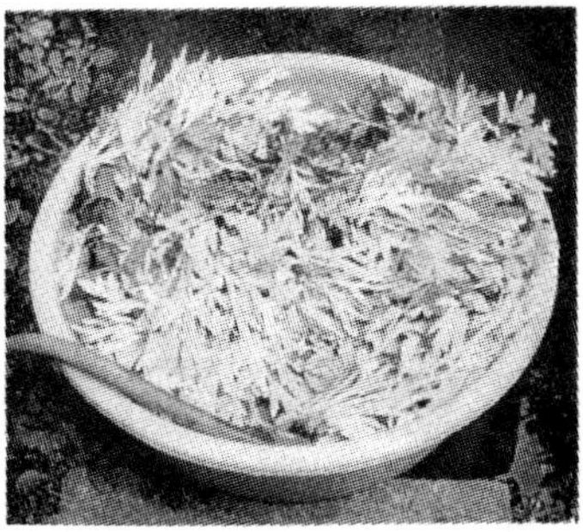

用水充分洗淨

艾草，生藥名爲「艾葉」。

〔**作法、飲用法**〕　採摘花期的地上部全草，用水清洗，瀝乾水分，放在太陽下曬乾，切碎當茶用。

〔**效能**〕　含有桉油醇、倍半萜。能夠健胃，治療貧血、神經痛、腰痛、下痢。

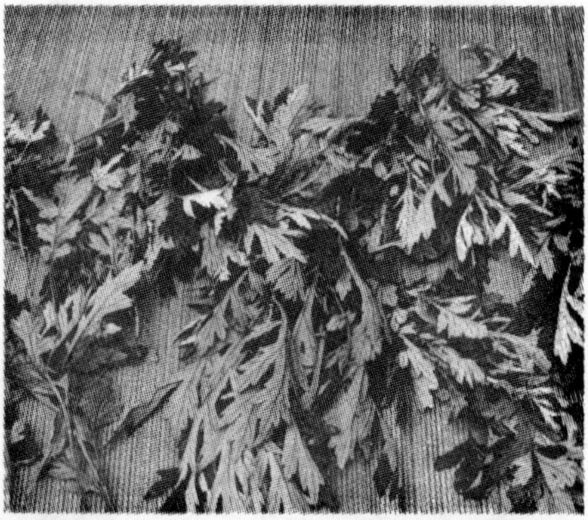

瀝乾水分

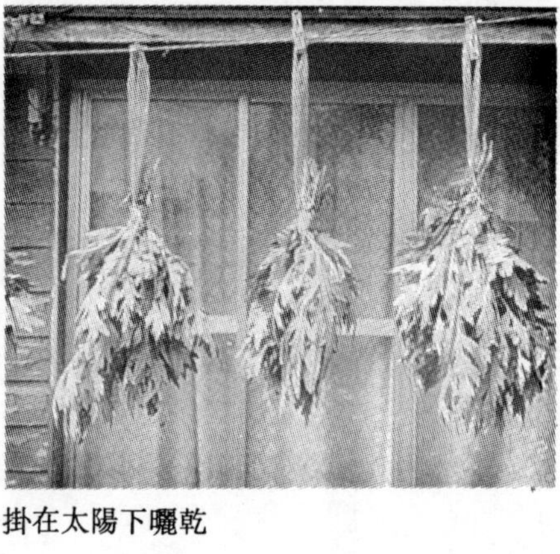

掛在太陽下曬乾

4. 秋・冬製作健康茶23

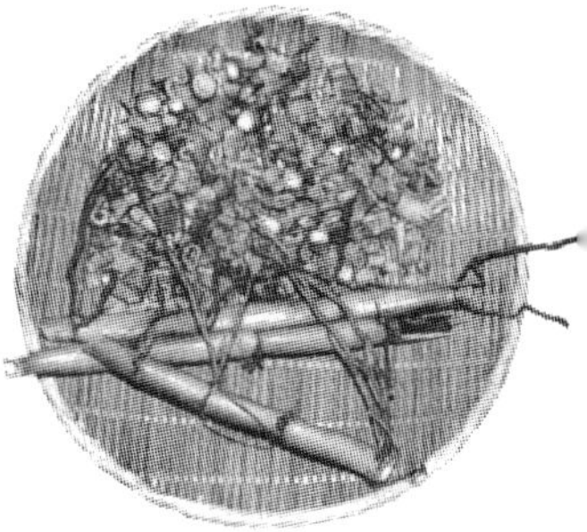

土當歸
蒼朮
高麗人參
野芝麻
唐花草
丹桂
枸杞
野葛
月桂樹
川穀
當藥
蕎麥
日本當歸
竹節參
日本女真
薄荷
單葉蔓荊
薏米
五味子
蘆葦
雞兒腸
龍腦菊
地榆

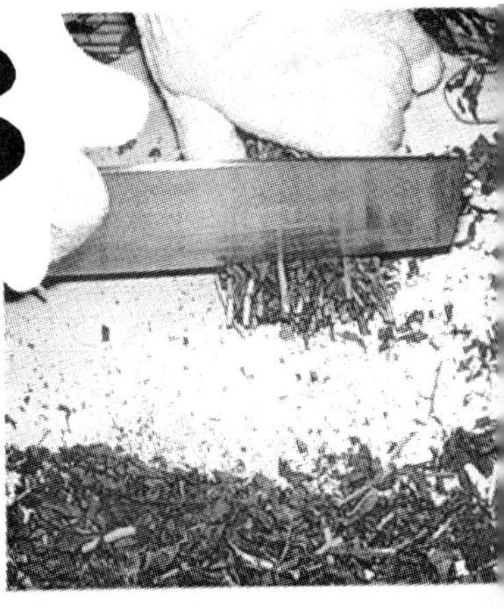

果實、根莖製茶

土當歸

解熱、鎮痛、健胃整腸

〔生態〕　五加科多年草，分佈於全國，經常在平地到山地的雜樹林和草地看到。從地中的根莖直立出莖來，分枝高1～2公尺。葉長7～20公分、寬4～10公分，爲蛋形小葉構成的二次羽狀複葉，互生，葉和莖都有細毛，整體感覺粗糙。八～九月時，在枝間和上部的葉腋形成散形花序，附著很多小淡黃綠色花，開花後結球形液果，熟透時爲黑紫色。發芽後，嫩莖帶有强烈香氣，爲備受重用的山菜。

〔作法、飲用法〕　採摘秋～晚秋的熟果和根莖。果實維持原狀，根莖切薄段，放在太陽下曬乾。

〔效能〕　含有皂角苷、鞣酸等，能夠健胃、解熱、鎮痛。

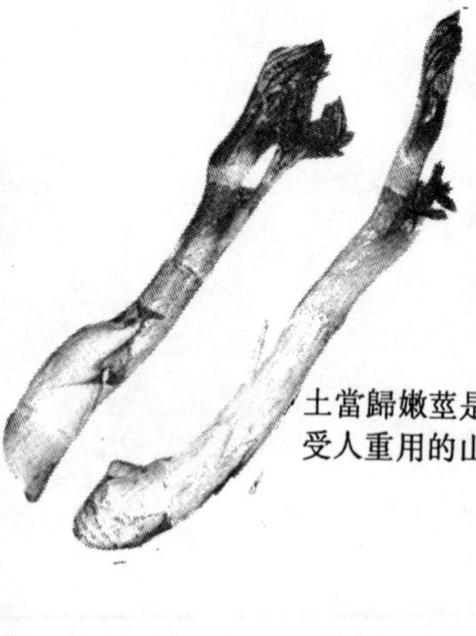

土當歸嫩莖是受人重用的山菜

根莖製茶

蒼朮

健胃整腸、頭昏眼花、頭痛

〔生態〕　菊科多年草，生長在從平地到山地、日照良好的草地和林邊。從硬木質有節的根莖直立出細莖，高30～100公分。葉互生，莖葉長8～11公分，爲長橢圓形，羽狀，三～五深裂，上部的葉不會分裂爲小葉。此外，根出葉到花期時會枯萎。

九～十一月時，枝尖帶有1.5～2公分的白色或紅白色的頭花，圍繞花的苞葉爲刺針狀，是其特徵。嫩芽當成生菜食用，根莖除了藥用外，正月時也可做爲屠蘇散。生藥名是「白朮」。

〔作法、飲用法〕　挖掘晚秋的根莖，去除鬚根，用水洗淨。剝掉外側栓皮層的皮，放在太陽下曬二天，半乾之後，放在陰涼處陰乾。

〔效能〕　含有蒼朮苷，能健胃整腸，治療頭昏眼花、頭痛、氣喘等。

葉和根莖製茶

高麗人參

強精強壯・健胃整腸・貧血

〔生態〕　生長在朝鮮半島北部到中國東北部的五加科多年草。據說在一七一六～一七三六年在日本栽培實用化，現在在福島縣、長野縣、島根縣栽培。

本種爲高麗人參。通常是將根（全根）當成藥用、食用，因栽培地不同，有時可以得到葉的人，可將葉和根合起來作爲健康茶，生藥名「人參」。

〔作法、飲用法〕　秋天挖掘葉和五年生以上的根洗淨，放在太陽下曬乾，切碎當茶用。

〔效能〕　含有皂角苷和精油成分，能健胃、強壯，治療貧血。

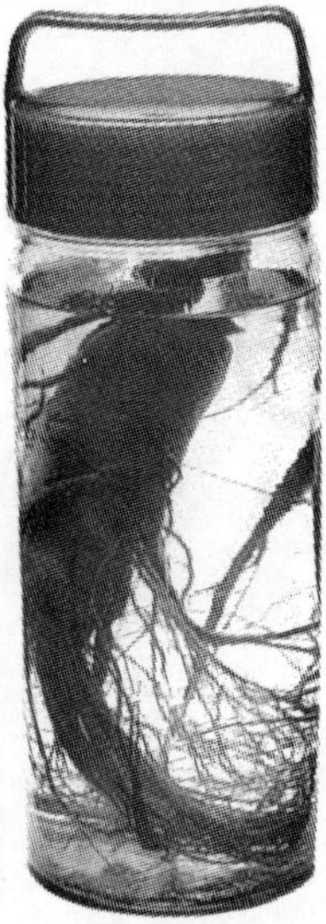

浸泡在燒酒中做成藥酒

花後的根製茶
野芝麻
治療婦女病

〔生態〕　紫蘇科的多年草，生長在平地到山地半陰涼處的林內和林邊、原野，分佈於全國。

從根部開始具有四稜的莖群起直立，高30～50公分。葉對生，長5～10公分、寬1～5公分，爲廣圓形，邊緣有粗鋸齒，表裡及葉脈上都有毛

四～六月時，上部的葉腋會附帶幾個長3～4公分白色或紅白色的唇形花，呈輪生狀。

〔作法、飲用法〕　秋天挖掘紡錘根，用水洗淨，細切後，在太陽下曬乾當茶用。

〔效能〕　含有皂角苷，治療生理不順、白帶等婦女病。

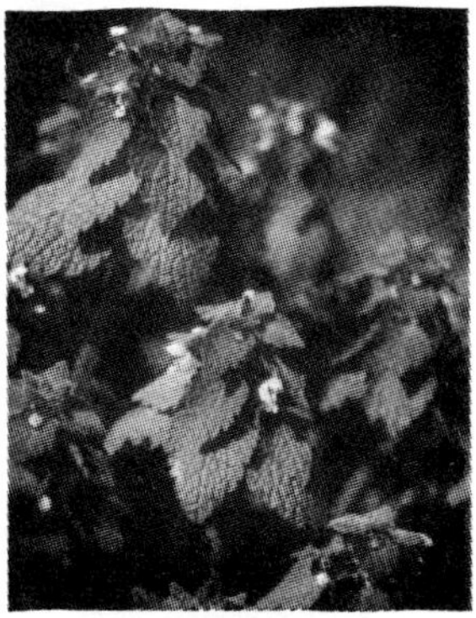

野芝麻

果實製茶
唐花草
預防口臭、鎮靜、健胃

〔生態〕　桑科蔓性落葉多年草，生長在山地等的林邊。枝充分分開，纏繞其他植物生長，高數公尺。葉對生，長、寬都是5～12公分，爲心狀蛋圓狀，下部的葉的前端有三深裂。葉柄和莖有鑰匙狀的刺，刺到肌膚非常痛。雌雄異種。八～九月時，枝尖附著淡綠色的球狀雌花穗、淡黃色圓錐狀雄花穗。開花後，結成蛋球形的草果下垂。

〔作法、飲用法〕　秋天時採摘果實，略洗後，放在太陽下曬乾當茶用。

〔效能〕　含有葎草酮、蛇麻酮等，除了鎮靜、健胃整腸以外，也能預防口臭，有助於安眠。

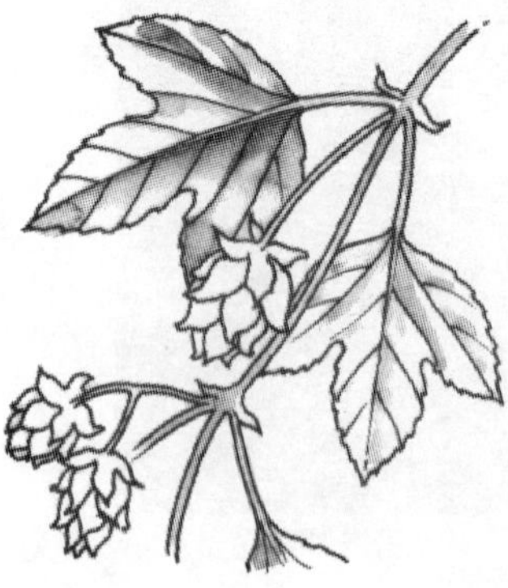

花製茶
丹桂
消除疲勞、美容、安眠

〔生態〕　原產於中國大陸的木犀科常綠小高木，種植在寺社、公園、庭院等庭。

直立的樹幹分出許多枝，高4～10公尺，葉對生，長7～12公分、寬2.5～4公分，爲闊披針形，前端較尖，革質故較硬。

九～十月時，葉腋束生有香味的橙黃色小四瓣花，從花中抽取香料，在中國，加入乾燥的烏龍茶中增添香氣。

〔作法、飲用法〕　採摘剛開的花，不要洗，直接放在陰涼處陰乾，當茶用。

〔效能〕　消除疲勞、安眠、美容。

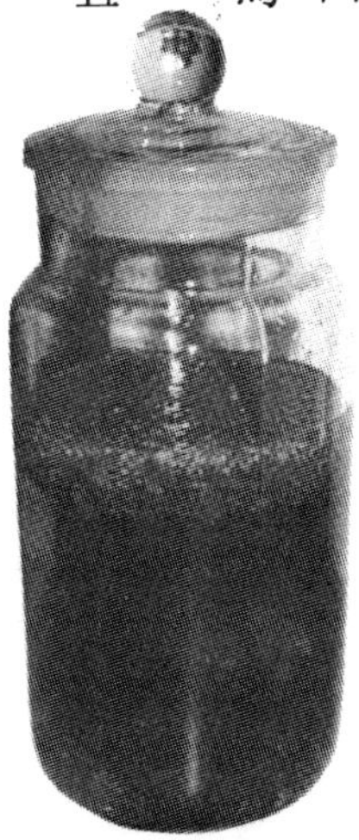

花浸泡在燒酒中做成藥酒

花穗製茶

野葛

醒酒、鎮靜

〔生態〕　豆科蔓性多年草，生長在從平地到山地日照良好的草地、林邊。莖的基部爲質，伸長的蔓芽朝左捲，攀附其他的草木生長，高10公尺以上，莖密生黃褐色的粗短毛。

葉互生，長、寬都是10～20公分的類圓形小葉，形成三出羽狀複葉，頂小葉前端較尖，經常出現2～3裂。七～九月時，從葉根部伸出花柄，紫紅色的蝶形花附著在長10～20公分的總狀花序上。開花後，結成長5～10公分、全體被毛覆蓋的廣線形豆果。

從根取得的澱粉是葛粉，生藥名，根稱爲「葛根」，花稱爲「葛花」。

〔作法、飲用法〕　採摘花蕾～半開的花，不要洗，直接放在太陽下曬乾當茶用。

〔效能〕　具有治療宿醉和惡醉的醒酒效果，同時也有鎮靜效果。

葉製茶

月桂樹

健胃、強壯、治療神經痛、風濕

〔生態〕　原產於地中海的樟樹科常綠高木，二十世紀初期由法國移到日本，在各地廣泛栽培，當成紀念樹或庭木。樹皮爲灰白色，皮目明顯，上部分枝。高8～12公尺。葉爲帶有光澤的革質，長5～10公分、寬1.5～4公分，爲長橢圓形，邊緣呈波浪狀，互生。

折斷葉或枝時產生强烈的芳香，當成香料和藥用植物。

〔作法·飲用法〕　採摘夏～秋天的葉，用水洗淨，放在太陽下曬乾，切碎當茶用。

〔效能〕　含有桉樹腦、丁香酚等精油，可健胃、强壯，治療神經痛、風濕。

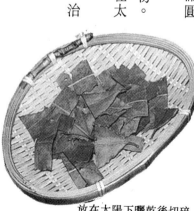

放在太陽下曬乾後切碎

葉和小枝製茶

枸杞

高血壓、美容、消除疲勞等

〔生態〕　茄科落葉低木，分佈於全國，生長在海邊、河邊和河堤。

莖從根部束生，高1～2公尺，枝會分枝，彎曲成弧狀下垂。葉根部會由短枝變化爲刺，嫩枝有稜。

葉長2～4公分、寬1～2公分，爲倒披針形，柔軟，會幾片束生、互生。

八～十一月時，枝尖和葉根會束生1～4個直徑1公分左右、淡紫～紅紫色的五瓣花。開花後，結成長1.5～2公分的狹蛋橢圓形液果，冬期紅熟。生藥名則葉稱爲「枸

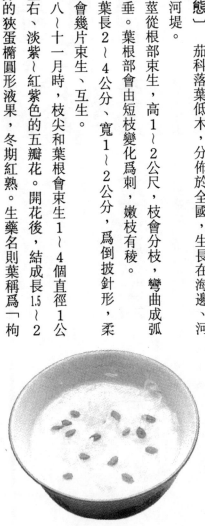

粥內放入枸杞果味道佳

杞葉」，果實稱爲「枸杞子」，根皮稱爲地骨皮，都可以當成藥用。

嫩葉可涼拌或炒食、燙或炸食。

〔作法、飲用法〕　當成健康茶時，要用葉和小枝。秋天時採摘帶葉的樹枝，用水洗淨，放在太陽下曬乾，切碎當茶用。

〔效能〕　含有芸香苷、維他命B_1、B_2、C等，能夠預防高血壓及動脈硬化，同時有消除疲勞、美容的效用。

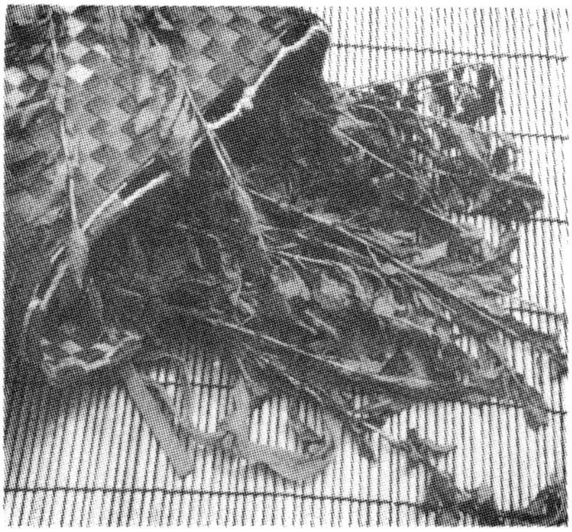

秋天採摘帶葉的枝尖

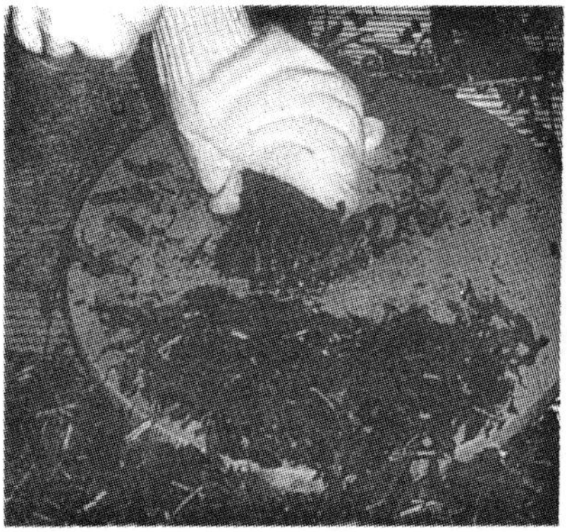

乾燥後切碎

●枸杞茶的作法

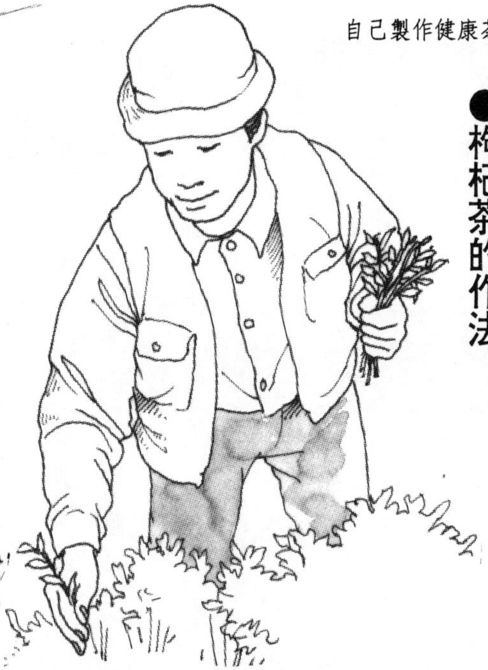

❶秋天採摘帶葉的枝尖

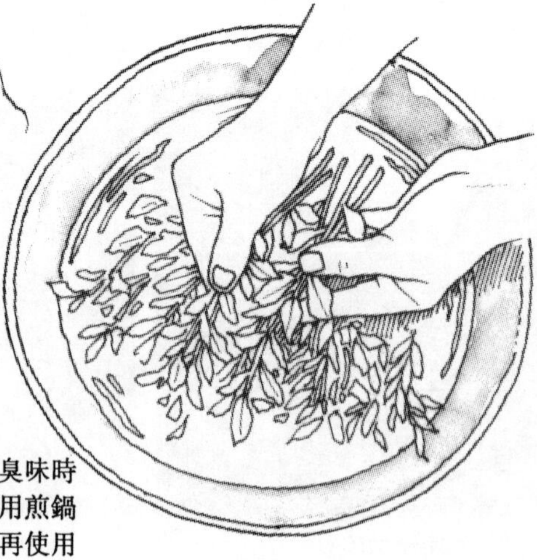

❷用水洗淨

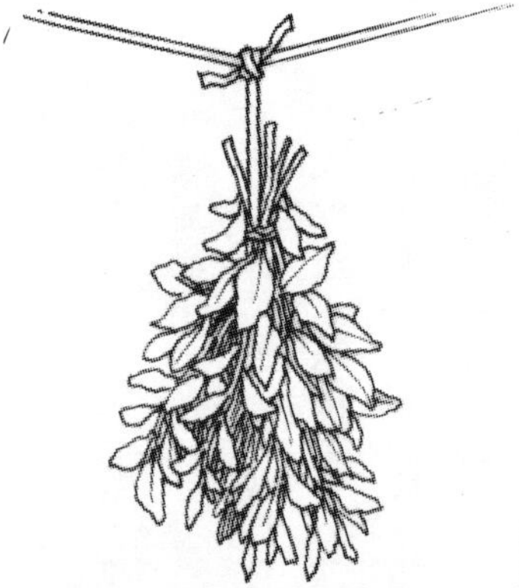

❸瀝乾水分，讓太陽曬乾

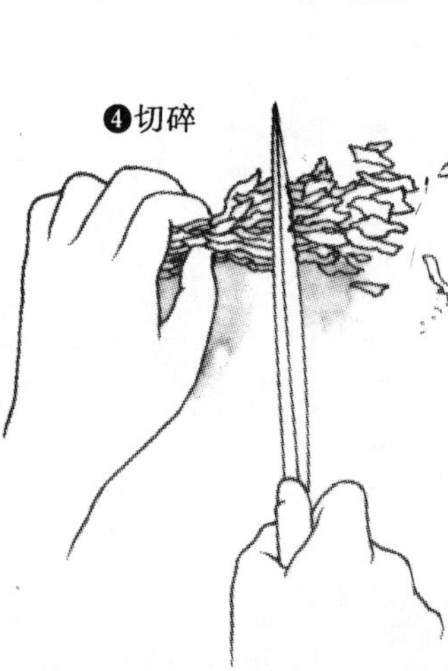

❹切碎

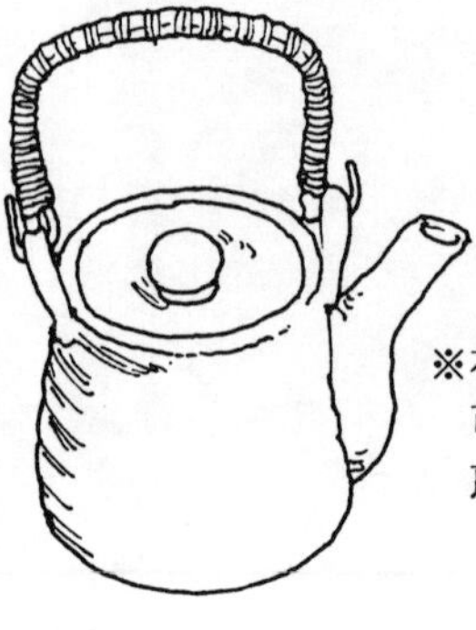

❺泡茶

※有青臭味時
可利用煎鍋
煎過再使用

果實和根製茶

川穀

腰痛、神經痛、風濕

〔**生態**〕　原產於熱帶亞洲的稻科多年草，生長於平地、水邊。

莖直立，高1～1.5公尺，經常群生。葉長30～60公分、寬2～4公分，爲闊線形，前端變細尖，基部形成顯著的葉鞘抱住莖。

七～九月時，上部的葉腋長出長度不同的花穗，各自附著雌雄異花。雌花穗葉鞘變化，存在於長1公分左右的蛋形苞鞘中，雄花穗則下垂於苞鞘的前端。開花後苞鞘中結果實，成熟後苞鞘變硬。生藥名種子爲「川穀」。

〔**作法、飲用法**〕　採摘成熟前的果實（苞鞘）與根，放在太陽下曬乾，根切碎，混合果實當茶使用。

〔**效能**〕　含有谷甾醇等，對腰痛、神經痛、風濕、肩膀痠痛等有效。

葉、莖、種子製茶
蕎麥
預防高血壓及動脈硬化

〔生態〕　原產於亞洲中～北部的蓼科一年草，爲田園中栽培的穀物之一。自古以來就從朝鮮半島傳到日本，一二〇〇年前的奈良時代就已經栽培了。即使在乾旱貧脊的地上也能生長。以不適合稻作的高冷地爲主，在各地廣泛栽培，以長野縣等爲主要產地。

中空、柔軟的莖直立，高30～90公分。葉長2～10公分，爲心臟形，前端較尖，有長柄，以一定的間隔互生。生長迅速，五～八月播種，夏～秋天時，枝尖和上部的葉腋萼片五深裂，附著花瓣狀白色或紅白色的房狀小花，開花後，結成三角錐狀的朔果，黑熟。

七～八月收穫的稱爲「夏蕎麥」，十月收穫的稱爲「秋蕎麥」。尤其初秋收穫的稱爲「新蕎麥」，備受重用。漢名爲「蕎麥」。

〔作法、飲用法〕　收穫時採摘種子、葉、莖，放在太陽下曬乾，切斷莖和葉，混合種子當茶喝。

〔效能〕有芸香苷等，能預防高血壓及動脈硬化。

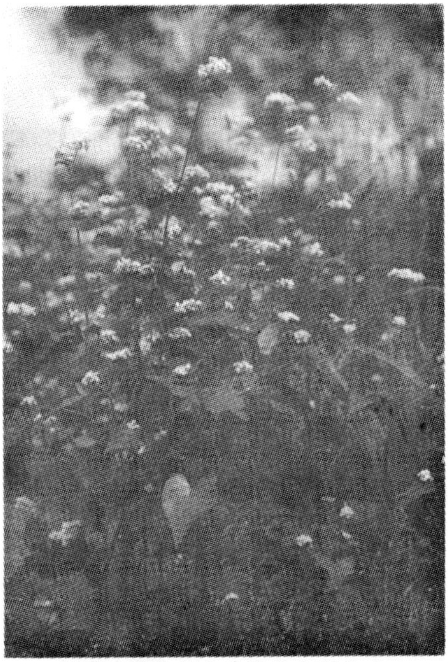

蕎麥也能生長在貧脊的土壤中

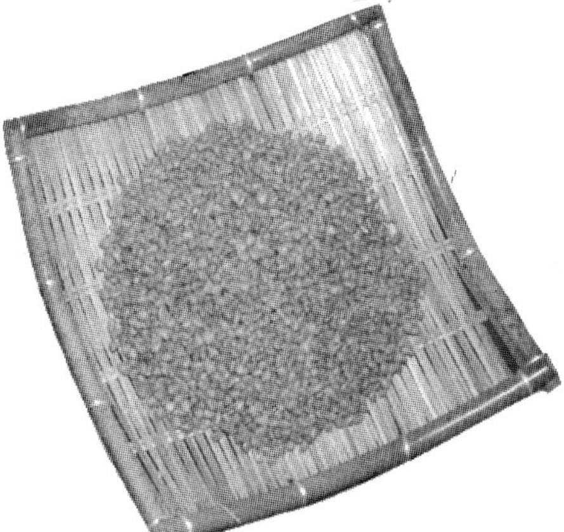

蕎麥子可當健康茶使用

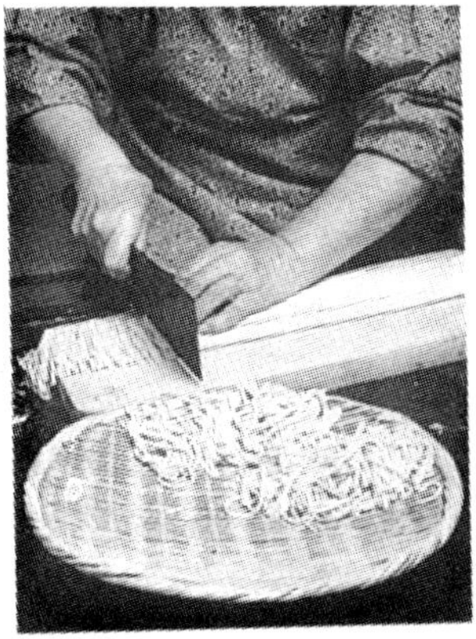

用蕎麥粉做蕎麥麵

花期的全草製茶
當藥
健胃整腸、強壯、育毛

〔生態〕　龍膽科二年草，生長在從平地到山地的日照良好的草地、原野上。

接近四稜形的莖直立分枝，高5～25公分。葉對生，長1.5～2.5公分、寬1～3公釐的線形～線狀長橢圓形，沒有葉柄。

八～十月時，枝尖和上部葉根會生出圓錐花序，附著許多白底有紫色線條的星形五瓣花，開花後，結成比花冠長的披針形蒴果，成熟後二裂。

生藥名爲「當藥」。

〔作法、飲用法〕　採摘帶花的全草，放在太陽下曬乾當茶用。苦味强，因此要在大碗中倒入白開水，再將乾燥的一根當藥浸泡其中，可飲用2～3杯。

〔效能〕　含有苦的配糖體，能夠健胃整腸、强壯、育毛。

葉、莖與根製茶
日本當歸
生理不順、手腳冰冷症、貧血

〔生態〕　爲日本特產的芹科多年草，自生於本州中央部的山地岩礫帶。通常當成藥草使用。此外也有改良栽培種，主要在奈良縣、和歌山縣及北海道栽培，尤其奈良縣產的稱爲「大深當歸」，備受重用。

生藥名爲「當歸」，就是指這種栽培種。野生的當歸也同樣可當成健康茶利用。

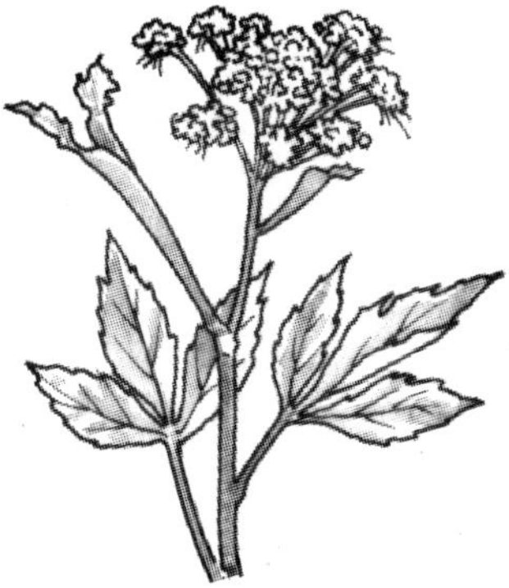

〔作法、飲用法〕　秋天採摘三年生以上的根和莖葉，陰乾後切碎。

〔效能〕　含有黃樟素等精油成分，對於生理不順、手腳冰冷症、貧血、頭痛等有效。

葉和果實製茶

日本女貞

強精強壯、健胃整腸

〔生態〕　木犀科常綠小高木，分佈於關東地方以西的本州、四國、九州，在暖地的山地較常見，也當成庭木和公園樹栽培。

從直立的樹幹分枝，高2～5公尺。葉爲革質，具有光澤，長5～8公分、寬2.5～4.5公分，爲廣蛋狀橢圓形，前端較尖。六月時，從一年枝的前端伸出圓錐花序，附著很多小白花。開花後，結成很多7～10公釐左右的橢圓形果實，熟透時爲黑紫色。

生藥名本種稱爲「女貞」，果實稱爲「女貞子」。女真原產於中國，但成分和效用共通。

〔作法、飲用法〕　採摘晚秋～冬天的葉和黑熟果，放在太陽下曬乾，當成茶利用，或是炒乾燥的果實磨成粉，煎煮服用。

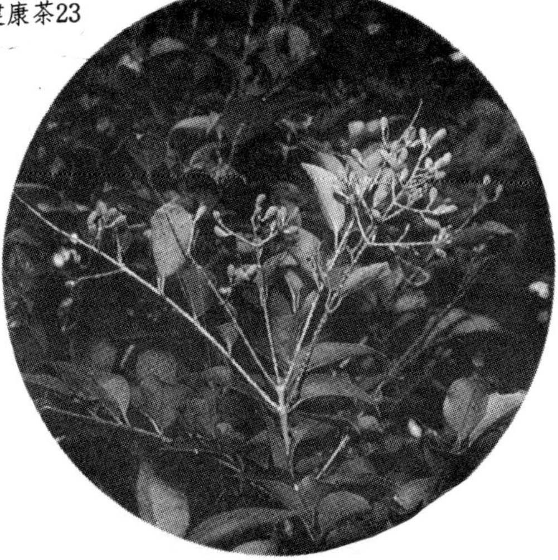

充分分枝的日本女貞

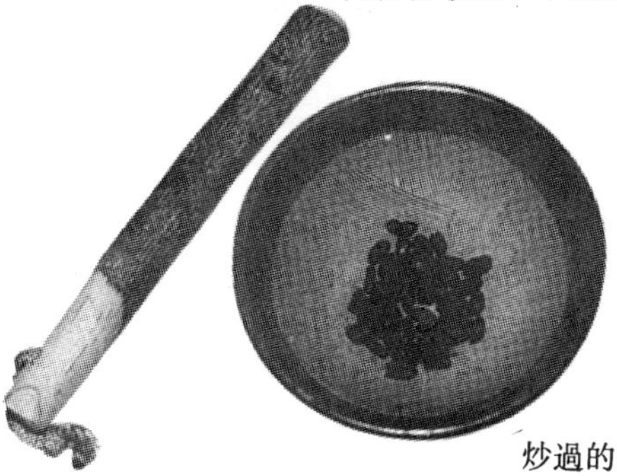

炒過的果實製粉

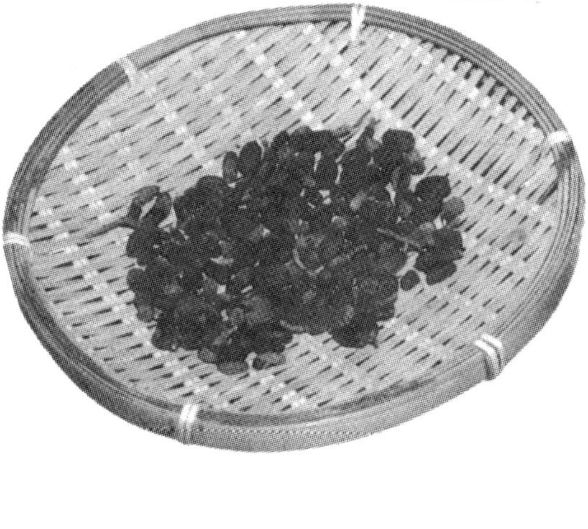

〔效能〕含有烏索酸等，具有强精强壯、健胃整腸的效用。

葉、花、果實製茶

單葉蔓荊

強精強壯、治療傷風、頭痛

〔生態〕　馬鞭草科落葉小高木，分佈於本州、四國、九州，是群生於日照良好的海邊、沙灘到草地的海岸植物。

下部沿地面爬行，樹枝從樹幹直上或斜上，高30～60公分。葉對生，長2～5公分、寬1.5～3公分，爲倒蛋狀圓形，背面密生軟毛，呈灰白色，葉緣呈現白色輪廓狀。

七～九月時，枝尖生出4～7公分的圓錐花序，附著長1.3公分左右的藍紫色唇形花。開花後結成直徑5～7公釐左右的球形石果。十～十二月時，變爲褐色～紫黑色時成熟。

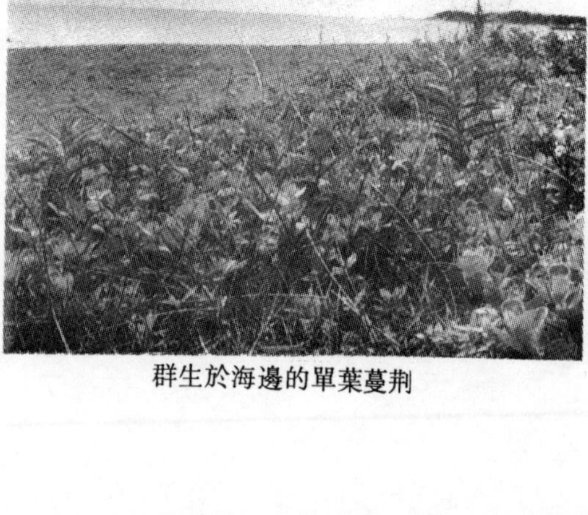

群生於海邊的單葉蔓荊

當成香或線香的材料。生藥名，葉爲「蔓荆葉」，果實爲「蔓荆子」。

〔作法、飲用法〕 採摘花期的花與葉，以及秋天成熟期的果實，放在太陽下曬乾，混合花與葉，果實單獨使用，或是三者混合當茶使用。

〔效能〕 含有咖啡因、莰烯等精油和脂肪油，具有強精強壯、治療傷風、頭痛、神經痛的效果。

〔其他利用法〕 果實浸泡在燒酒中可製成藥酒。

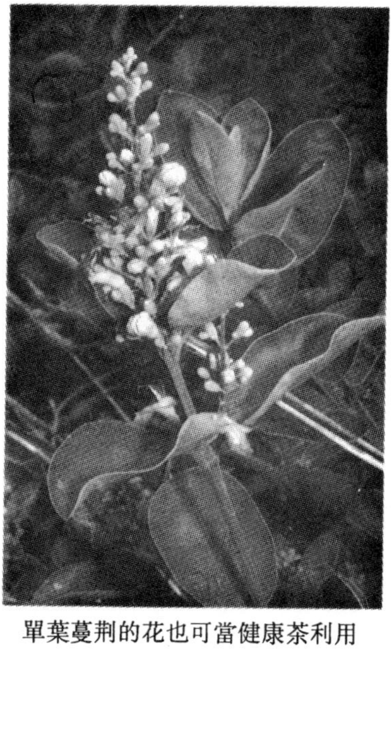
單葉蔓荆的花也可當健康茶利用

葉和根莖製茶

竹節參

健胃整腸、治療神經痛、去痰

〔生態〕　五加科多年草，廣泛生長在低山到中級山岳地帶的林地。從地面爬行的地下莖中直立出莖來，高40～70公分。葉爲蛋形～倒蛋狀橢圓形的五小葉形成的掌狀複葉，在莖的中間輪生三～五片。

六～八月時，生長長花莖，莖頂的球狀散形花序附著許多淡黃綠色的小五瓣花。開花後，結成直徑5公釐左右的球形石果，然後紅熟。葉與七葉樹類似。生藥名爲「竹節人參」。

〔作法、飲用法〕　採摘秋天的葉和根，曬乾後切碎當茶用。

〔效能〕　含有皂角苷類，具有健胃整腸、治療神經痛、去痰等效果。

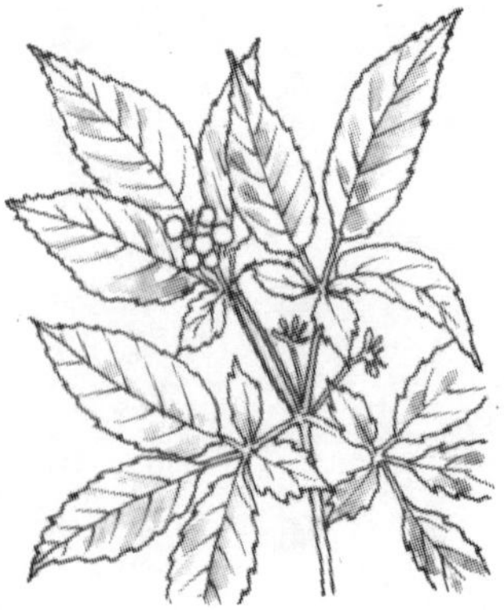

地上部製茶全草

薄荷

健胃整腸、鎭靜、治療傷風

〔生態〕 紫蘇科的多年草，生長於從平地到山地帶有濕氣的草地和荒地、林邊。從根莖伸出枝來，四角形的莖直立，高20～50公分。葉對生，長2～5公分、寬1～2.5公分，爲長橢圓形，前端較尖，邊緣有粗鋸齒。八～十月時，莖尖和上部的葉腋附著很多淡紫色的小唇形花，開花後，結成類似紫蘇果實的小果實。栽培的西洋薄荷類也同樣可以加以利用。

〔作法、飲用法〕 採摘初秋～中秋帶花的地上部全草，水洗後陰乾，切碎當茶使用。

〔效能〕 含有薄荷腦、蒎烯等，能夠健胃整腸、鎭靜、治療傷風。

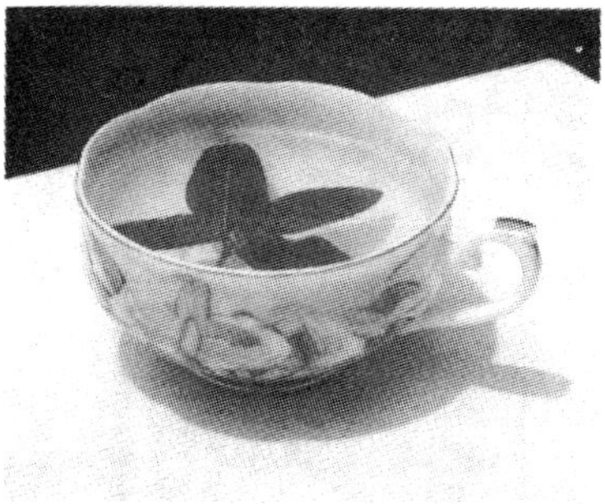

在生葉中倒入熱開水，直接飲用即可

果實和根製茶

薏米

預防高血壓、健胃、強壯

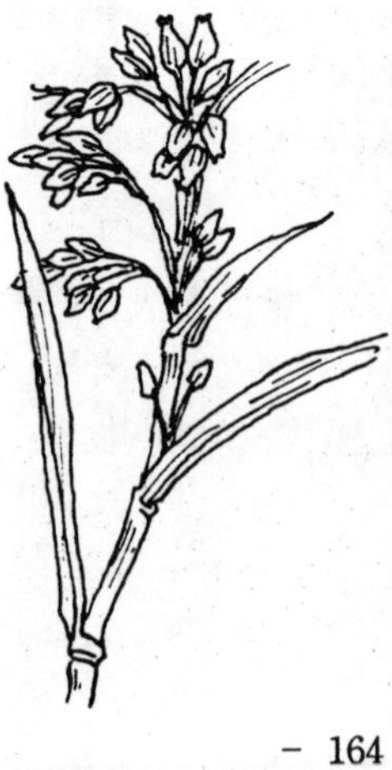

〔生態〕　原產於熱帶亞洲的稻科一年草，自古以來傳入日本，當成藥草在各地廣泛栽培。

　直立的莖數根叢生，高1～1.5公尺。葉互生，長30～60公分、寬2～4公分，爲廣線形，基部有顯著的葉鞘抱住莖。八～九月時，從葉腋伸出散狀花柄長度不同的花穗，各自附著雌雄異花。雌花穗花在葉梢變化的石質苞鞘內，雄花穗附著於苞鞘前端。開花後，苞鞘內結果實，果實熟透後苞鞘變硬。外觀類似川穀，但本種苞鞘不會變黑，用手指的力量就能捏碎，藉此就能區別。

〔作法、飲用法〕　與川穀用法相同。

〔效能〕　預防高血壓、健胃、整腸、强壯。

莖製茶

五味子

治療神經痛、手腳冰冷症

〔生態〕　木蘭科落葉慢性木，分佈在全國，生長在從平地到山地的雜樹林林邊。

藤蔓向右捲，攀爬其他的樹成長。高2～7公尺。樹皮爲灰褐色，老成後表皮形成栓皮質，深裂像赤松樹幹般。葉互生，長4～10公分左右的蛋形～廣蛋形，前端較尖，邊緣有粗齒牙。五～七月時，向下垂掛九～十瓣的蛋黃色小花，開花後結成直徑1公分左右的球果，黑熟。

生藥名爲「松藤」。

〔作法、飲用法〕　秋天採摘莖，切成2～3公分長度，陰乾當茶使用。

〔效能〕　治療神經痛、手腳冰冷症等。

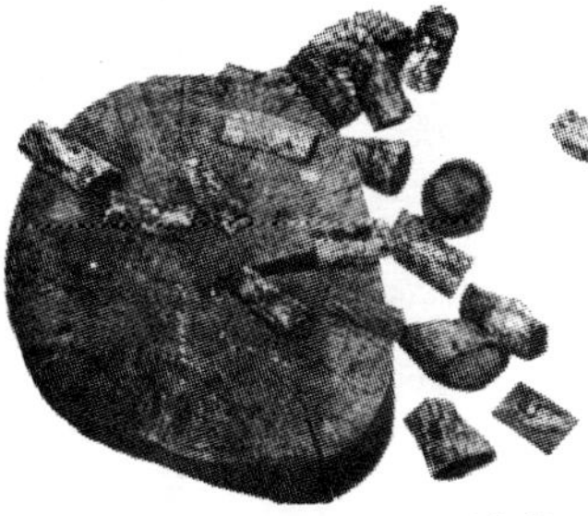

莖切成2～3㎝長度

根莖製茶

蘆葦

利尿·促進腎功能

〔生態〕　稻科多年草，分佈於全國，廣泛生長在河邊、池沼、岸邊、濕地、海岸的河口部，容易群生。

沿地面爬行的根莖伸出枝來，莖直立，高1～3公尺，莖中空。葉長20～50公分、寬2～4公分，爲長披針形，前端下垂，排成二列互生，經常朝一側靠攏，稱爲「片葉葦」。

八～十月時，莖前端有1.2～1.7公分、2～4個小花構成的小穗聚集在圓錐花序上，形成全長15～40公分的花穗。

神話時代有「豐葦原瑞穗國」之稱，自古以來廣泛生長在日本列島，是爲人熟知的植物之一。根莖生藥名爲「蘆根」。

〔作法、飲用法〕挖掘秋~冬天的根莖，去除鬚根，用太陽曬乾，切碎當茶用。

〔效能〕含有天門冬酰胺、戊聚糖等，具有利尿、促進腎臟機能的效果。

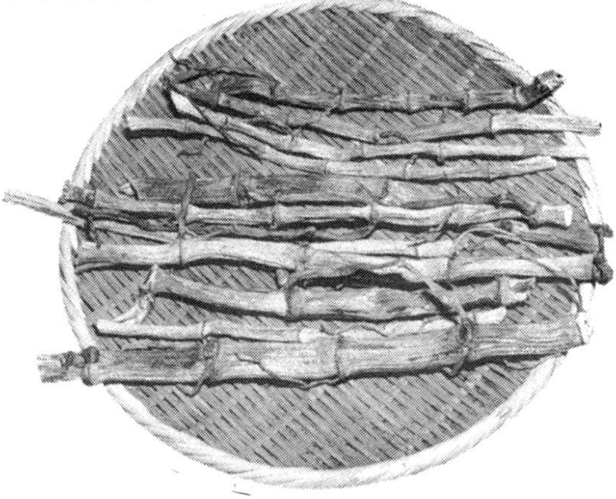

挖掘根莖放在太陽下曬乾

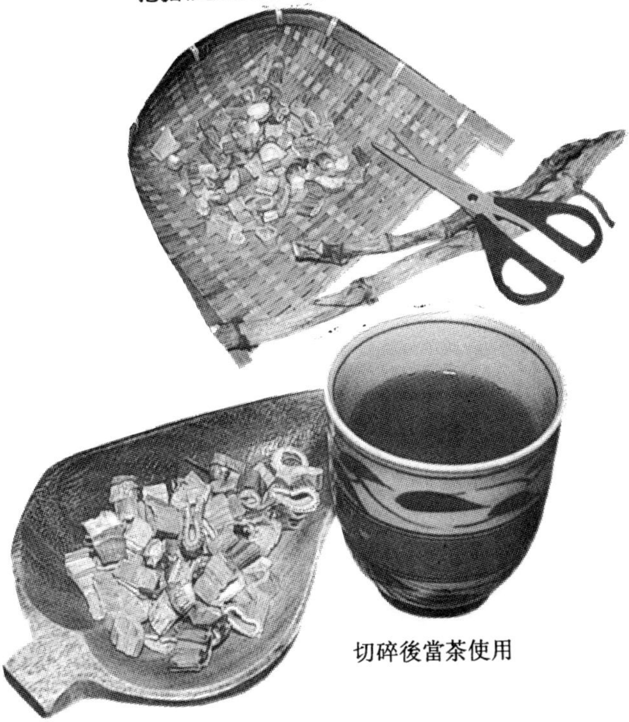

切碎後當茶使用

花製茶
雞兒腸
健胃整腸、強壯、治療傷風

〔生態〕　菊科多年草，生長在從平地到山地的草地、河堤、路邊。從長長地在地面爬行的根莖中直立出莖，上部分枝，高40～150公分。葉互生，長8～10公分、寬2.5公分左右，爲披針形，有粗鋸齒，邊緣有短毛。

七～十月時，枝尖各附著一個散房狀直徑3～3.5公分左右的淡紫色菊花狀頭花，開花後，結成有冠毛的草果。

漢名爲「雞兒腸」。

〔作法、飲用法〕　採摘初秋的花，直接陰乾。

〔效能〕　含有精油，具有健胃整腸、強壯、治療傷風的效用。

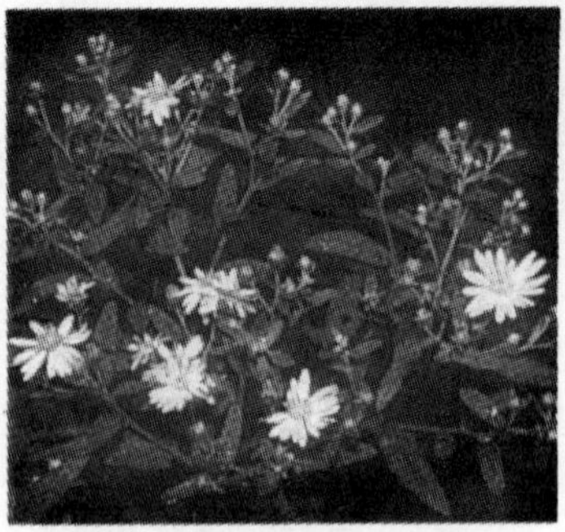

雞兒腸的花可做健康茶

地上部全草製茶

龍腦菊

健胃、治療腰痛、風濕、手腳冰冷症

〔生態〕 菊科多年草，生長在從平地到山地日照良好的草地、河岸。木質化的根莖直立出莖來，分枝高40～80公分。葉互生，長4～8公分左右，爲蛋形～廣蛋形，三深～中裂，基部變細成楔狀。葉表面爲綠色，背面密生灰白色的綿毛，看起來爲白色。

十～十一月時，枝尖附著直徑2.5～5公分的頭花，中央筒狀花爲黃色，舌狀花長1～1.5公分、寬2～3公釐，爲白色和淡紅色。莖和葉受傷時會散發龍腦的芳香。

〔作法、飲用法〕 採摘帶花的地上部全草，用水略洗後，瀝乾水分，陰乾切碎。

〔效能〕 含有咖啡因等精油成分，具有健胃、强壯的作用，同時可治療腰痛、風濕、手腳冰冷症等。

根莖製茶
地榆
下痢症、健胃

〔生態〕　薔薇科多年草，分佈於全國，生長在平地到山地的草地、林邊、路旁。爲秋日七草之一。

從粗1公分左右的根莖直立出莖來，上部分枝，高50～100公分。根出葉是2～6對的小葉所形成的奇數羽狀複葉，互生。小葉長2～6公分、寬1～2.5公分，爲長橢圓形，邊緣排列三角狀尖鋸齒。七～十月時，枝尖附著暗紅色的圓頭狀花穗，這個花穗可用來插花。本種的根莖生藥名爲「地榆」。

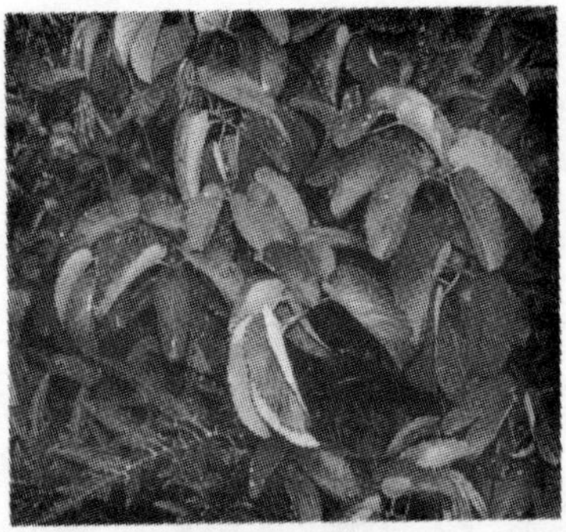
地榆的根出葉

〔作法、飲用法〕　挖掘晚秋的根莖，曬乾後當茶用。

〔效能〕　含有鞣酸，對於下痢症及健胃有效。

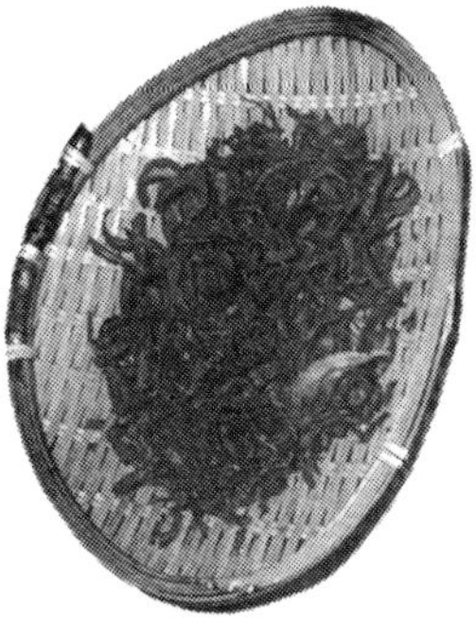

5. 整年可以製作的10健康茶

水田芥
瓦茸
鈞樟
蘆薈
樹舌
香菇
瓦韋
繁縷
枇杷
長命草

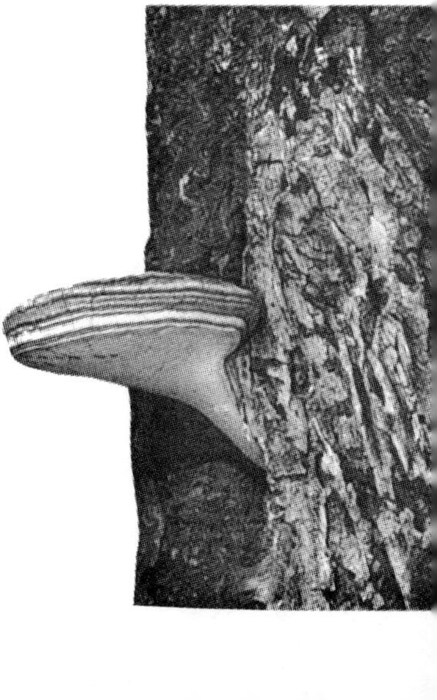

葉與莖製茶

水田芥

促進消化、健胃整腸

〔生態〕　原產於歐洲到亞洲西部的油菜科水生多年草，生長在清流和泉水較淺的水中，容易群生。

明治初期隨著西洋料理一起移到日本，只在都市近郊有限的清流和泉水池栽培。後來由於這類植物的繁殖力旺盛，因此擴大生長圈，現在各地都有栽培，幾乎已經野生化了。

莖沿著水底爬行或是浮於水面，上部斜立，高30～50公分。葉是由3～9小葉的奇數羽狀複葉互生，小葉邊緣呈波浪狀，表面有光澤。

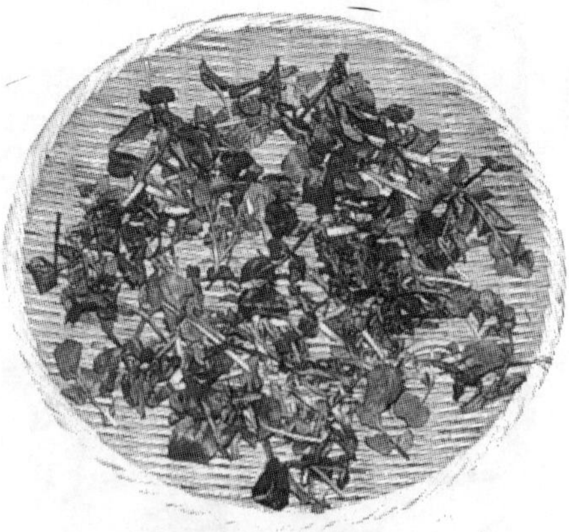

莖葉放在太陽下曬乾

四～六月時，莖頂會附著白色四瓣花。

在中國稱爲「豆瓣菜」，當成藥用。

〔作法、飲用法〕　從根部附近採摘莖葉，放在太陽下曬乾，切碎當茶用。

〔效能〕　全草含辣味成分，具有健胃整腸、促進消化的作用。莖葉可以食用。

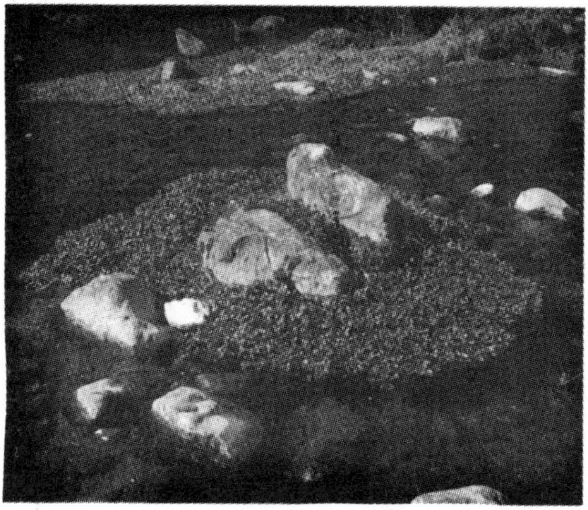

野生於各地清流淺灘

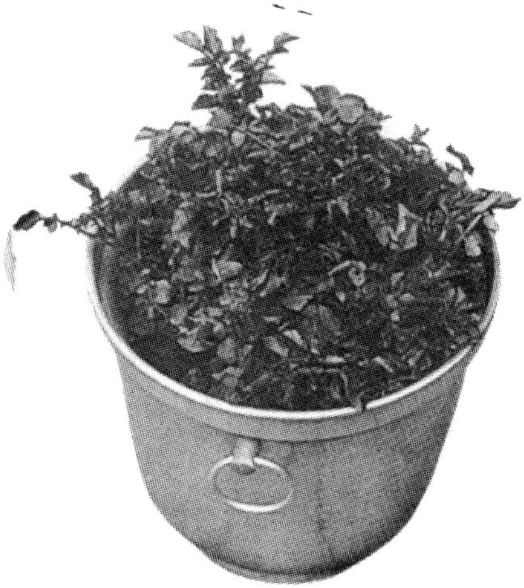

新鮮的可以生吃

子實體（蕈）製茶

瓦茸

制癌、健胃

〔生態〕　從針葉樹到闊葉樹，群生於各種樹木的枯幹、倒木或殘株，整年都可以採摘，遍佈全國。

傘爲肉較薄的革質，形成直徑2～5公分左右半圓形或扇形，表面爲黑色、藍色、褐色、黃褐色、灰褐色等，變異性極强，密生絲絨狀的毫毛，形成同心環紋。背面有細管孔覆蓋，生菌時爲白色，但漸漸變成灰色或灰褐色。

〔作法、飲用法〕　採摘背面白色的生菌，連簍子一起放在鍋中乾燒，殺死蟲或蟲卵，切碎放在太陽下曬乾，用水煎煮當茶喝。

〔效能〕　含有多糖類，能預防癌症，具有健胃作用。

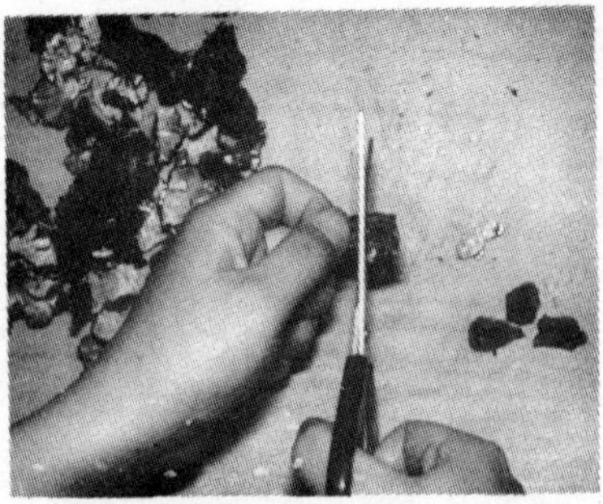

熱殺蟲後切碎，放在太陽下曬乾

小枝製茶
釣樟
健胃、消除疲勞、強壯

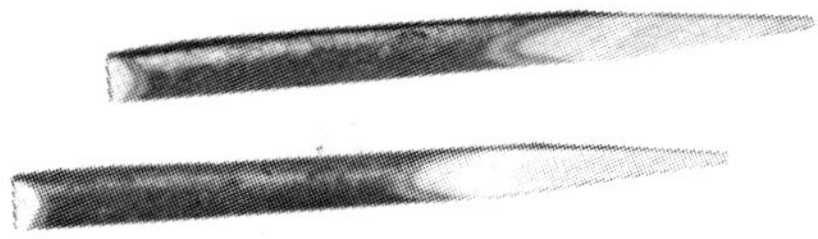

釣樟製的牙籤

〔生態〕　爲樟樹科落葉低木，生長在平地～山地的林內和林邊，也當成庭木種植。樹皮爲暗綠色，有黑點，高2～3公尺。葉長5～9公分、寬2～4公分，爲蛋狀橢圓形，前端較尖，枝尖有輪生狀的葉聚集。

三～四月時，從葉腋伸出散形花序，附著很多淡黃綠色的小六瓣花。開花後結成直徑5公釐左右的球形液果。九～十月黑熟。折枝時有芳香味，利用這個木材做牙籤，生藥名爲「釣樟」。

〔作法、飲用法〕　整年都可摘取枝尖的小枝，洗淨後切碎，陰乾當茶用。

〔效能〕　含有沈香醇等，能夠健胃整腸、消除疲勞、強壯，也具有安眠的效用。

葉製茶
蘆薈
健胃整腸、治療便秘

〔生態〕　原產於南非的百合科多年草，在日本的鎌倉時代當成藥草移入日本，事實上廣泛栽培是在大正時代。

蘆薈屬在世界上有三百種。而在日本主要當成觀賞用的達到二百種，通常稱爲「蘆薈」的是指本種。這是因爲很多蘆薈屬的同類不耐寒，在日本不適合露天栽培。本種比較耐寒，容易栽培，因此成爲廣泛使用的民間藥草，非常普及。

爲常綠多肉植物，從圓柱形的莖邊緣附著尖銳的刺，有披針形的葉互生，高30～100公分。二～八月時，葉腋伸出花莖，橙黃色～橙紅色的管狀花成穗狀附著。

〔作法、飲用法〕　去掉刺的葉切成4～5公釐厚度，放在太陽下曬乾當茶使用。

〔效能〕　含有蘆薈素等，能夠健胃、治療便秘症。

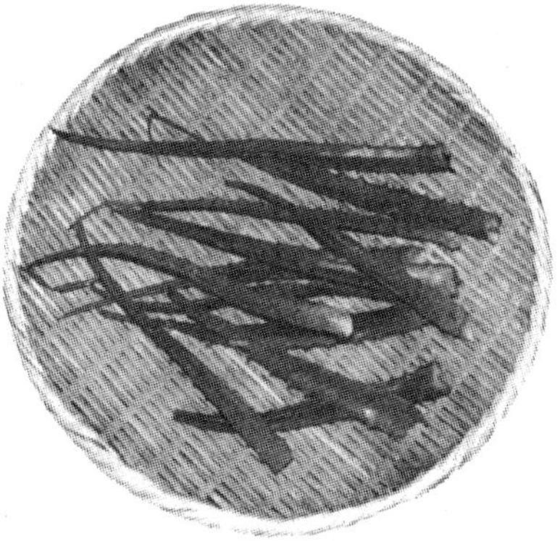

切下帶葉的根

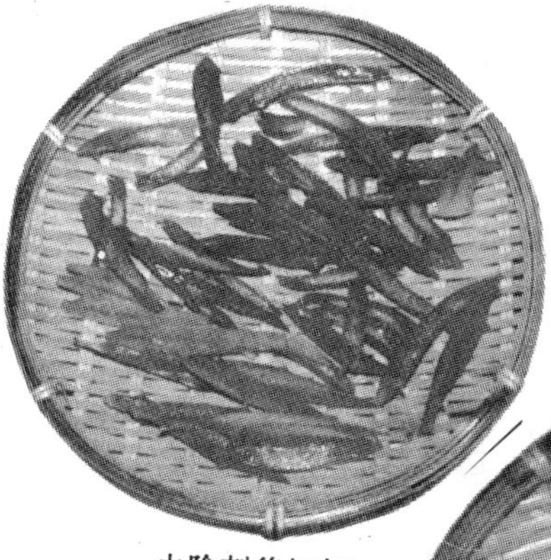

去除刺後切細

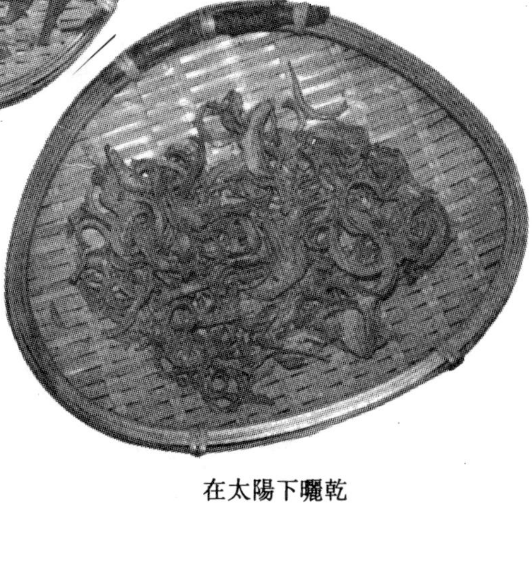

在太陽下曬乾

子實體（蕈）製茶

樹舌

制癌、促進新陳代謝

〔生態〕　屬於萬年茸科的蕈類，在各種闊葉樹上都會發生，分佈於全國。

傘為直徑20～50公分半圓形～扇形，有時達60公分。表面呈灰白色～灰褐色，覆蓋硬質的殼皮，形成年輪狀環紋，會形成粉末狀的細微粉（胞子）覆蓋，背面為管孔狀，呈黃白色～灰白色，枯死後漸漸骯髒，有褐色斑點。

背面的斑點是有效成分多糖類被雨沖刷流失的痕跡，因此背面骯髒有很多斑點就已經失去藥效了。在觀光地販賣的蕈類中很多都攙雜這種失效品，因此購買時一定要確認背面的狀態，購買新鮮的樹舌。

〔作法、飲用法〕　採摘發現到的蕈類，整體用濕布擦去污垢，再用菜刀切細放在太陽下曬乾，用水煎煮當茶喝。

〔效能〕　根據藥理實驗，用水煎煮的汁液，其中所含的多糖類混合物具有制癌的作用，能有效地預防及治療癌症，並促進新陳代謝。

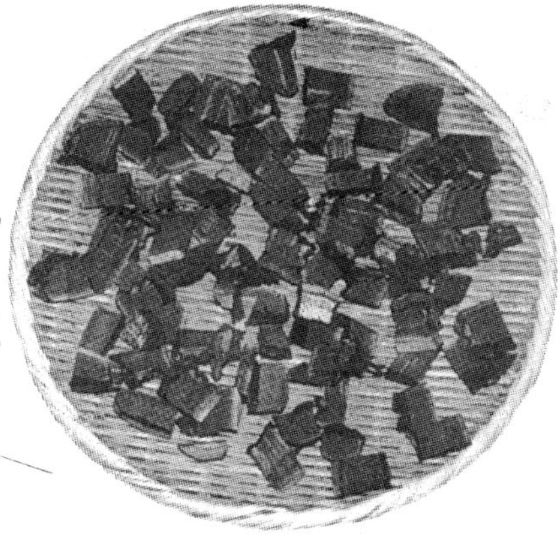

切細後曬乾

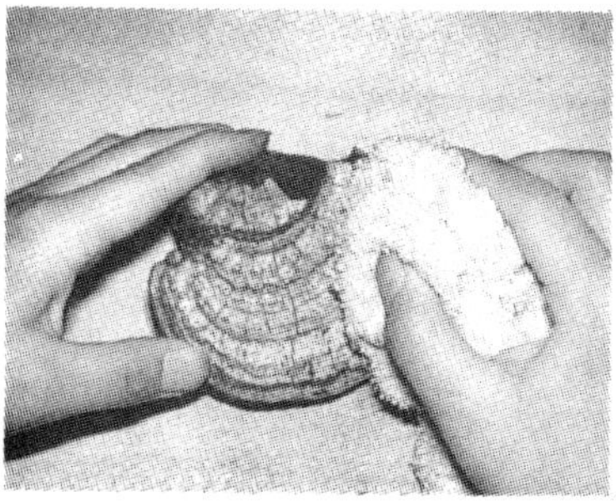

用濕毛巾去除污垢

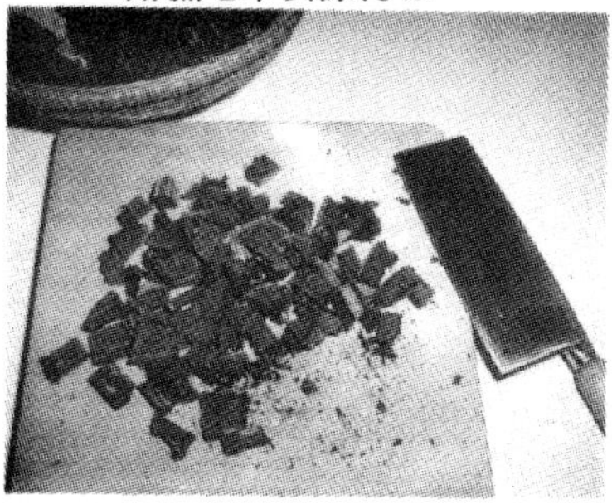

用刀切細

子實體（蕈）製茶

香菇

高血壓、膽固醇

〔生態〕　平茸科蕈類，春秋時發生在闊葉樹的枝幹、殘株、倒木上。

傘徑5～10公分左右，為饅頭形呈扁平張開。傘的表面為赤褐色～茶褐色，此外，也可能是淡褐色～暗褐色，經常會裂開，形成鱗片或龜甲狀。背面的皺褶較密，柄較彎，為白色，後來會產生褐色的斑點。柄長3～5公分，直徑1公分左右，有不完全的菌幕，菌幕上方為白色平滑狀，下方為白茶色～褐色的纖維狀～鱗片狀。

自古以來盛行栽培，對國人而言是熟悉的蕈類，經常食用。

〔作法、飲用法〕　採摘天然或原木栽培的香菇，去除污垢和蒂，放在竹簍中，利用太陽曬一週左右，使其乾燥。乾燥品放入瓶子裡，倒入微溫的水，擱置一晚，當成健康茶使用。

〔效能〕預防高血壓，也能去除膽固醇。

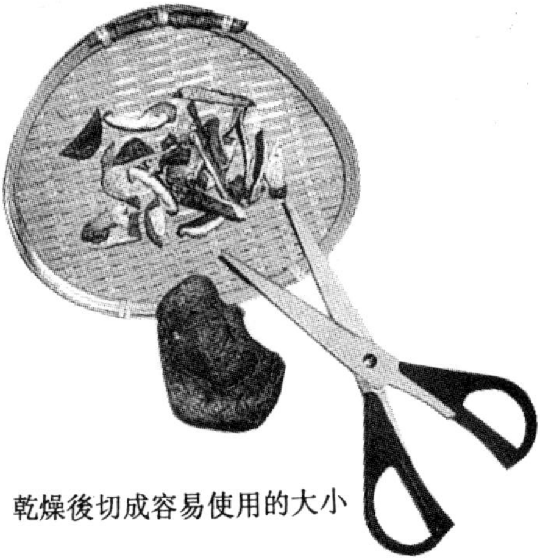

乾燥後切成容易使用的大小

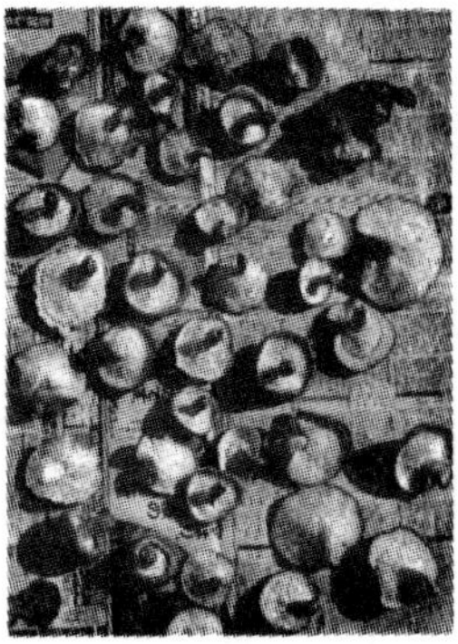

放在太陽下曬一週左右

●香菇茶的作法

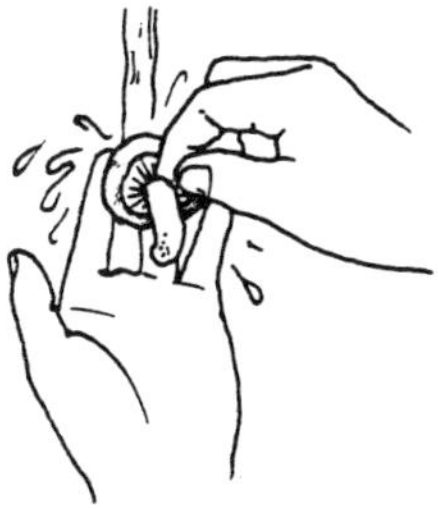

❶去除污垢、去蒂

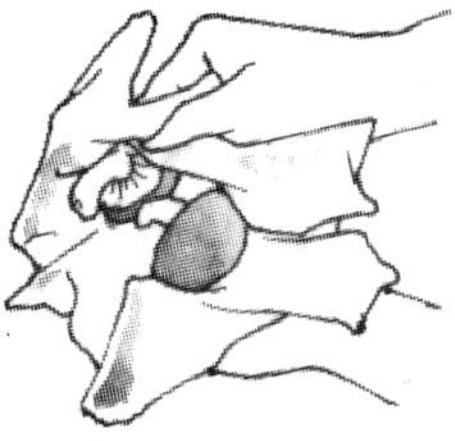

❷瀝乾水分

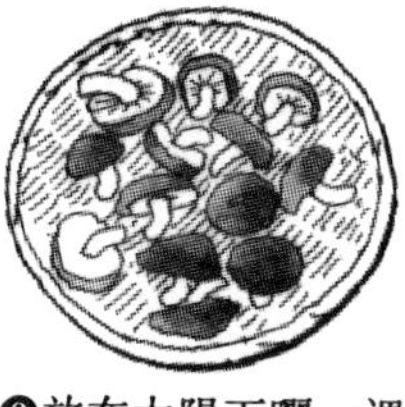

❸放在太陽下曬一週

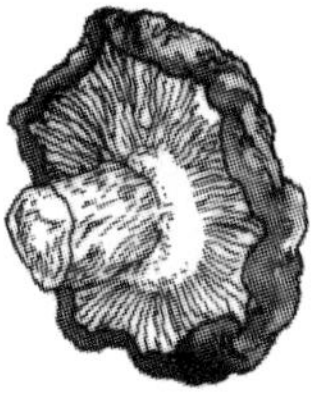

❹放入壺中用
微溫的水浸
泡一晚

瓦韋葉製茶

促進腎功能、消除浮腫

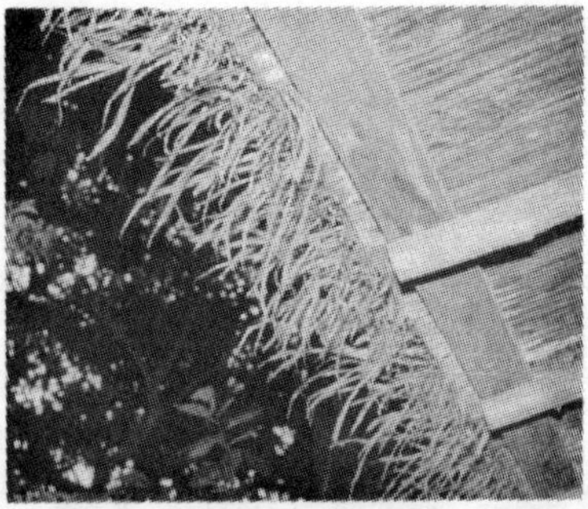

生長在屋瓦邊

〔生態〕　水龍骨科的多年常綠植物，分佈於全國，生長在陰涼的樹幹、岩石、屋簷等地。朝側面爬行的根莖粗2～3公釐，由黑色～茶黑色的細小鱗片所覆蓋，根莖伸出長10～30公分、寬5～20公釐的葉。葉厚，前端較尖，表面爲深綠色，有小的凹陷處，具有光澤，背面爲淡綠色，上半部排列圓形的胞子囊群。生藥名爲「瓦韋」。

〔作法、飲用法〕　全年都可以採摘全草，洗淨後陰乾，切碎當茶使用。

〔效能〕　利尿、去除浮腫、促進腎功能。

全草製茶

繁縷

健胃、利尿、治療齒肉炎

〔生態〕　石竹科二年草，分佈於全國，生長在路邊、田地、草地、河邊、河堤，喜歡稍微潮溼的陰涼處，爲春日七草之一。

莖從根部分出，沿地面爬行，上部斜向挺立，高20～30公分。葉對生，長1～2公分，內外爲廣圓形，前端部較尖。在初春到晚秋間的集散花序會有二深裂小五瓣白花不斷附著著。漢名爲「繁縷」。

〔作法、飲用法〕　隨時採摘全草，放在太陽下曬乾當茶飲用。

〔效能〕　健胃、利尿，同時能預防齒肉炎、預防蛀牙。

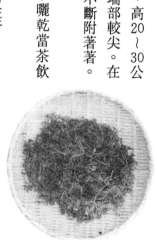

利用太陽曬乾全草

全草製茶
長命草
健胃整腸、強壯、消除疲勞

〔生態〕　爲芹科常綠多年草，分佈在關東地區以西的本州、四國、九州，除了生長於海岸的崖地、草地、砂地、砂礫地生長外，有時根也會生長在岩石的裂縫處，在岩壁上生長。

如牛蒡般粗大的根莖直立出莖來，枝朝四方生長，高1公尺左右。上部的葉爲1～2次三出複葉，下部的葉爲2～3次三出複葉，各小葉深三裂，具有厚度，前端部形成鈍鋸齒。

六～九月時，莖頂的複散形花序附著許多白色五瓣

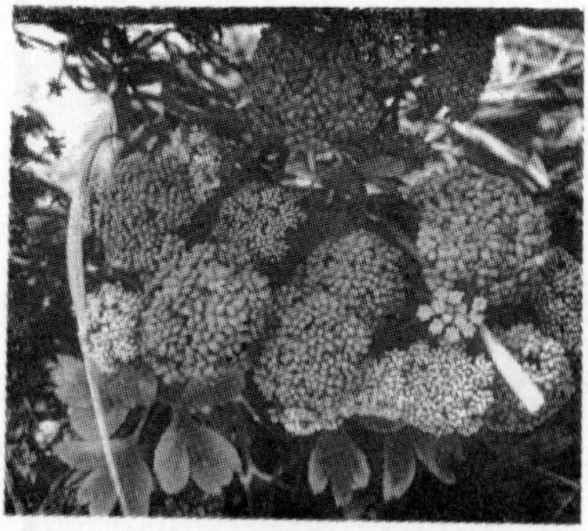

長命草果實

花。開花後，結成長4～6公釐的橢圓形分裂果。

在琉球地方自古以來就當成重要的藥菜，有很多使用這種植物做成的家庭料理。

〔作法、飲用法〕　配合必要時，隨時連根挖出全草，用水洗淨，將根和地上部切斷，地上部保持原狀，根切細，一起放在太陽下曬乾，兩者一起（地上部曬乾後切細）當茶使用。

〔效能〕　健胃整腸、消除疲勞、強壯、解熱。

〔其他利用法〕　全草浸泡燒酒做成藥酒。

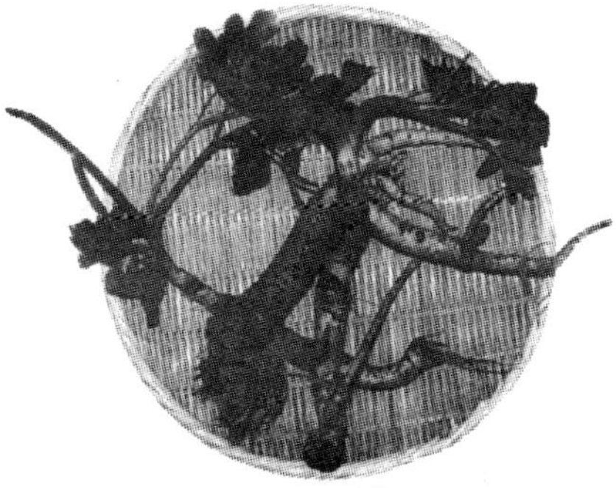

利用全草

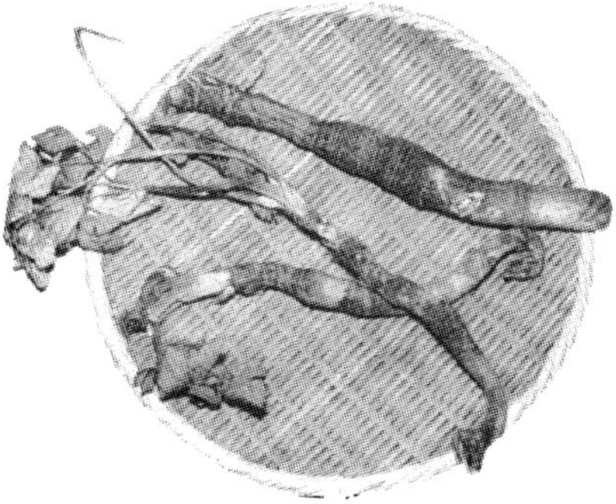

放在太陽下曬乾

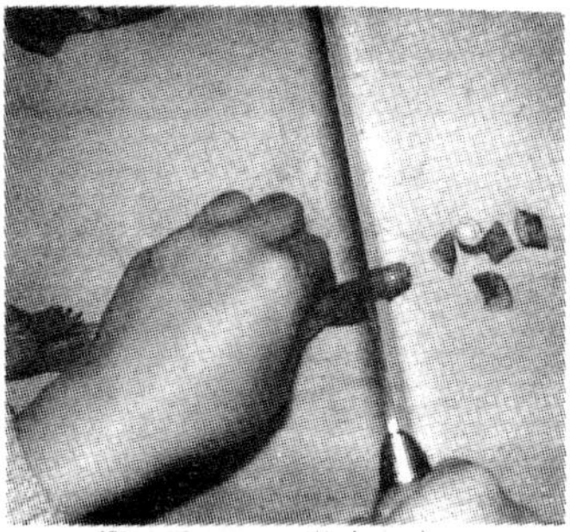

根切細較易曬乾

枇杷葉製茶

健胃整腸、利尿

〔生態〕　原產於中國的薔薇科常綠高木，在一千年前移入日本，現在在東海地方以西的本州、四國和九州等地的石灰岩地已經野生化。

果實可以食用，盛行栽培，並當成庭木種植，果實栽培種都是提高糖度的改良品種，肥料的成分也重視果實，所以包括葉和樹幹在內，原本樹木的平衡有崩潰的傾向。因此，當成藥用植物利用葉的時候，盡可能不要選擇果實栽培品種，應選擇當成庭木種植的接近原種的品種。

形成圓形的樹冠，高5～10公尺。葉長15～25公分、寬3～5公分，爲長橢圓形，上部較寬。表面爲暗綠色，帶有微弱光澤，背面有細小的綿毛覆蓋。十一～十二月時，枝尖附著白色五瓣花，開花後結果，翌年夏天黃熟。

〔作法、飲用法〕　隨時採摘葉，用水清洗後切成適當的大小，曬乾後當茶使用。

〔效能〕　含有苦杏仁苷及維他命類，具有健胃整腸、利尿的效用。也可外用於痱子和皮膚疾病。

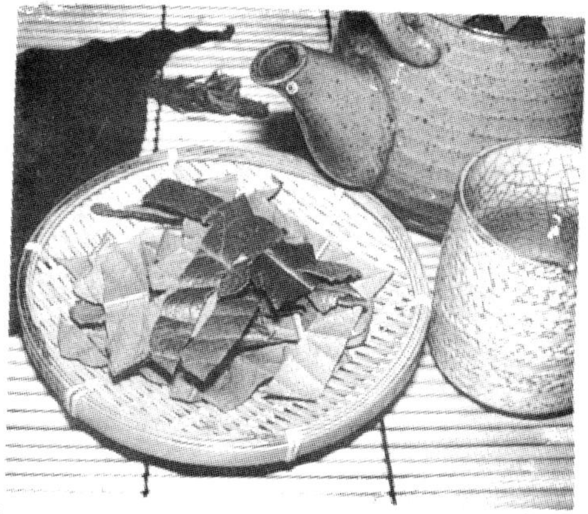

健胃整腸、利尿的枇杷葉茶

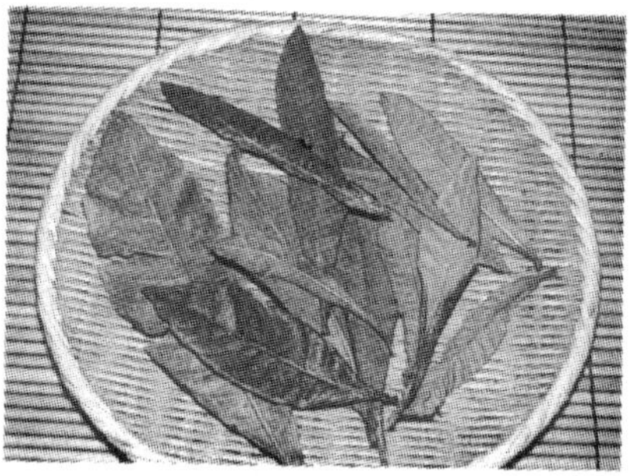

水洗後放在太陽下曬乾

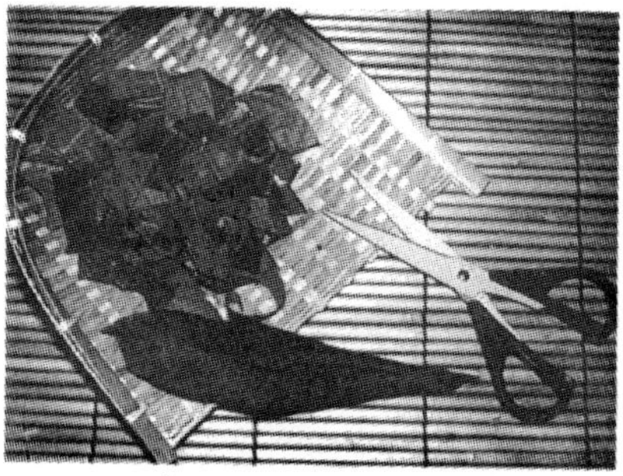

乾燥後切成適當的大小

●枇杷葉茶的作法

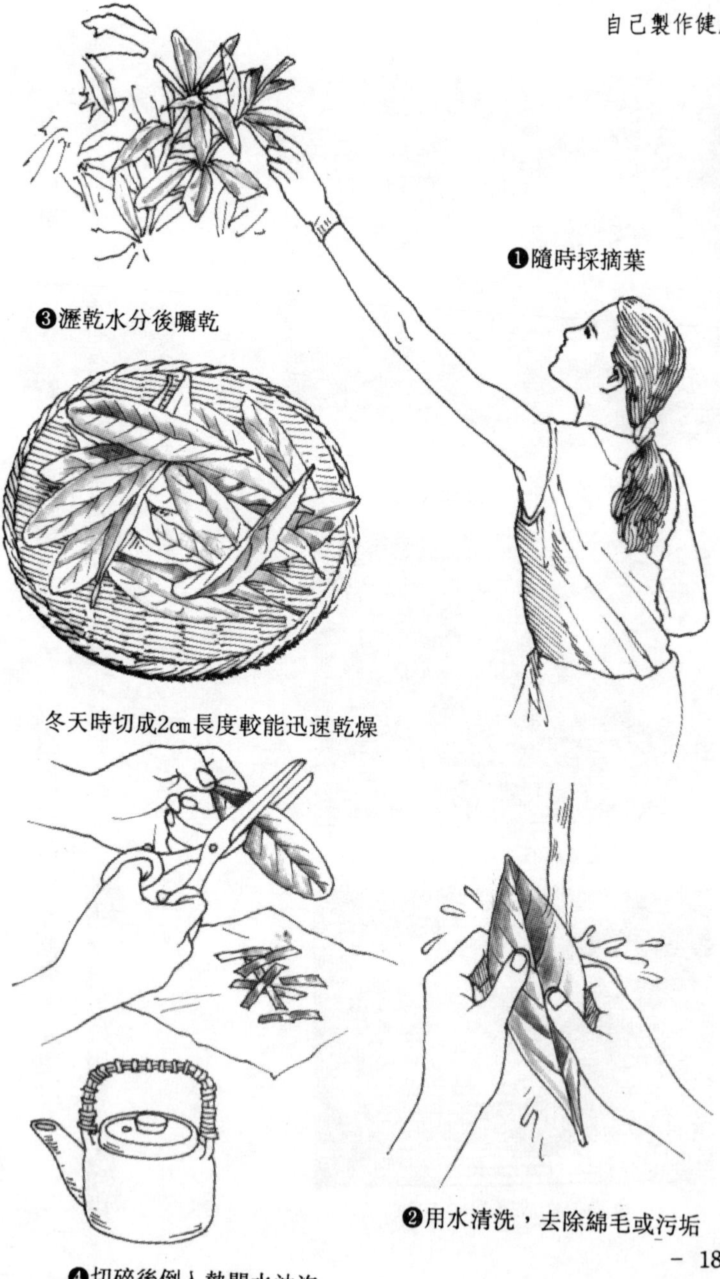

❶隨時採摘葉

❷用水清洗，去除綿毛或污垢

❸瀝乾水分後曬乾

冬天時切成2cm長度較能迅速乾燥

❹切碎後倒入熱開水沖泡

6. 花草茶30

茴芹
天使花
柑橘
西洋甘菊
黃蒿
犬薄荷
劍薄荷
鼠尾草
百里香
孔雀
蒔蘿
木芙蓉
羅勒
荷蘭芹
茴香

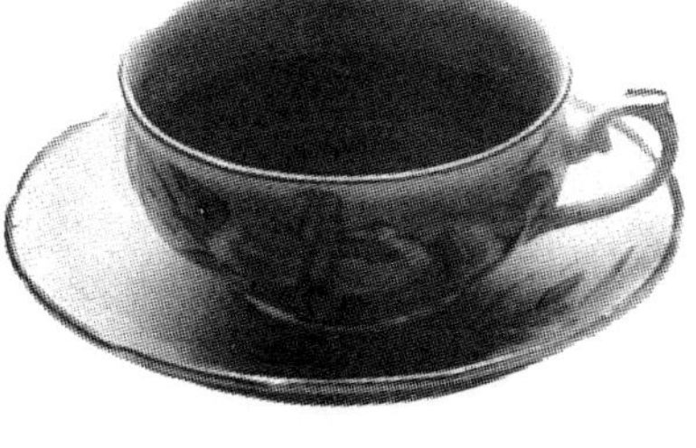

藥用蜀葵
柳薄荷
香檸檬
琉璃萵苣
花薄荷
薄荷類
西洋蓍草
地中海芹
薰衣草
婦女草
香茅
西洋山薄荷
檸檬草
玫瑰
迷迭香

●花草茶的基本知識——1

花草茶的作法

在日本和中國，使用藥草、藥木類做健康茶飲用；西方則使用花草當茶（花草茶）飲用。

花草茶也稱爲香茶，就好像我們區別綠茶和健康茶一樣，爲了與含有咖啡因的紅茶區別，因此將其視爲不含咖啡因的「藥茶」。由這個意義來看，所使用的材料當然和漢方的藥草、藥木不同，但是卻是本書所說的健康茶之一。

花草茶在西方的花草療法歷史中，已具有某種程度的體系化。因此沖泡方式和飲用法，由以下的插圖介紹。基本上與漢方健康茶没什麼不同，不過健康茶原則上是使用乾燥品；花草茶則是依種類和季節不同而使用新鮮狀態的花草。沖泡法原則上只限定倒入熱開水。只有對於特定的症狀進行治療時才能夠採用以火煎煮的方法，不當成茶飲用。

此外，沖茶的容器使用陶磁器和耐熱玻璃製品，要避免使用鐵等金屬製容器，這一點和健康茶相同。

●花草茶的作法

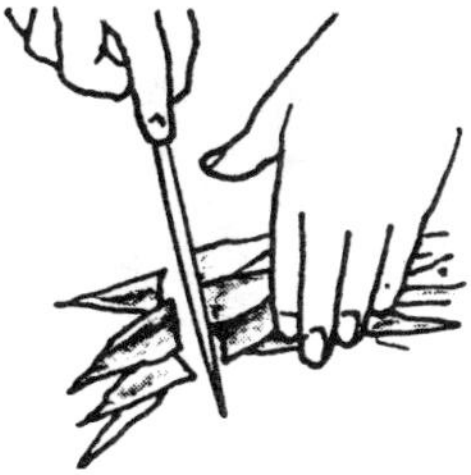

❶將花草略切

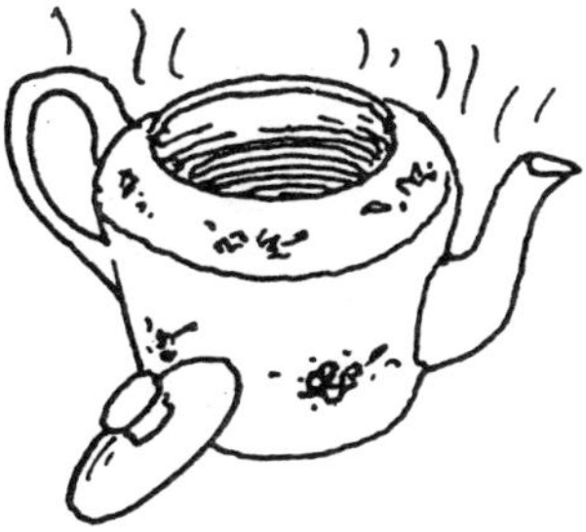

❷在熱茶壺中放入三小匙

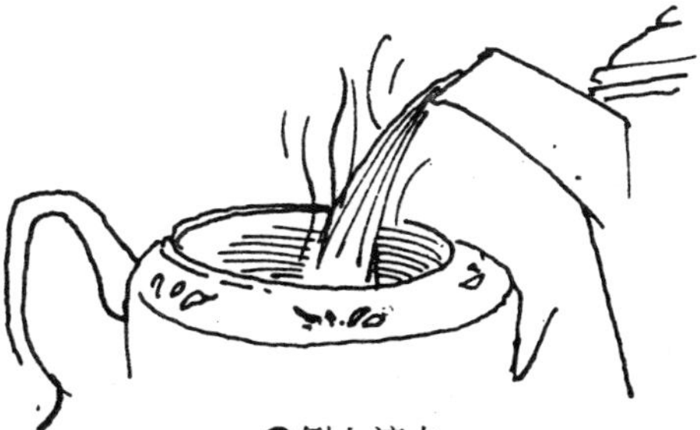

❸倒入滾水

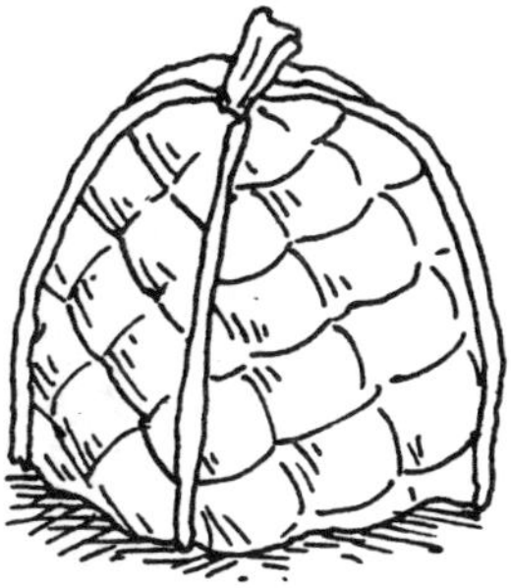

❹加上蓋子、罩上布罩

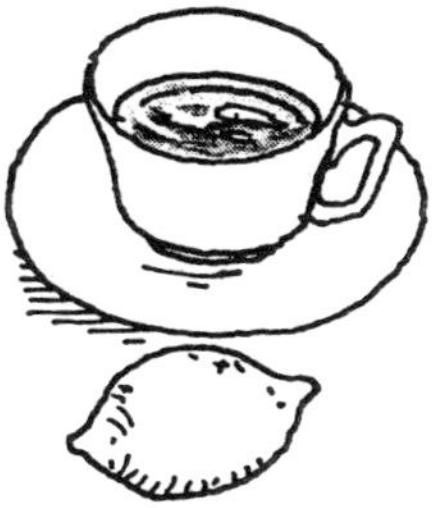

❺倒入熱過的杯中
（可加入少許檸
檬或蜂蜜）

●花草茶的基本知識——2

乾燥花草的作法

摘採在野外生長的藥草、藥木做成健康茶時，最好使用自己所培養的花草做花草茶。

採摘花草做成茶的時期，基本上與採摘藥草的適期是相同的。當成茶使用的花草類，幾乎都含有芳香性的精油成分。所以採摘時期和乾燥方法都必須考慮到極力避免減少精油成分。

採摘的花草，除了使用新鮮的以外，也可以做成乾燥花草保存，隨時取出用來沖茶。製作乾燥花草茶時，若置於陽光下直接曬乾會損害芳香性精油成分，因此一定要放在通風良好的陰涼處陰乾。

作法是將採摘的花草用水略洗，瀝乾水分後數根紮成一束，一定要以頭部（花的部分）朝下，掛在屋簷或壁上乾燥。花草喜愛家當中，有的人爲此而特別使用乾燥室或專用的乾燥台來乾燥花草。

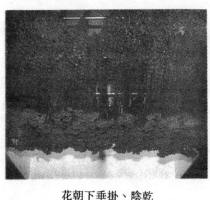

花朝下垂掛、陰乾

製作乾燥花草時，氣溫20℃左右，濕度40%～50%的環境最適合，相當於春、秋時的氣候。

乾燥至用手觸摸會發出「卡卡卡」的聲音時，再切碎，放入玻璃或罐子等密封容器中保存。

●乾燥花草的作法

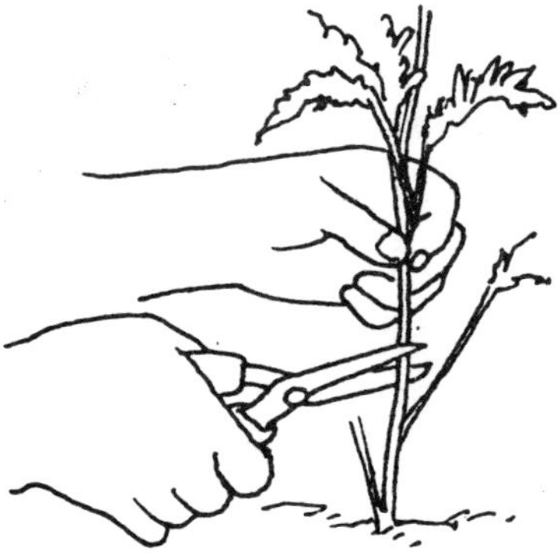

❶採摘花盛開之前的植物

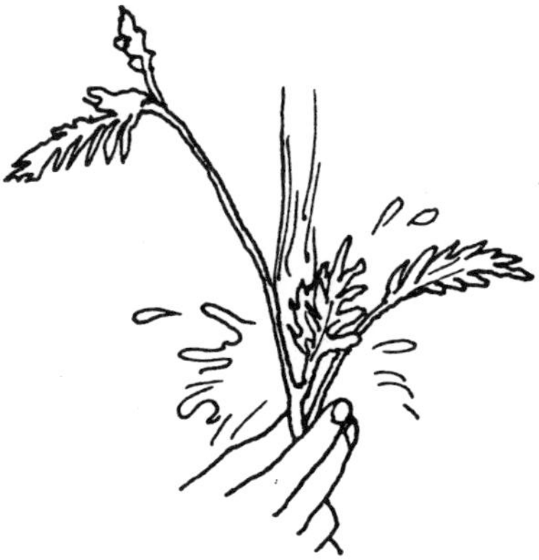

❷用水洗淨

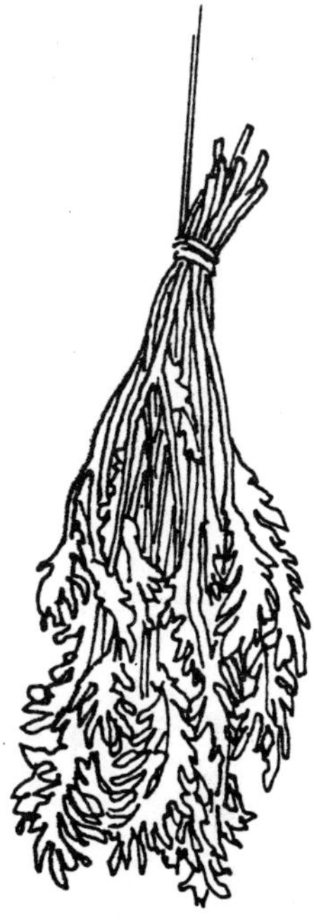

❸紮成小束陰乾

嫩葉和種子製茶

茴芹

傷風、止咳、頭痛

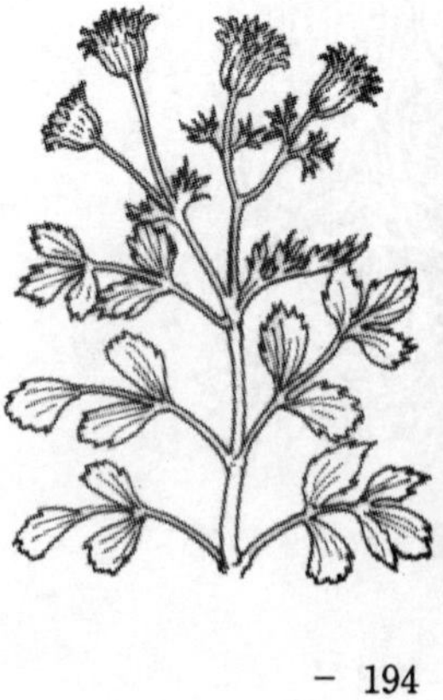

〔生態〕　原產於地中海東部沿岸地方的芹科一年草，從直立的莖～中上部會分枝，高50～60公分。

主要是爲了取得當成香料的種子而栽培的花草，因此，很少人在家庭中栽培。如果想要自己栽培，不要光使用種子做花草茶，也要利用葉子做花草茶。

選擇乾燥的半陰涼處，在春、秋時播種。三個月後，在莖尖的散形花序會附著白色小花，開花後結果，成爲茶色時熟透，隨時可以採摘葉，成熟期時採摘種子使用。

〔作法、飲用法〕　使用生葉，種子乾燥碾碎，倒入熱開水，過濾後飲用。

〔效能〕　治療傷風、止咳、頭痛。

葉製茶

天使花

傷風、鎮靜、促進消化

〔生態〕　原產於歐洲北部的芹科二年草，中空的莖從粗大的根莖直立，高1.5～2公尺，初夏時節莖頂生出散形花序，開很多淡黃綠色的小花。

據說在以前可怕的疫病流行時，一位和尚做夢，夢中出現了一位天使，告訴他這個草可治療疫病，和尚嘗試之後真的治好了疫病，因此有「天使花」之稱。

〔作法、飲用法〕　利用生葉做成花草茶。

〔效能〕　具有強壯、發汗作用，能夠治療傷風、鎮靜、促進消化。

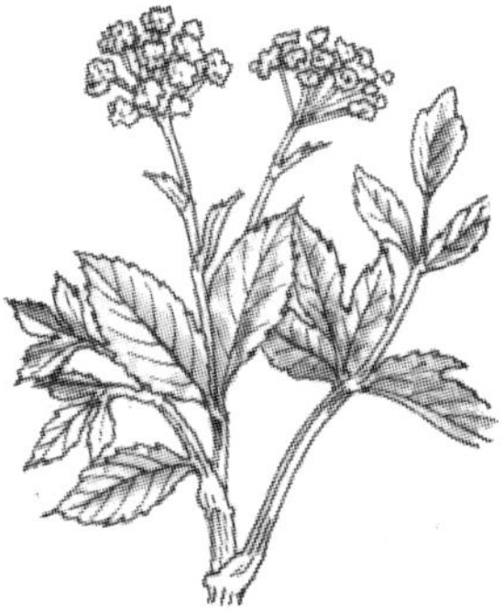

花、葉、果皮製茶

柑橘

鎮靜精神、治療傷風、強壯

〔生態〕　原產於印度阿薩姆地方的柑橘科常綠果樹，經由中國傳入地中海沿岸地方，後來遍佈於世界各地。充分分枝，密生中細的葉。

〔作法、飲用法〕　使用任何系統的柑橘做花草茶都可以，利用花（花蕾～半開）、葉、果皮，爲避免殺蟲劑的問題，最好選用自家栽培的品種。

〔效能〕　具有鎮靜、發汗作用，能夠鎮靜精神、治療傷風、強壯。

花製茶

西洋甘菊

失眠、傷風、促進消化

〔生態〕　原產於歐洲的菊科一～多年草。

高20～60公分，有的莖在地上爬行，從節伸出根，前端直立，高20～30公分。這些都會由黃色的管狀花和白色的舌狀花形成頭花。當成藥用植物，治療濕疹、外傷，具有强壯、鎮靜作用。

〔作法、飲用法〕　採摘的新鮮花或乾燥花做成花草茶飲用。

〔效能〕　具有鎮靜和發汗作用。能消除失眠，對於傷風、促進消化都很好。

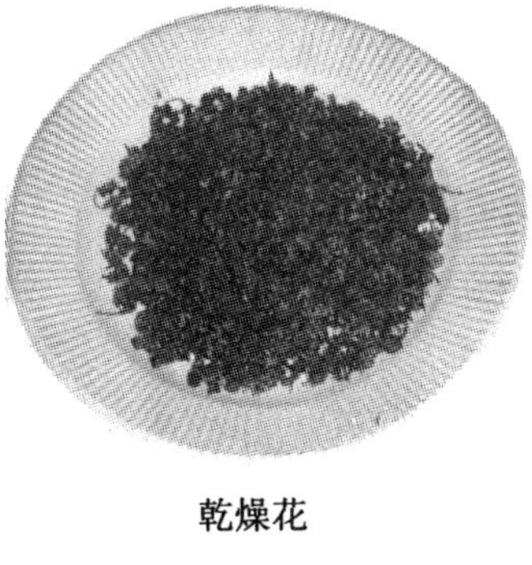

乾燥花

種子製茶

茴蒿

促進消化、健胃整腸

〔生態〕　原產於西亞～東歐地方的芹科二年草。

莖直立，高30～70公分，葉爲二次羽狀複葉，根出葉有長柄，上部的葉葉柄較短。夏天時從葉的根部伸出長的複散形花序，附著很多白色小五瓣花。

種子和葉、根可做菜用。種子能增進食慾、促進消化，同時也可以預防口臭。

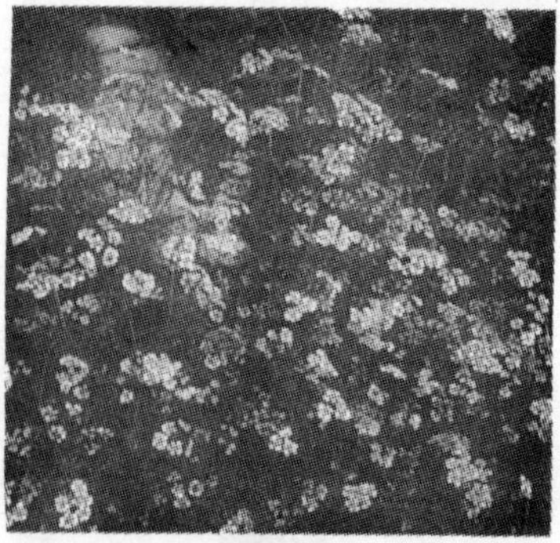

〔作法、飲用法〕　每杯使用1.5～2小匙的碾碎種子，倒入熱開水沖泡，過濾後飲用。

〔效能〕　促進消化、健胃整腸。

葉和花製茶

犬薄荷

失眠、頭痛、健胃整腸

〔生態〕 原產於歐洲的紫蘇科多年草。

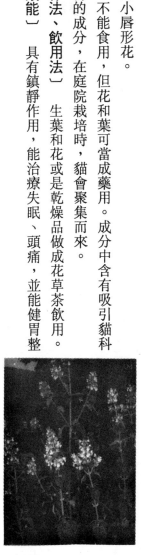

春天發芽，莖直立，高50～100公分。葉長8公分左右，爲心臟形，邊緣爲粗鋸齒，表面呈灰綠色，背面密生綿毛，看起來是白色的。六～七月時，莖前端附著很多白色或淡紫色的小唇形花。

不能食用，但花和葉可當成藥用。成分中含有吸引貓科動物的成分，在庭院栽培時，貓會聚集而來。

〔作法、飲用法〕 生葉和花或是乾燥品做成花草茶飲用。

〔效能〕 具有鎮靜作用，能治療失眠、頭痛，並能健胃整腸。

葉製茶
劍薄荷
健胃整腸、強壯、手腳冰冷症

〔生態〕　原產於地中海沿岸地方的紫蘇科一年草。帶紫色的莖直立，高30～50公分，葉爲細長橢圓形，有斑點，兩邊容易朝內側翻。六～八月時，附著白～淡紫色的小花。

葉可以用來做豆類的菜，香氣較强，可用來做內臟料理，或香腸類的填塞物，具有除臭的作用。

夏日劍薄荷

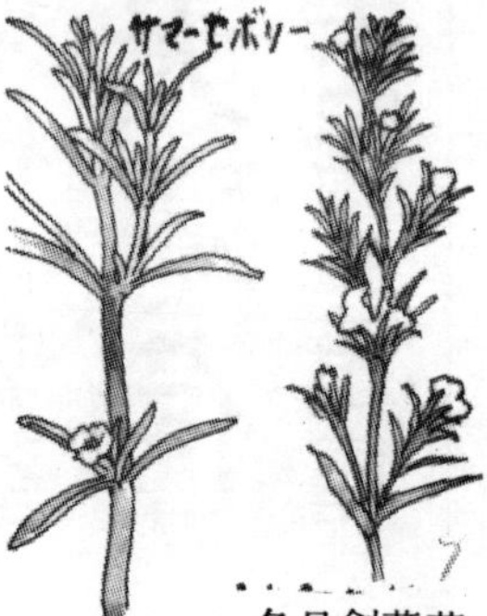

冬日劍薄荷

〔作法、飲用法〕　將生葉或乾燥葉沖泡成花草茶飲用。

〔效能〕　强壯、手腳冰冷症、健胃整腸及促進消化。

葉製茶

鼠尾草

促進消化、強壯、治療傷風

〔生態〕　原產於地中海沿岸地方的紫蘇科多年生常綠小低木。

一年枝柔軟，經常被視爲是草本植物，二年枝以後木質化，高30～60公分。葉長8～10公分，爲橢圓形，長葉柄對生，整體有密毛叢生，爲灰綠色。春～夏天時花莖伸長，各節附著藍紫色的唇形花。

自古以來當成藥草栽培，品種很多，都可做爲藥用、料理、沐浴劑和染料等。

〔作法、飲用法〕　生葉或乾燥葉沖泡當花草茶飲用。

〔效能〕　具有強壯與殺菌作用，能夠強壯、促進消化、治療傷風等。

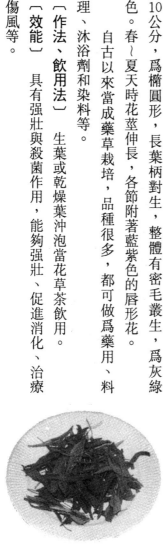

乾燥葉

葉製茶

百里香

鎮靜、消除疲勞、治療傷風、強壯

〔生態〕　原產於北歐～地中海沿岸地方的紫蘇科常綠小低木。莖沿著地面爬行，前端直立，高10～30公分。葉對生，長6～7公釐左右，爲蛋狀披針形，表面爲深綠色，背面爲灰綠色。初夏～盛夏時節，枝尖伸出穗狀花序，附著許多輪生狀的淡桃色～淡紫紅色的小花。

百里香的同類種很多，加上觀賞用品種，超過五十種。可以利用實生、插枝、分株等方式栽培。

除了當成觀賞用栽培的部分品種以外，都可用來做菜或當成沐浴劑、沖泡花草茶，以及除蟲，用途非常廣泛。

〔作法、飲用法〕　生葉或乾燥葉沖泡花草茶飲用，加入一匙蜂蜜更容易喝。

〔效能〕具有良好的鎮靜、强壯作用，除了治療頭痛、精神安定、消除疲勞、治療貧血症、健胃整腸、强壯、治療傷風的效用外，對於宿醉也有效。

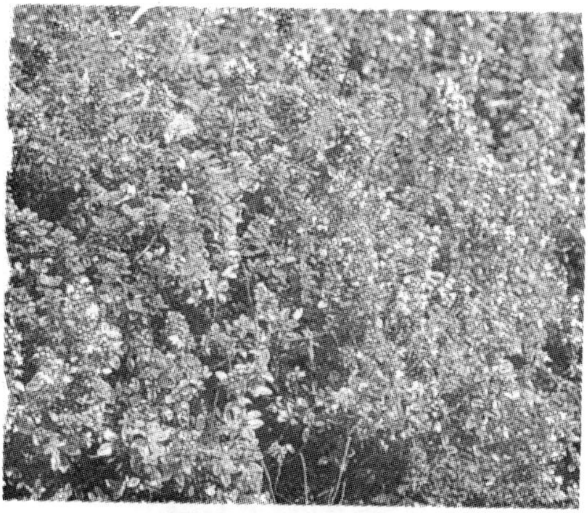

具有匍匐性的百里香

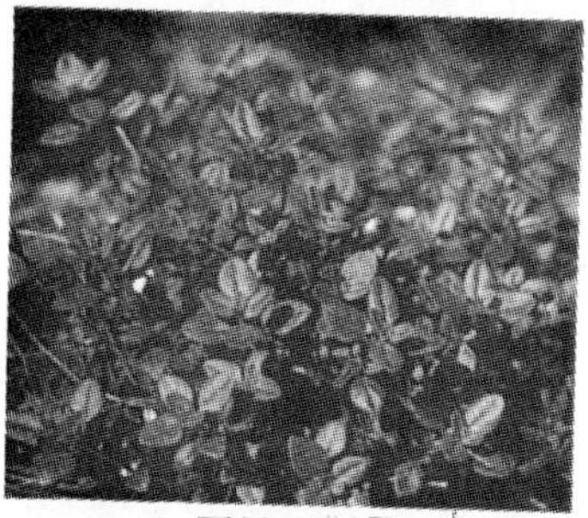

百里香苗

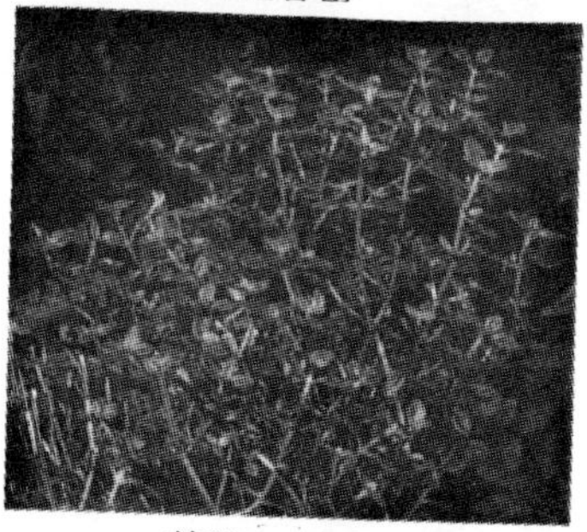

檸檬百里香苗

葉和種子製茶

蒔蘿

鎮靜、治療傷風、安眠

〔生態〕　原產於地中海沿岸到西亞地方的芹科一年草。形態與茴香非常類似，但茴香高1～2公尺，而本種整體而言較矮小，高約60～90公分，莖中空，藉此就能區別。

葉互生，爲三～四次羽狀分裂複葉，小葉像線一樣細長。初夏～盛夏時節，在枝尖伸出複散形花序，附著很多小的黃色五瓣花，開花後結成長7～8公釐左右的橢圓形果實。

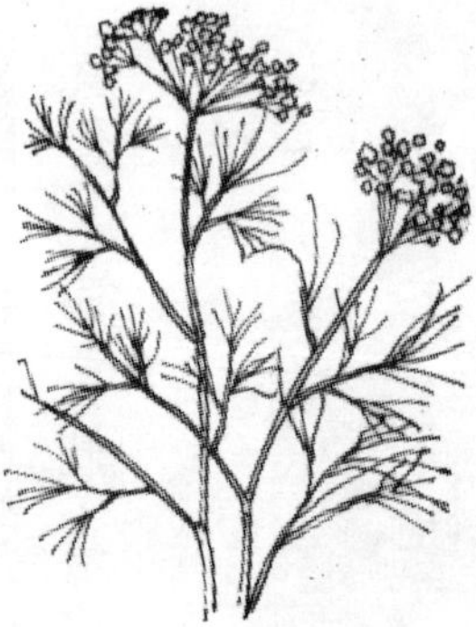

〔作法、飲用法〕　生葉直接沖泡，種子輾碎，使用1.5～2小匙，倒入熱開水，過濾後飲用。

〔效能〕　鎮靜、治療傷風、安眠等。

莖葉製茶

孔雀

促進腎功能、利尿

〔生態〕　原產於地中海東岸部到高加索地方的芹科一年草。

莖從根部向四方生長，高30～45公分左右。葉爲二次三出複葉，各小葉深深切入，類似荷蘭芹。

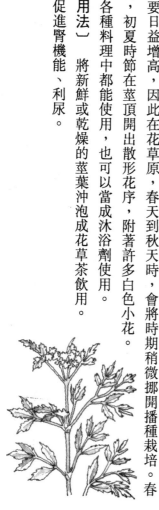

由於需要日益增高，因此在花草原，春天到秋天時，會將時期稍微挪開播種栽培。春天播種的株，初夏時節在莖頂開出散形花序，附著許多白色小花。

莖葉在各種料理中都能使用，也可以當成沐浴劑使用。

〔作法、飲用法〕　將新鮮或乾燥的莖葉沖泡成花草茶飲用。

〔效能〕　促進腎機能、利尿。

花萼製茶
木芙蓉
清涼、利尿、去除浮腫、美容

〔生態〕 原產於中國南部的常綠低木。

細枝從直立的樹幹下垂，高2～3公尺。葉長5～10公分，爲蛋形，邊緣有粗鋸齒，表面有光澤。七～十月時，長的雄蕊突出，附著直徑10公分左右的鮮紅色五瓣花，花色從黃色～橙色，具有各種園藝品種。

此外，還有花瓣細裂的熱帶非洲原產種，可以同樣的方式利用。

〔作法、飲用法〕 涑泡花茶時利用花萼。將乾燥的花萼（一杯一個）注入熱開水，過了2～3分鐘後變成鮮紅色（紅寶石色）即可飲用。

〔效能〕 含有豐富的檸檬酸、蘋果酸及維他命C，具有利尿、去除浮腫的效用，清涼、對美容也很好。

葉製茶
羅勒
暈車、頭痛、安眠

〔生態〕　原產於印度的紫蘇科一年草。

在四千年前從印度經由中近東到達埃及，然後再傳到歐洲，種類超過四十種。

〔作法、飲用法〕　將生葉或乾燥葉沖泡成花草茶飲用。

〔效能〕　具有安定精神的作用，除了治療神經障礙、安眠外，也具有治療頭痛、傷風、暈車的效果。

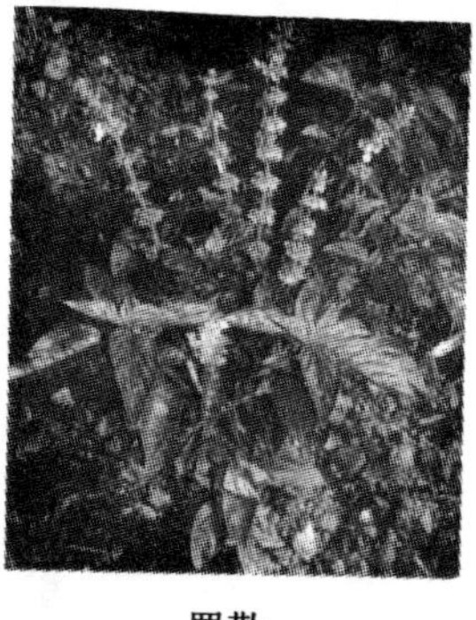

羅勒

地上部全草製茶

荷蘭芹

貧血、利尿、健胃

〔生態〕 原產於歐洲東南部的芹科多年草。從古希臘時代開始就已經當成香味材料加以利用，是歷史悠久的花草茶。在日本也當成蔬菜加以利用。

荷蘭芹的同類有很多，與原種類似，但香氣和藥效則以原種較佳。

〔作法、飲用法〕 將生葉、乾燥葉沖泡成花草茶飲用。

〔效能〕 貧血、利尿、健胃等。

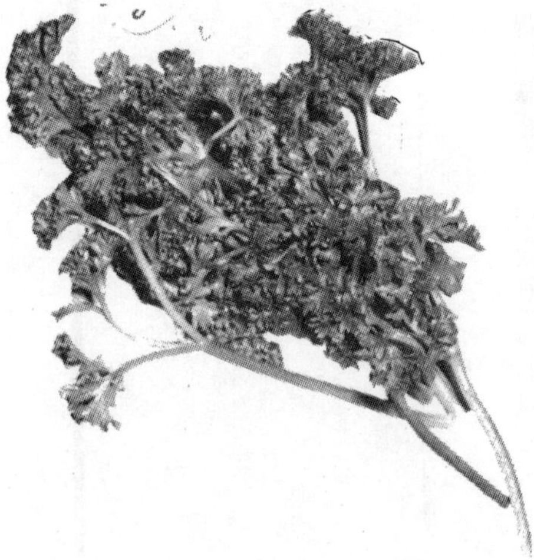

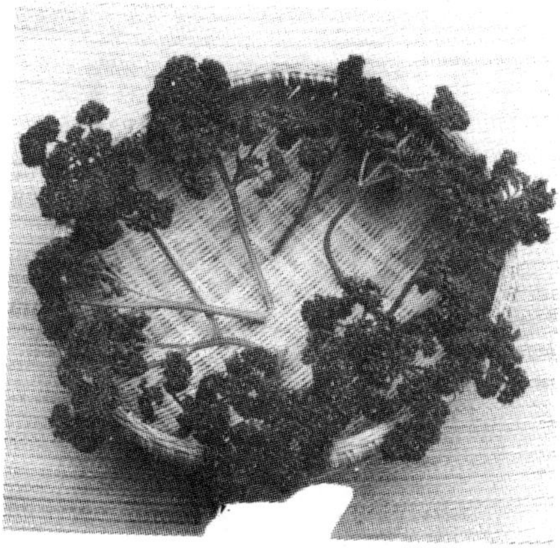

攸在通風良好的陰涼處陰乾

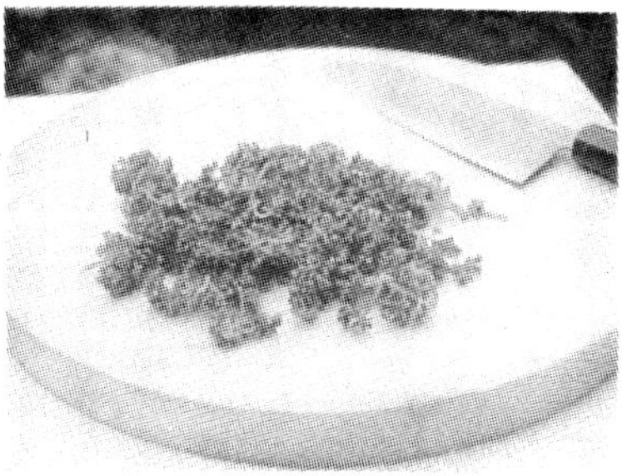

切碎

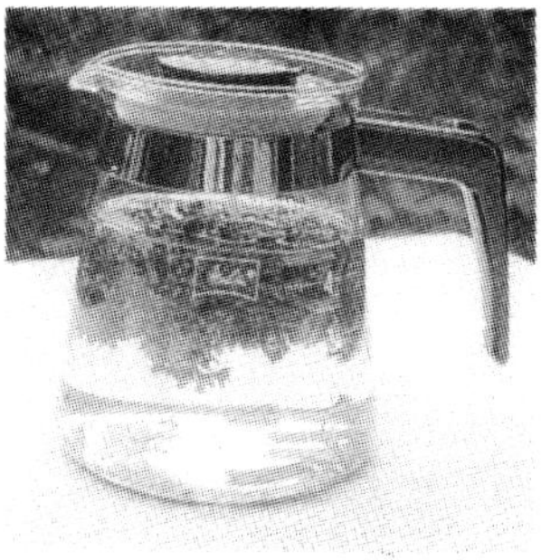

倒入滾水，悶四～五分鐘後飲用

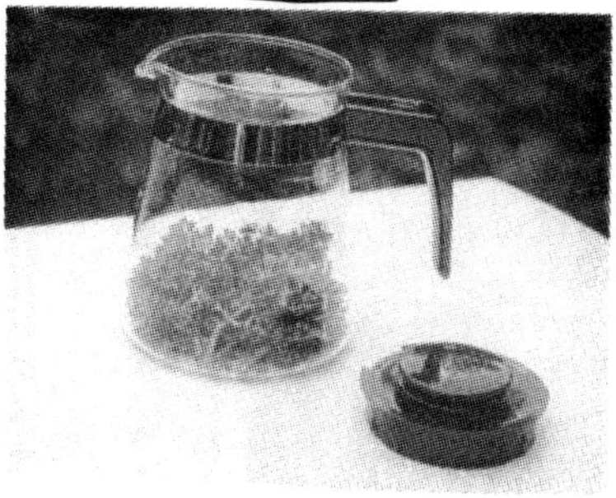

切碎的荷蘭芹放入壺中

種子製茶

茴香

健胃、利尿、減肥

〔生態〕　原產於地中海沿岸到西亞的芹科多年草，很早就傳到日本，當成藥草栽培。莖叢生，高1～2公尺，葉互生，分裂成3～4次羽狀複葉，小葉呈線狀。六～九月時，枝尖伸出複散形花序，附著很多小的黃色五瓣花，開花後結成長7～10公釐的橢圓形果實。

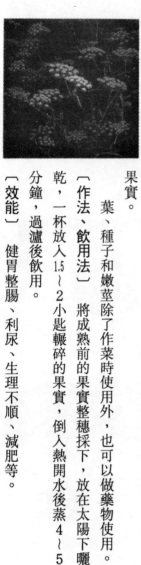

葉、種子和嫩莖除了作菜時使用外，也可以做藥物使用。

〔作法、飲用法〕　將成熟前的果實整穗採下，放在太陽下曬乾，一杯放入1.5～2小匙輾碎的果實，倒入熱開水後蒸4～5分鐘，過濾後飲用。

〔效能〕　健胃整腸、利尿、生理不順、減肥等。

花製茶

藥用蜀葵

鎮靜、治傷風、止咳

〔生態〕　原產於歐洲南部的二年草。

莖爲圓柱形直立，高1公尺左右，葉爲圓形，5～7淺裂，長柄互生。五～六月時，在葉根附著淡紅紫色底、深紫色的線紋的五瓣花，由下往上盛開。江户時代移入日本，當成觀賞用植物。

除了本種外，還有很多種類，各自當成食用、藥用植物。

〔作法、飲用法〕　採摘花蕾～半開的花，陰乾後，沖泡花草茶飲用。

〔效能〕　鎮靜、治療傷風、止咳。

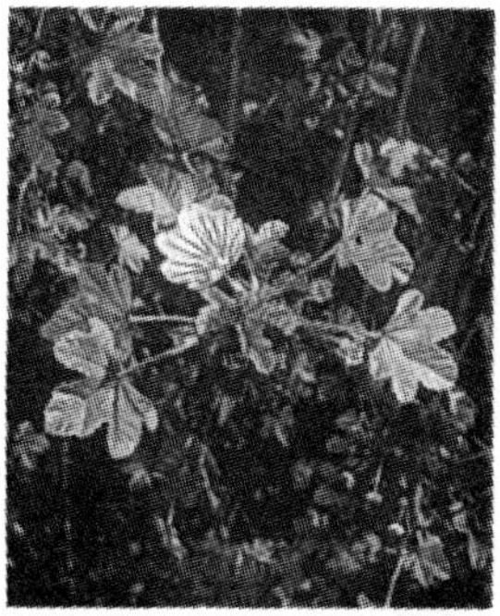

葉和花製茶
柳薄荷
健胃、止咳、治傷風、神經痛

〔生態〕　原產於歐洲南部的紫蘇科常綠小低木。

高40～60公分，葉為披針形有光澤。七～十月時，莖的上部葉根處附著很多藍色、白色、桃色小花。葉和花可以做菜或當成藥用植物。

〔作法、飲用法〕　將新鮮的花和葉或乾燥的花和葉沖泡成花草茶飲用。

〔效能〕　健胃整腸、治療風濕、神經痛、傷風、止咳等。

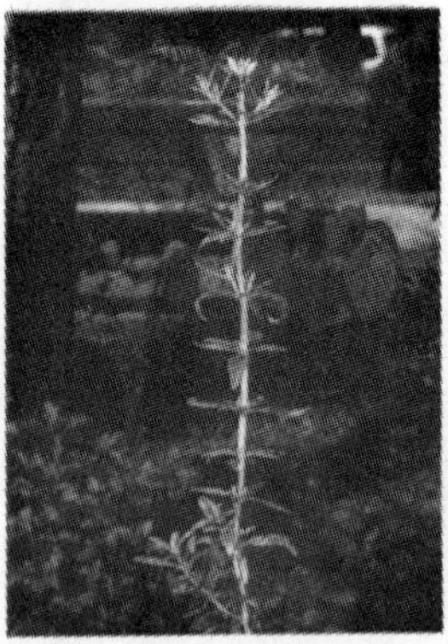

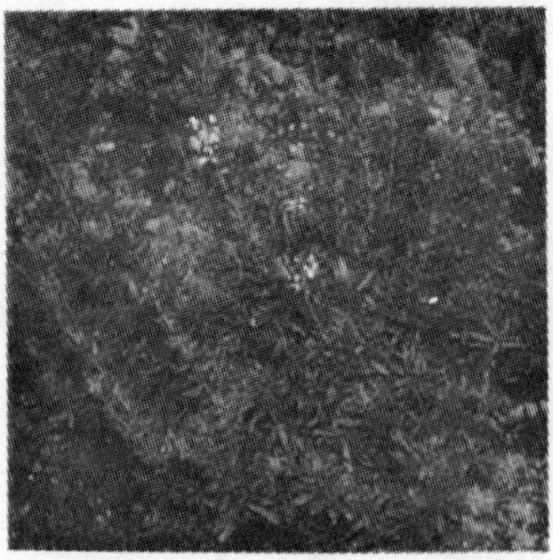

葉和花製茶

香檸檬

失眠、頭痛、消除疲勞

〔生態〕　原產於北美大陸的紫蘇科多年草。容易群生。高50～100公分。夏季時，莖頂開如火焰般鮮紅色的花。頭花的顏色還有白色、粉紅色、紅紫色、桃色等。在日本當成園藝用植物廣泛栽培，在人家附近的草原和路旁也有半野生化的香檸檬。

〔作法、飲用法〕　將新鮮或乾燥的花葉沖泡成花草茶飲用。

〔效能〕　安定精神、治療失眠、頭痛，也能消除疲勞。

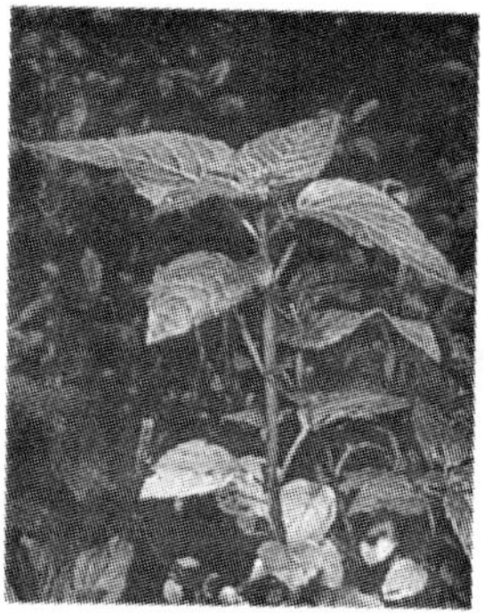

葉和花製茶

琉璃萵苣

強壯、鎮靜、治療傷風、利尿

〔生態〕 原產於地中海沿岸地方的紫草科一年草。

全部被粗白的毛覆蓋，莖直立，爲中空圓筒狀，高40～80公分。葉爲橢圓形，前端較尖，整個葉有白色粗毛密生。春～夏季時，枝尖伸出集散花序，藍紫色的星形五瓣花向下盛開，有時爲白色花或桃色花。

花和嫩葉可用來做菜，葉、花和種子可做爲藥用。

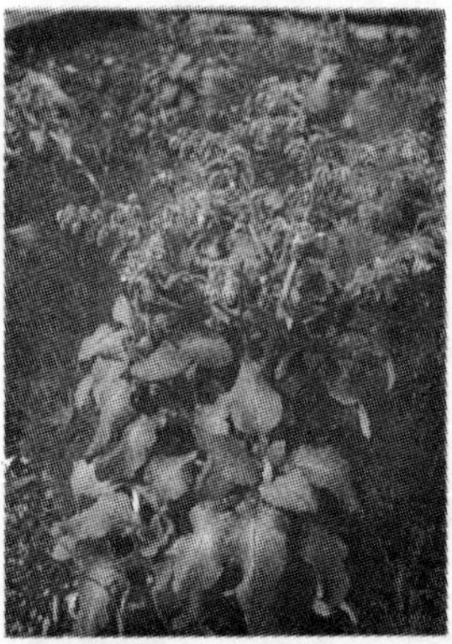

〔作法、飲用法〕 做花草茶時要利用花和葉。採摘花蕾～半開時的花陰乾；葉要將生葉切碎，乾燥葉用手揉碎，沖泡花草茶飲用。

〔效能〕 含有豐富的維他命，具有強壯、鎮靜、治療傷風、利尿的作用。

葉製茶

花薄荷

健胃整腸、鎮靜、神經痛

〔生態〕　原產於地中海沿岸地方的紫蘇科一～多年草，有很多栽培品種。

不管哪一種全草都含有精油成分，在以肉類爲主的各種料理中經常使用。此外，也可當成藥用植物。

〔作法、飲用法〕　用生葉或乾燥葉來沖泡花草茶。

〔效能〕　具有鎮靜、健胃整腸、治療風濕、神經痛的效用。

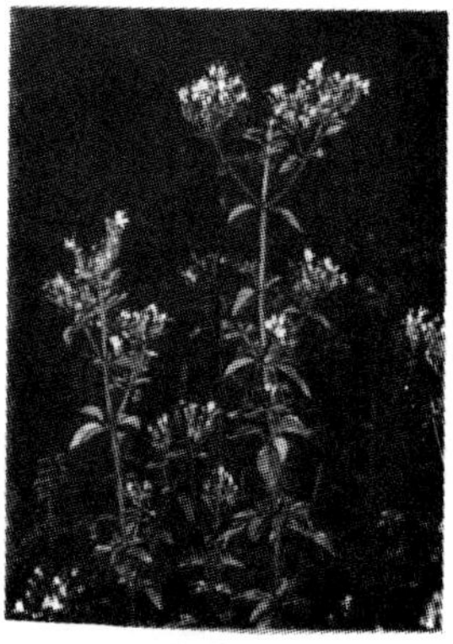

花薄荷

葉製茶

薄荷類

健胃、治療傷風、預防口臭

〔生態〕 主要以地中海沿岸地方爲原產地的紫蘇科多年草。由於薄荷種間容易雜交，因此包括雜種在內有六〇〇種以上。共通的生態特徵就是喜歡略微潮溼的陰涼土地，延伸的地下莖旺盛地繁殖。四角形的莖與葉對生，形成圓錐狀的花冠，附著白～紅紫色的小唇形花，呈輪生狀。

不論哪一種薄荷，都能當花草茶利用。

〔作法、飲用法〕 生葉、乾燥葉都可以沖泡花草茶。

〔效能〕 健胃、治療傷風、預防口臭。

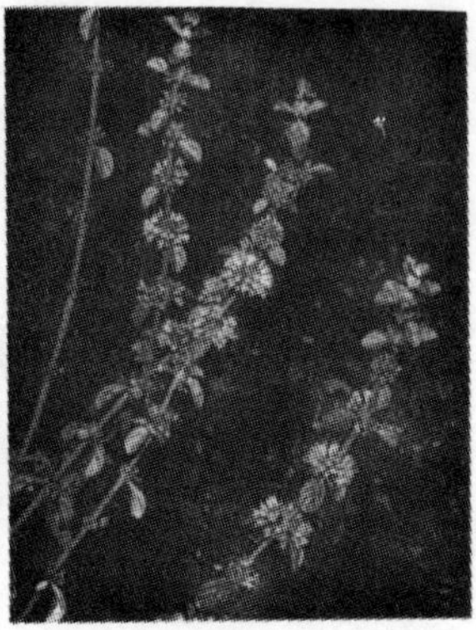

薄荷

葉和種子製茶

地中海芹

促進消化、治療傷風

〔**生態**〕　原產於地中海沿岸的芹科多年草，爲荷蘭芹的近緣種。

從地中的根莖伸出直立中空的莖，高2公尺左右。葉爲羽狀複葉，各小葉前端有粗鋸齒。整體而言與荷蘭芹非常類似。夏季時，莖頂伸展大的散形花序，附著許多黃色的小花，開花後，結成類似奇異果的橢圓形種子。

葉與莖可用來做生菜沙拉、做湯、燉肉的料理，種子可混入麵包、義大利麵、乳酪中使用，此外，葉、種子、根都可當成藥用植物。

〔**作法、飲用法**〕　生葉、乾燥葉沖泡花草茶；種子乾燥後輾碎，倒入熱開水，過濾後飲用。

〔**效能**〕　促進消化、治療傷風。

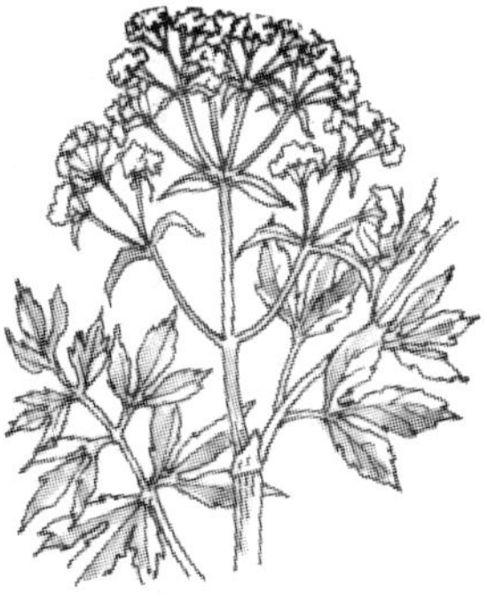

花製茶

薰衣草

安定精神、治療頭痛、促進消化

〔生態〕　原產於地中海沿岸地方的紫蘇科常綠小低木，在世界各地栽培。在日本從北海道至關東地方爲主要栽培區。不喜高溫多濕的氣候，所以不適合在關東地方以西栽培。

這類花草有很多品種，都充分分枝，高50～100公分左右，密生線形葉，穗狀的花序附著許多小花。

主要是抽出精油，此外花和葉也可以當成藥用植物。

〔作法、飲用法〕　乾燥的花沖泡花草茶。

〔效能〕　具有良好的鎮靜作用，能安定精神、治療頭痛、促進消化。

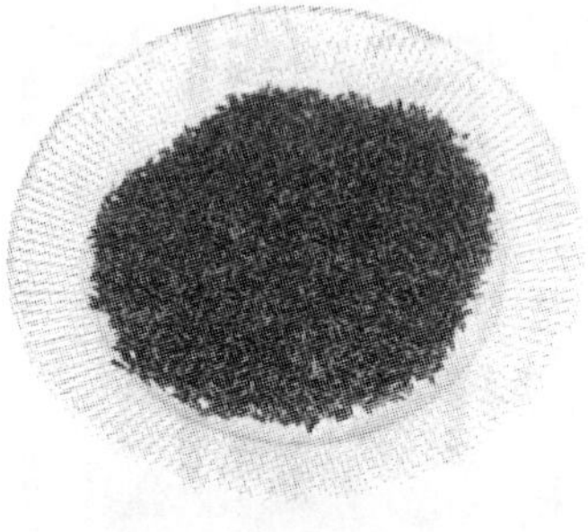

乾燥花

葉與花製茶

西洋蓍草

治療傷風、強壯、增進食慾

〔生態〕　原產於歐洲的菊科多年草。

莖中空、直立，上部分枝，高30～100公分。葉互生，爲線狀橢圓形，形成深裂的齒狀，莖和葉都有軟毛密生。

夏～秋天時，莖頂伸出散房狀的花序，密生小的頭狀花。花的顏色有白、黃、桃色等，除了食用和藥用外，也可做爲觀賞用的插花材料，在明治中期移入日本。

〔作法、飲用法〕　花和葉陰乾，沖泡花草茶。

〔效能〕　強壯、治療傷風、增進食慾，同時，在外傷時也可以用來消毒傷口。

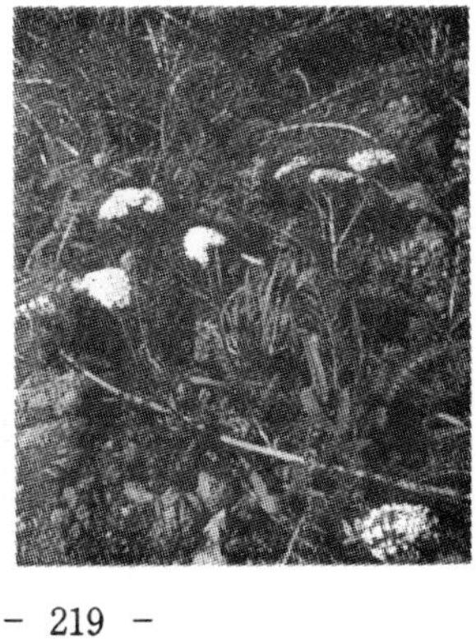

婦女草葉製茶

婦女病、美容

〔生態〕　分佈於歐洲～西北亞與北美大陸的薔薇科多年草。在日本的飛驒山脈和赤石山脈、北海道的夕張岳的部分地區有自生種。

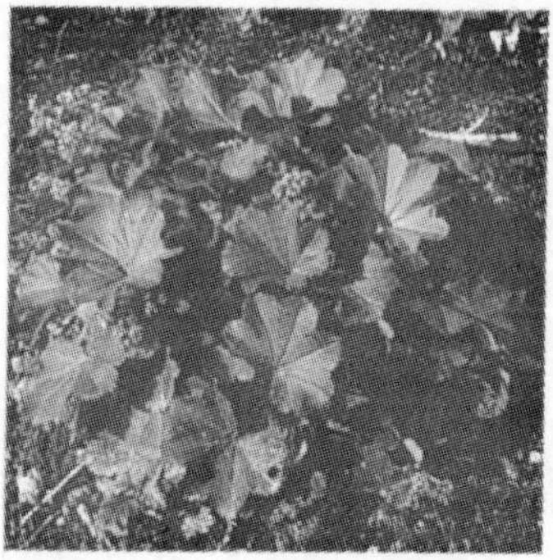

根部形成叢生狀的莖，高20～30公分。葉爲直徑4～7公分的圓形、5～7淺裂，各裂片爲半圓狀，邊緣有銳齒牙。五～九月時，莖頂伸出散房花序，附著很多沒有花瓣的黃綠色小花。莖和葉整體都有胎毛狀的細毛密生。

〔作法、飲用法〕　生葉或乾燥葉用來沖泡花草茶。

〔效能〕　治療孕吐、生理不順、女性性器發炎等婦女病、對美容也很好。

葉製茶

香茅

健胃整腸、利尿、治療貧血

〔生態〕　原產於東亞的稻科多年草，葉有類似檸檬的芳香，能夠抽出香精。

葉從地中的莖叢生，高1～1.5公尺，容易群生。葉長80～90公分、寬12～18公釐，爲細長線形，基部呈筒狀抱住莖。隨著近年的花草茶旋風，在各地都以花草園爲主進行栽培。

可當成香味材料，使用於肉和魚的料理中，也可利用爲香水材料和染色材料。

〔作法、飲用法〕　生葉或乾燥葉（都要切碎）都可沖泡花草茶。

〔效能〕　治療貧血症、促進消化、健胃整腸、利尿。

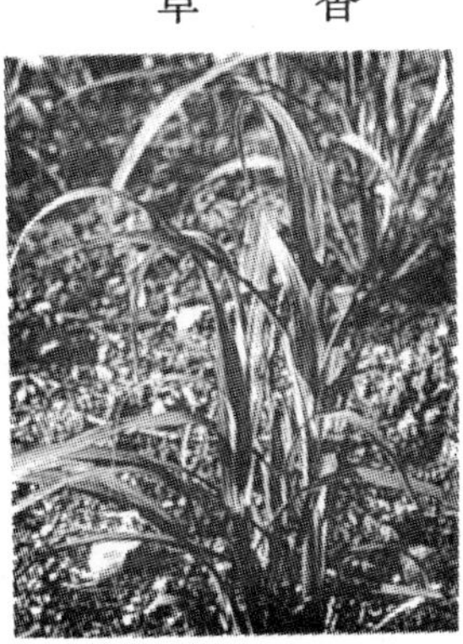

西洋山薄荷

葉製茶

鎮靜、健胃整腸、強壯

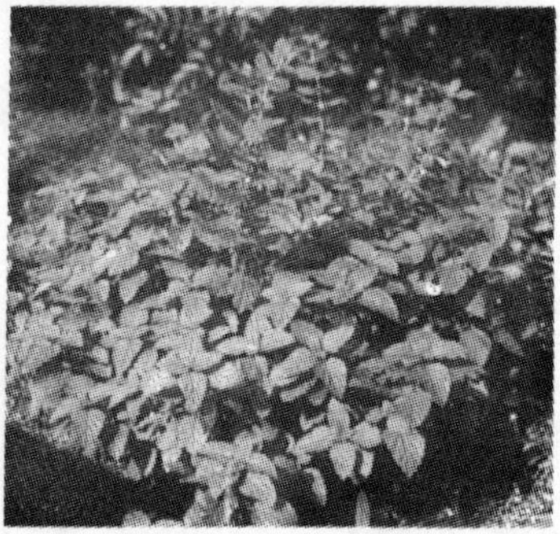

〔生態〕　原產於地中海沿岸地方的紫蘇科多年草。

莖爲方形，有細毛，充分分枝，高80～100公分。葉長5～6公分，爲廣蛋形，邊緣有粗鋸齒。夏～秋天時，在枝尖的葉腋會附著數個長3公釐左右的環狀淡黃白色唇形花。當葉和莖受傷時，釋放出類似檸檬的强烈芳香。

蜜蜂很喜歡這種植物的花蜜，因此在歐洲自古以來就當成養蜂植物利用。主要是使用葉來做菜，也可以當成藥用植物。

〔作法、飲用法〕　生葉或乾燥葉直接沖泡花草茶。

〔效能〕　具有安定精神、鎮靜、健胃整腸、强壯等效用。

葉製茶

檸檬草

治療頭痛、健胃整腸

〔生態〕　原產於南美的落葉性低木，十八世紀後半期由西班牙人帶到歐洲，成爲非常普及的花草茶。夏天插枝成長，但是不耐寒，所以秋天要切斷枝與根，冬天則以盆栽的方式擱置在室內，到了翌年春天，選擇日照良好、乾燥的場所定植。葉含有大量具有檸檬香味的精油成分，抽出精油，做爲香水或化妝品的香料。煮白肉魚、雞肉，或是製作果醬或果汁時，也可以當成添加用香料。

〔作法、飲用法〕　採摘初夏～秋的葉，生葉、乾燥葉都可以做花草茶。

〔效能〕　具有鎮靜、促進消化的效用，並能治療頭痛、健胃整腸。

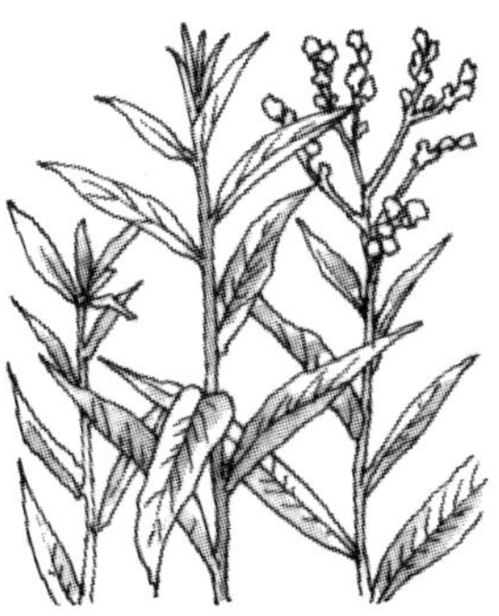

果實製茶
玫瑰
滋養強壯、美容

〔生態〕　玫瑰是薔薇科薔薇屬的總稱，在花草茶的世界中，一般稱爲玫瑰。

歐洲諸國自古以來就利用它當成花草茶。

〔作法、飲用法〕　採摘野玫瑰果實，乾燥後切碎，一杯放一小匙，倒入熱開水，悶4～5分鐘後過濾飲用。

〔效能〕　含有各種豐富的維他命類（維他命C含量爲檸檬的數十倍），能滋養強壯，對美容也有效。

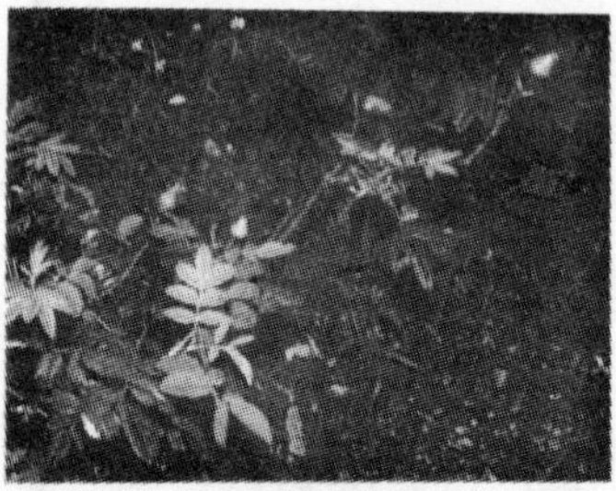

野玫瑰子

葉製茶

迷迭香

鎮靜、安眠、強壯、治療傷風

〔生態〕　原産於地中海沿岸地方的紫蘇科常綠小低木，在一八一八～一八三〇年間才移入日本。

莖爲方形，二年枝以後木質化。樹形分直立性與匍匐性，直立性高1～2公尺，在歐洲當成樹牆使用。葉對生，長3～4公分線形，前端較尖，表面爲深綠色，背面有微毛密生，呈灰白色。幾乎周年葉腋都會開淡藍色的花。花和葉做爲香料料理。花的精油利用於化妝水，也當成藥用植物。

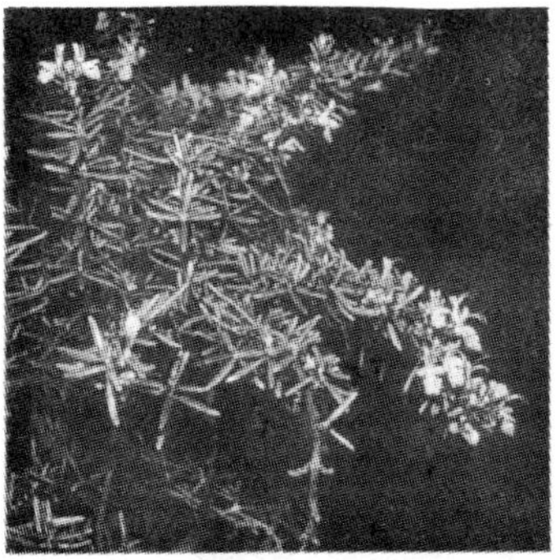

〔作法、飲用法〕　生葉或乾燥葉直接沖泡花草茶。

〔效能〕　具有強壯、鎮靜、安眠、治療頭痛、傷風的作用，同時也有美容效果。

●健康茶料理應用術——1

使用粉末

自己做的健康茶煎煮當茶飲用，如前所述，做菜或做點心時也可以利用。

利用健康茶做菜或點心時——

①健康茶要將乾燥的藥草磨成粉末，這個粉末在煮麵、製作麵包、做蛋糕等使用各種粉的料理，或做點心時，可以混入其中。

②爲了當茶飲用，將煎煮的液體（茶汁）用來做菜或點心，這些方法都很好。

用於②在次項介紹，在此針對①爲各位說明。

首先是粉末的作法，如左圖所介紹。將充分乾燥的健康茶用果汁機（榨汁機也可以）磨成細小的粉末，因所做的菜或點心種類之不同，如二二九頁右下圖所示，有時用雙手搓揉做成粗粉也不要緊。

如本書開頭的彩色照片所做的一樣，在這些菜中，利用健康茶粉末的就是蛋糕、義大利麵等，除此以外，不論蒸麵包、做烏龍麵、蕎麥麵、肉丸子等，只要花點創意，可應用於各種料理中。由此所做的料理或點心，當然也具有如飲用茶時同樣的健康效果。

6.花草茶30

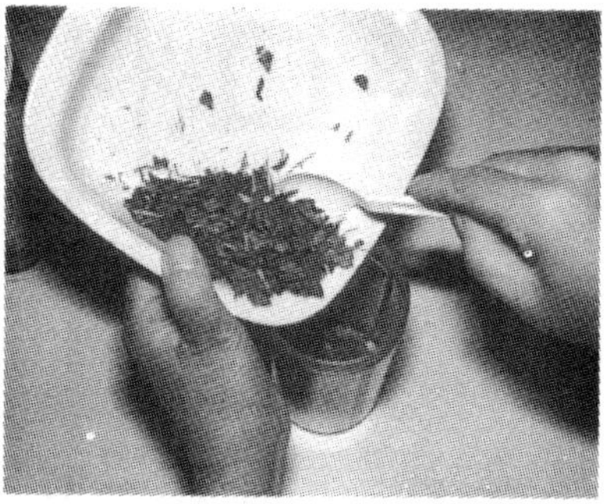

①乾燥葉放入果汁機中

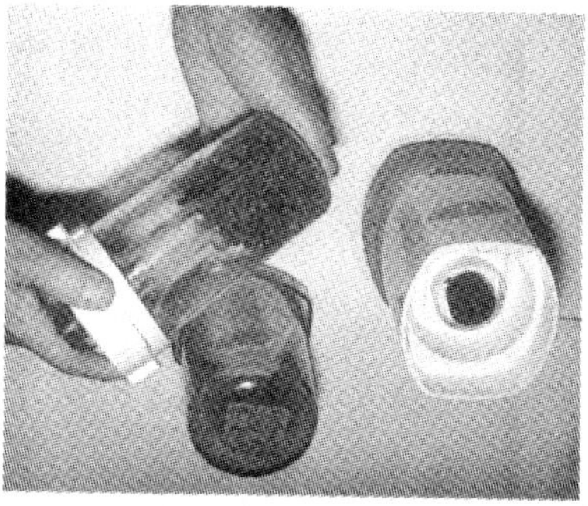

②蓋上蓋子

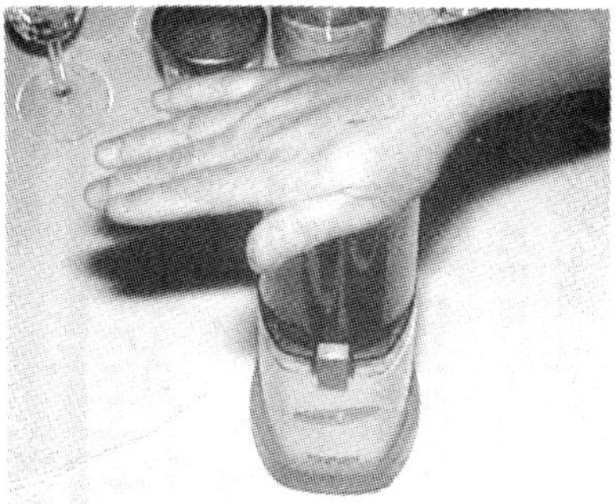

③用果汁機攪拌

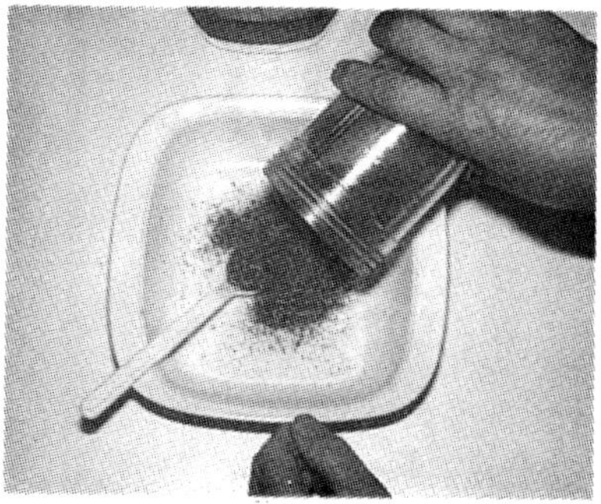

④10～15秒內成爲細小粉末

●健康茶料理應用術——2

利用茶汁

其次介紹利用健康茶煎汁做料理或點心的方法。如彩圖所介紹的料理中的冰淇淋、沙拉、蛤仔湯等，都要使用。

也就是說，做菜或點心時，不用水，而利用健康茶煎汁代替。雖然健康茶種類不同，但比起用水而言風味更好，不僅可當成健康料理，也可以做成美味料理。

照片介紹的料理或點心，所利用的粉末或茶汁都是自家製的蕺草茶，筆者嘗試的結果，除了蕺草以外，連明日葉、車前草、香菇、蒲公英等的茶汁，也可以廣泛應用在料理或點心中。

但是有些帶有苦味或澀味，或是利用根、樹皮、小枝做的健康茶，最好不要用來做菜。

煎汁的作法由左圖所示，冷卻後用布中過濾。做菜或點心時，要比當茶飲用的情形要煎出更濃的汁液。

6.花草茶30

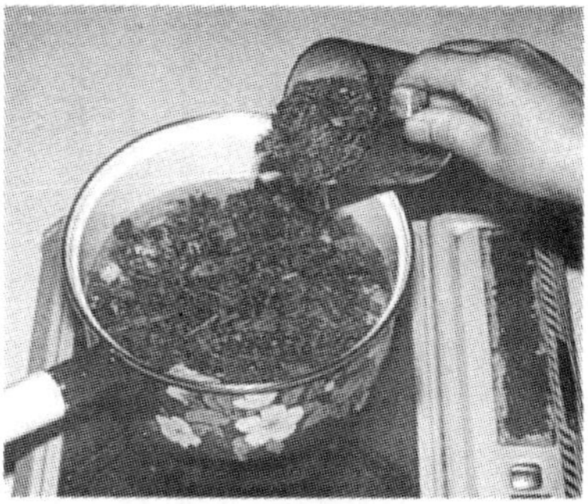

①乾燥葉放入鍋中

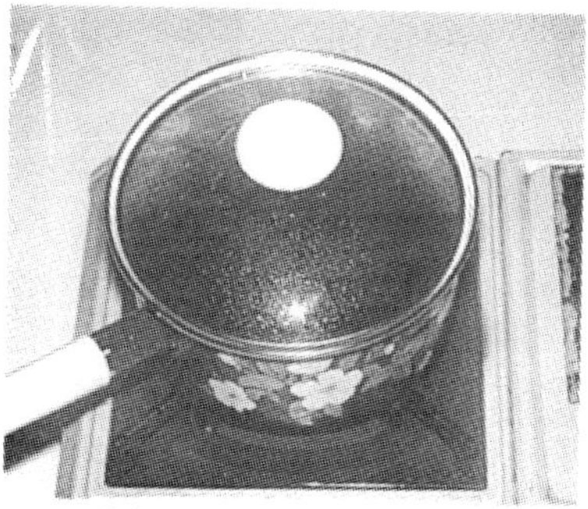

②加蓋，用中火煮

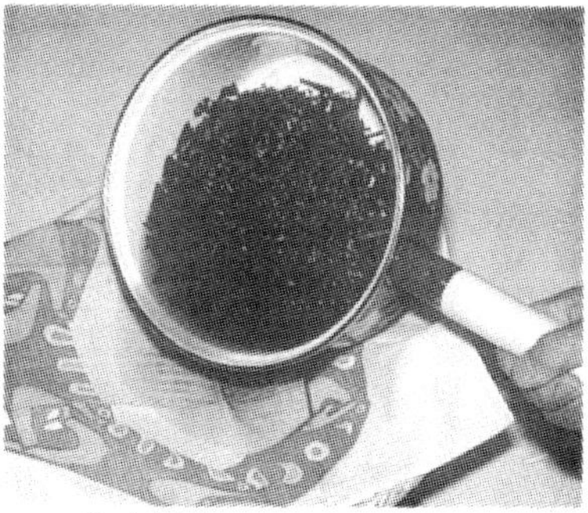

③冷卻後，用布巾過濾煮汁

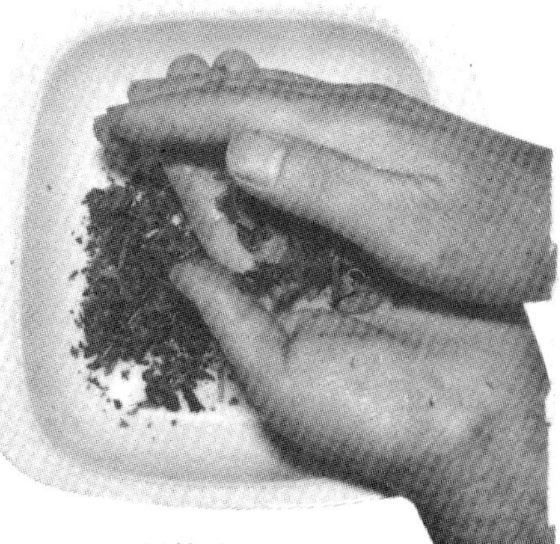

用雙手揉成粗粉

使用健康茶料理

★健康茶冰淇淋（4人份）

〔材料〕　煎汁…150 cc　牛乳…150 cc　蛋黃…三個　結晶糖…75 g　鮮奶油…50 cc

〔作法〕　①在鍋中放入牛乳及一半的結晶糖，煮溶後，加入健康茶煎汁　②使用打蛋器將蛋黃打散，加入剩下的結晶糖混合　③將②少量加入①中，用小火充分攪拌煮溶　④在大碗中將鮮奶油打至起泡，與③混合　⑤在金屬製的大碗中放入④冷凍，每隔三十分鐘用湯匙攪拌，使其含有空氣，就能做成滑順的冰淇淋。

★健康茶馬賽克果凍（4人份）

〔材料〕　煎汁…400 cc　牛乳…200 cc　草莓汁…200 cc　洋菜凍粉末（四包）…20 g　結晶糖…40 g

〔作法〕　①將每包洋菜凍粉末各用一大匙水調溶　②煎汁加入20 g牛乳，和草莓汁加入10 g的結晶糖充分混合，再放入①，隔水煎煮充分溶解　③待②冷卻後放入冰箱中冰一小時，使其凝固　④將3種③各自切成骰子狀，在玻璃容器中混入馬賽克狀的果凍，上面淋上鮮奶油或用水果裝飾。

★健康茶粉皮（4人份）

〔材料〕　煎汁…250cc　葛粉（吉野葛）…75g　黑砂糖…80g

〔作法〕　①將葛粉磨碎，加入少量煎汁，溫熱至透明爲止　②在裝水的大容器中擱置金屬製小盒子，將①置於盒中冷卻後，切成五公釐厚度　③待②變白變硬後，放在砧板上切成1公分的寬度的粉皮　④在碗中放入③，再倒入冰水，最後淋上溶解的黑砂糖蜂蜜。

★健康茶餅乾（25個）

〔材料〕　健康茶粗粉…2小匙　奶油…50g　砂糖…20g　鹽…一小撮　蛋黃…1個　香草精…少許　麵粉…100g

〔作法〕　①將奶油放入大碗中，用打蛋器充分調拌成奶油狀　②在①中放入砂糖和鹽，混合至發白爲止，再慢慢加入蛋黃　③在②中加入香草精，以及用水浸泡還原並輕輕擰乾的健康茶粗粉　④將麵粉篩過後加入其中調拌　⑤充分調拌後，用乾布巾包住④放入冰箱，冷藏30分鐘　⑥手上抹高筋麵粉，將⑤搓成直徑3公分的棒狀，用蠟紙包住，再放入冰箱中冷卻2小時　⑦將切成3～4公釐厚度，放入塗抹奶油的烤盤中，再放入烤箱裡，用160～170℃的中火烤十二分鐘。烤箱中放入⑥之前，必須先預熱二十分鐘。

★健康茶餅乾的製作順序

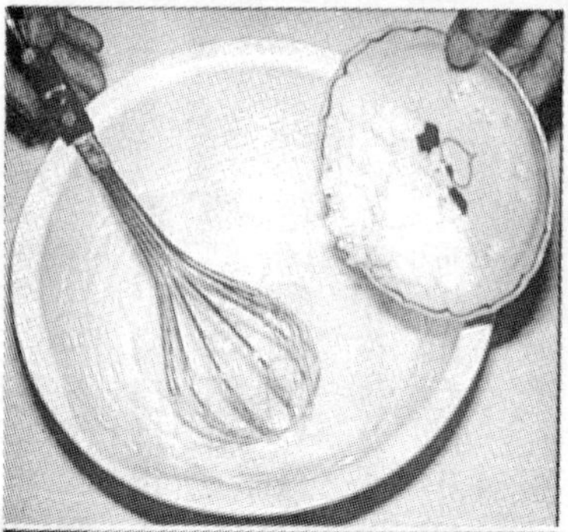
①在溶解的奶油中加入砂糖

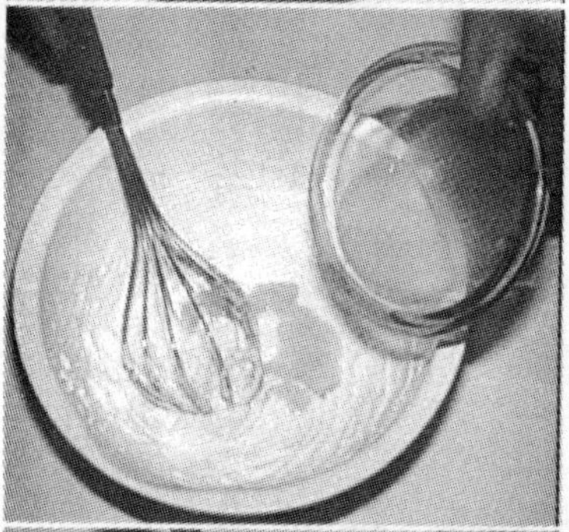
②將蛋黃慢慢地加入①中

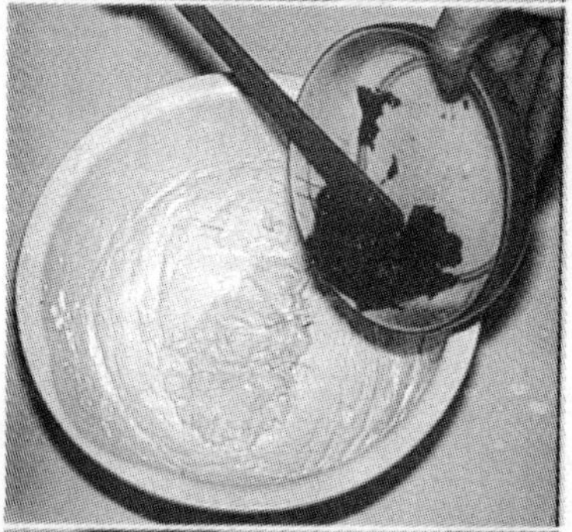
③健康茶放入②中

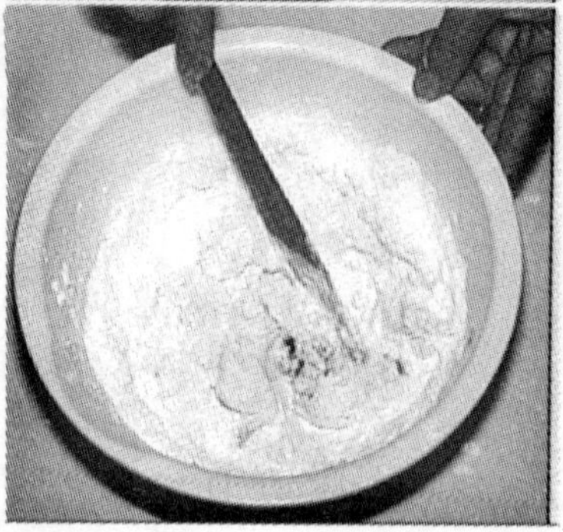
④麵粉加入③中混合

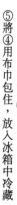

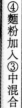

★健康茶奶茶（４人份）

〔材料〕　健康茶…２大匙　水…２杯　牛乳…２杯

〔作法〕　①２杯水放入大碗中，加入健康茶煮好　②牛乳加入①之前先溫熱　③溫熱後的茶杯中加入①與②，從左、右兩側同時注入。

〔飲用法〕　蕺草茶或明日葉茶直接喝非常美味，但是若使用其他健康茶時，可按照個人喜好加入砂糖。

★健康茶蛤仔湯（４人份）

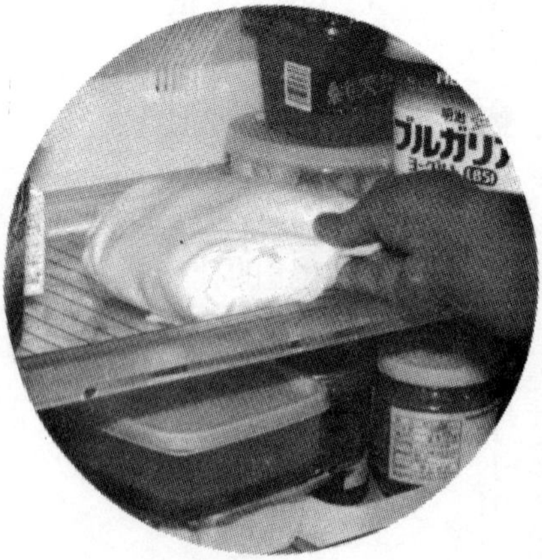
⑤將④用布巾包住，放入冰箱中冷藏

〔材料〕 健康茶煎汁…600cc　蛤仔…200g　洋蔥…¼個　長蔥…¼條　胡蘿蔔…1片
蛋黃醬…1大匙　芹菜屑…1小匙　鹽、胡椒…各少許　鮮奶油…少許

〔作法〕 ①蛤仔用水洗淨、吐沙　②洋蔥、長蔥、胡蘿蔔切碎　③在熱鍋中倒入少許油，將②充分拌炒　④在③中加入①，炒過後，在1～2個蛤仔開口後，倒入健康茶煎汁　⑤蛤仔全部開口時，用鹽、胡椒調味　⑥將蛋黃醬、芹菜屑、鮮奶油混合加入⑤中，略微混合後關火　⑦將⑥盛入湯碗中。

★★健康茶蛤仔湯的製作順序

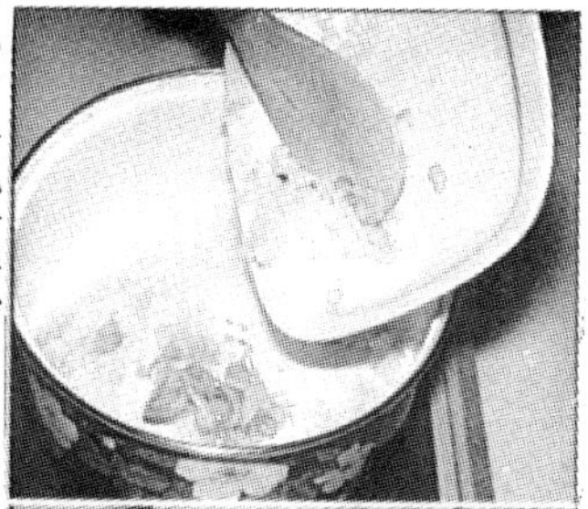
①材料充分拌炒

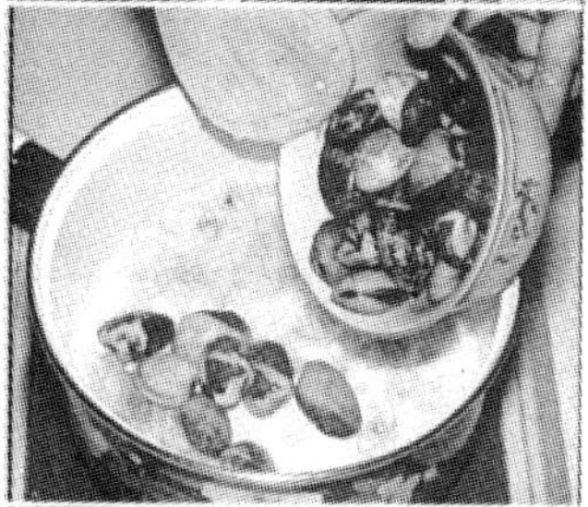
②放入蛤仔

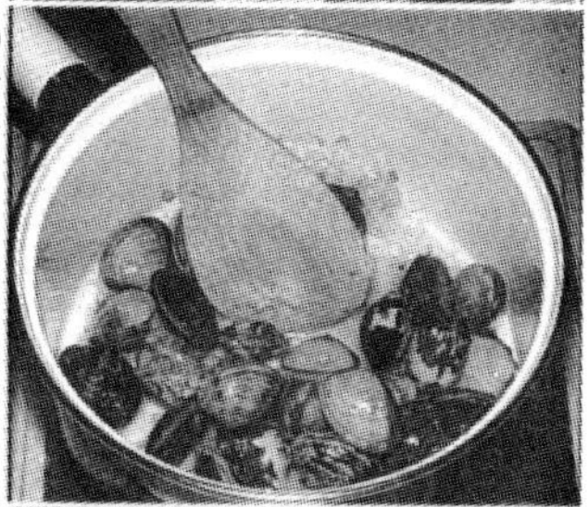
③蛤仔開口時

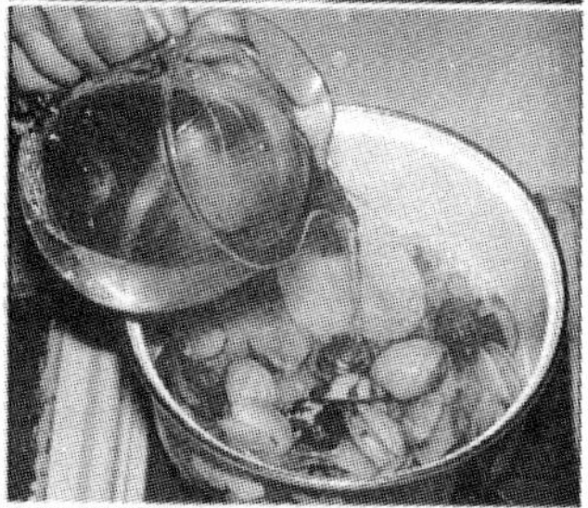
④放入煎汁

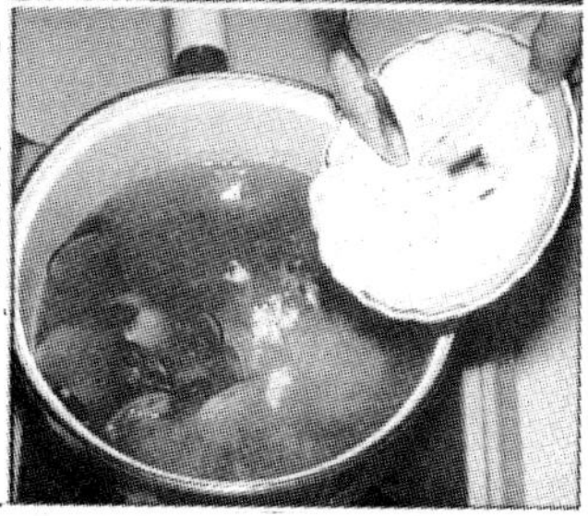
⑤加入鮮奶油

★健康茶雲石餅（4人份）

〔材料〕 餅的材料（奶油…100g 砂糖…50g 蛋…2個 香草精…少許 牛乳…20cc 麵粉…170g 發粉…3g） 健康茶粉末…10g 滾水…少許 砂糖…10g 奶油…少許

〔作法〕 ①奶油放入大碗中，用打蛋器打成奶油狀，將砂糖分3次放入，混合至發白爲止 ②蛋打散，慢慢加入①中，充分混合，再加入香草精和牛乳混合 ③將過篩後的麵粉和發粉分2次加入②，迅速混合，避免太黏 ④在另一個碗中放入健康茶粉末和砂糖，加入滾水，調成奶油狀 ⑤再將③的五分之一加入其中，做成原料 ⑥在①的碗中將剩下的白色原料攤平，⑤的原料放在5～6處，再用木片切4～5次，充分混合後做成雲石狀 ⑦模型中塗抹一層薄薄的奶油，撒上麵粉，將⑥的原料倒入，用中火烤四十～四十五分鐘即成。

★健康茶義大利肉醬麵（4人份）

〔材料〕 肉醬材料（絞肉…300g 洋蔥…中2個 胡蘿蔔…1片 薑…1片 油…2大匙 番茄汁…1杯 湯…3杯 健康茶粉末…2大匙） 鹽…1.5小匙 胡椒…少許 義大利麵…300g 奶油…40g

〔作法〕 ①胡蘿蔔、薑擦碎、洋蔥切成薄片 ②在熱油鍋中，將①炒至著色爲止，加入絞肉再炒 ③炒好後加入番茄醬充分調拌，倒入湯，加入健康茶粉末和鹽一起煮，這時加入砂糖和味噌，更能增添甘甜味　④在滾水中放入一把鹽，再放入義大利麵煮十五～十六分鐘，煮好後瀝乾水分　⑤鍋中放入奶油，溶化後炒④，用鹽、胡椒調味　⑥義大利麵盛盤，上方淋上③的肉醬。

★健康茶肉捲（4人份）

〔材料〕　牛肉絲…500g　洋蔥…1個　健康茶粉末…3小匙　牛乳…½杯　蛋…1個　麵包粉…2大匙　鹽、胡椒…各少許　裝飾蔬菜…適量

〔作法〕　①牛肉絲切碎　②洋蔥切碎　③將①與②、牛乳、健康茶末、麵包粉、蛋、鹽、胡椒一起放入大碗中充分調拌　④在塗抹奶油的鋁箔紙上將③做成魚板狀，擱置其上，整體包住　⑤將④放入預熱的烤箱中，用大火烤三十分鐘後取出，打開鋁箔紙，再放入烤箱中，烤成金黃色　⑥將⑤盛盤，用花椰菜等蔬菜裝飾，或用健康茶果凍裝飾。

如果要說明彩圖的料理概要，像醋漬若鷺，則要將淋在油炸若鷺上的醋中加入健康茶煎汁。像洋菜凍沙拉就是利用使用健康茶煎汁的洋菜凍；健康茶涼粉則是使用含有健康茶煎汁的涼粉；健康茶煎牛舌則是利用健康茶煎汁煮牛舌，可去除腥味；醋拌辣味蒸雞，則是利用健康茶煎汁醃雞肉，以各種方式利用健康茶。

此外，健康茶酸味飲料則是在燒酒中加入健康茶，以一半～三比一的比例調拌，對於擔心成人病又嗜酒的人而言，的確是很好的飲料。

●作者介紹

大海　淳，西元一九四三年出生。畢業於早稻田大學。是野遊作家，非常地活躍。喜歡登山、釣魚、採摘山菜、藥草、蕈類，爲自然派人類。著有『冒險術入門』、『吃山野草』、『釣具曼陀羅』、『藏元酒菜料理』、『能吃的蕈類百科』、『藥草健康料理』、『果實酒與藥酒』、『山女魚百態』、『藥澡—利用身邊的野草泡健康澡』、『野外生活圖鑑』等，都是以野遊和健康生活爲主題的著作。此外還編輯了很多書。目前居住於神奈川縣鎌倉市。

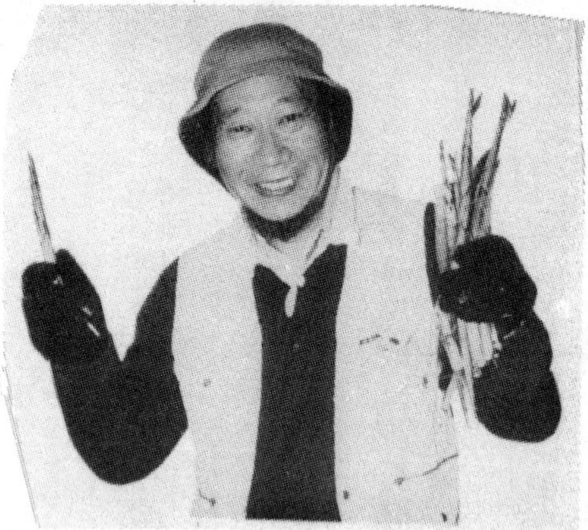

大展出版社有限公司　圖書目錄

地址：台北市北投區11204
致遠一路二段12巷1號
郵撥： 0166955～1

電話：(02) 8236031
8236033
傳真：(02) 8272069

•法律專欄連載•電腦編號 58

台大法學院　法律學系／策劃
法律服務社／編著

①別讓您的權利睡著了[1]	200元
②別讓您的權利睡著了[2]	200元

•秘傳占卜系列•電腦編號 14

①手相術	淺野八郎著	150元
②人相術	淺野八郎著	150元
③西洋占星術	淺野八郎著	150元
④中國神奇占卜	淺野八郎著	150元
⑤夢判斷	淺野八郎著	150元
⑥前世、來世占卜	淺野八郎著	150元
⑦法國式血型學	淺野八郎著	150元
⑧靈感、符咒學	淺野八郎著	150元
⑨紙牌占卜學	淺野八郎著	150元
⑩ＥＳＰ超能力占卜	淺野八郎著	150元
⑪猶太數的秘術	淺野八郎著	150元
⑫新心理測驗	淺野八郎著	160元

•趣味心理講座•電腦編號 15

①性格測驗１	探索男與女	淺野八郎著	140元
②性格測驗２	透視人心奧秘	淺野八郎著	140元
③性格測驗３	發現陌生的自己	淺野八郎著	140元
④性格測驗４	發現你的真面目	淺野八郎著	140元
⑤性格測驗５	讓你們吃驚	淺野八郎著	140元
⑥性格測驗６	洞穿心理盲點	淺野八郎著	140元
⑦性格測驗７	探索對方心理	淺野八郎著	140元
⑧性格測驗８	由吃認識自己	淺野八郎著	140元
⑨性格測驗９	戀愛知多少	淺野八郎著	140元

⑩性格測驗10	由裝扮瞭解人心	淺野八郎著	140元
⑪性格測驗11	敲開內心玄機	淺野八郎著	140元
⑫性格測驗12	透視你的未來	淺野八郎著	140元
⑬血型與你的一生		淺野八郎著	160元
⑭趣味推理遊戲		淺野八郎著	160元
⑮行爲語言解析		淺野八郎著	160元

・婦 幼 天 地・電腦編號 16

①八萬人減肥成果	黃靜香譯	180元
②三分鐘減肥體操	楊鴻儒譯	150元
③窈窕淑女美髮秘訣	柯素娥譯	130元
④使妳更迷人	成　玉譯	130元
⑤女性的更年期	官舒姸編譯	160元
⑥胎內育兒法	李玉瓊編譯	150元
⑦早產兒袋鼠式護理	唐岱蘭譯	200元
⑧初次懷孕與生產	婦幼天地編譯組	180元
⑨初次育兒12個月	婦幼天地編譯組	180元
⑩斷乳食與幼兒食	婦幼天地編譯組	180元
⑪培養幼兒能力與性向	婦幼天地編譯組	180元
⑫培養幼兒創造力的玩具與遊戲	婦幼天地編譯組	180元
⑬幼兒的症狀與疾病	婦幼天地編譯組	180元
⑭腿部苗條健美法	婦幼天地編譯組	150元
⑮女性腰痛別忽視	婦幼天地編譯組	150元
⑯舒展身心體操術	李玉瓊編譯	130元
⑰三分鐘臉部體操	趙薇妮著	160元
⑱生動的笑容表情術	趙薇妮著	160元
⑲心曠神怡減肥法	川津祐介著	130元
⑳內衣使妳更美麗	陳玄茹譯	130元
㉑瑜伽美姿美容	黃靜香編著	150元
㉒高雅女性裝扮學	陳珮玲譯	180元
㉓蠶糞肌膚美顏法	坂梨秀子著	160元
㉔認識妳的身體	李玉瓊譯	160元
㉕產後恢復苗條體態	居理安・芙萊喬著	200元
㉖正確護髮美容法	山崎伊久江著	180元
㉗安琪拉美姿養生學	安琪拉蘭斯博瑞著	180元
㉘女體性醫學剖析	增田豐著	220元
㉙懷孕與生產剖析	岡部綾子著	180元
㉚斷奶後的健康育兒	東城百合子著	220元
㉛引出孩子幹勁的責罵藝術	多湖輝著	170元
㉜培養孩子獨立的藝術	多湖輝著	170元

㉝子宮肌瘤與卵巢囊腫	陳秀琳編著	180元
㉞下半身減肥法	納他夏・史達賓著	180元
㉟女性自然美容法	吳雅菁編著	180元

・青春天地・電腦編號 17

①A血型與星座	柯素娥編譯	120元
②B血型與星座	柯素娥編譯	120元
③O血型與星座	柯素娥編譯	120元
④AB血型與星座	柯素娥編譯	120元
⑤青春期性教室	呂貴嵐編譯	130元
⑥事半功倍讀書法	王毅希編譯	150元
⑦難解數學破題	宋釗宜編譯	130元
⑧速算解題技巧	宋釗宜編譯	130元
⑨小論文寫作秘訣	林顯茂編譯	120元
⑪中學生野外遊戲	熊谷康編著	120元
⑫恐怖極短篇	柯素娥編譯	130元
⑬恐怖夜話	小毛驢編譯	130元
⑭恐怖幽默短篇	小毛驢編譯	120元
⑮黑色幽默短篇	小毛驢編譯	120元
⑯靈異怪談	小毛驢編譯	130元
⑰錯覺遊戲	小毛驢編譯	130元
⑱整人遊戲	小毛驢編著	150元
⑲有趣的超常識	柯素娥編譯	130元
⑳哦！原來如此	林慶旺編譯	130元
㉑趣味競賽100種	劉名揚編譯	120元
㉒數學謎題入門	宋釗宜編譯	150元
㉓數學謎題解析	宋釗宜編譯	150元
㉔透視男女心理	林慶旺編譯	120元
㉕少女情懷的自白	李桂蘭編譯	120元
㉖由兄弟姊妹看命運	李玉瓊編譯	130元
㉗趣味的科學魔術	林慶旺編譯	150元
㉘趣味的心理實驗室	李燕玲編譯	150元
㉙愛與性心理測驗	小毛驢編譯	130元
㉚刑案推理解謎	小毛驢編譯	130元
㉛偵探常識推理	小毛驢編譯	130元
㉜偵探常識解謎	小毛驢編譯	130元
㉝偵探推理遊戲	小毛驢編譯	130元
㉞趣味的超魔術	廖玉山編著	150元
㉟趣味的珍奇發明	柯素娥編著	150元
㊱登山用具與技巧	陳瑞菊編著	150元

國家圖書館出版品預行編目資料

自己製作健康茶/大海淳著；蔡媛惠譯
— 初版，— 臺北市，大展，民85
面；　　公分，—（保健飲食；1）
譯自：自分でつくろう健康茶
ISBN 957-557-632-2（平裝）

1. 飲料　2. 食物治療

418.914　　85009061

原 書 名：自分でつくろう健康茶
原著作者：大海淳　©J.Ohumi 1994
原出版者：農山漁村文化協會
版權仲介：宏儒企業有限公司
日本ユニ·エージエンシー

自己製作健康茶

ISBN 957-557-632-2

原著者/大　海　淳
編譯者/蔡　媛　惠
發行人/蔡　森　明
出版者/大展出版社有限公司
社　址/台北市北投區（石牌）
致遠一路2段12巷1號
電　話/（02）8236031·8236033
傳　真/（02）8272069
郵政劃撥/0166955-1
登記證/局版臺業字第2171號

承印者/高星企業有限公司
裝　訂/日新裝訂所
排版者/弘益電腦排版有限公司
電　話/（02）5611592

初　版/1996年（民85年）9月

定　價/220元

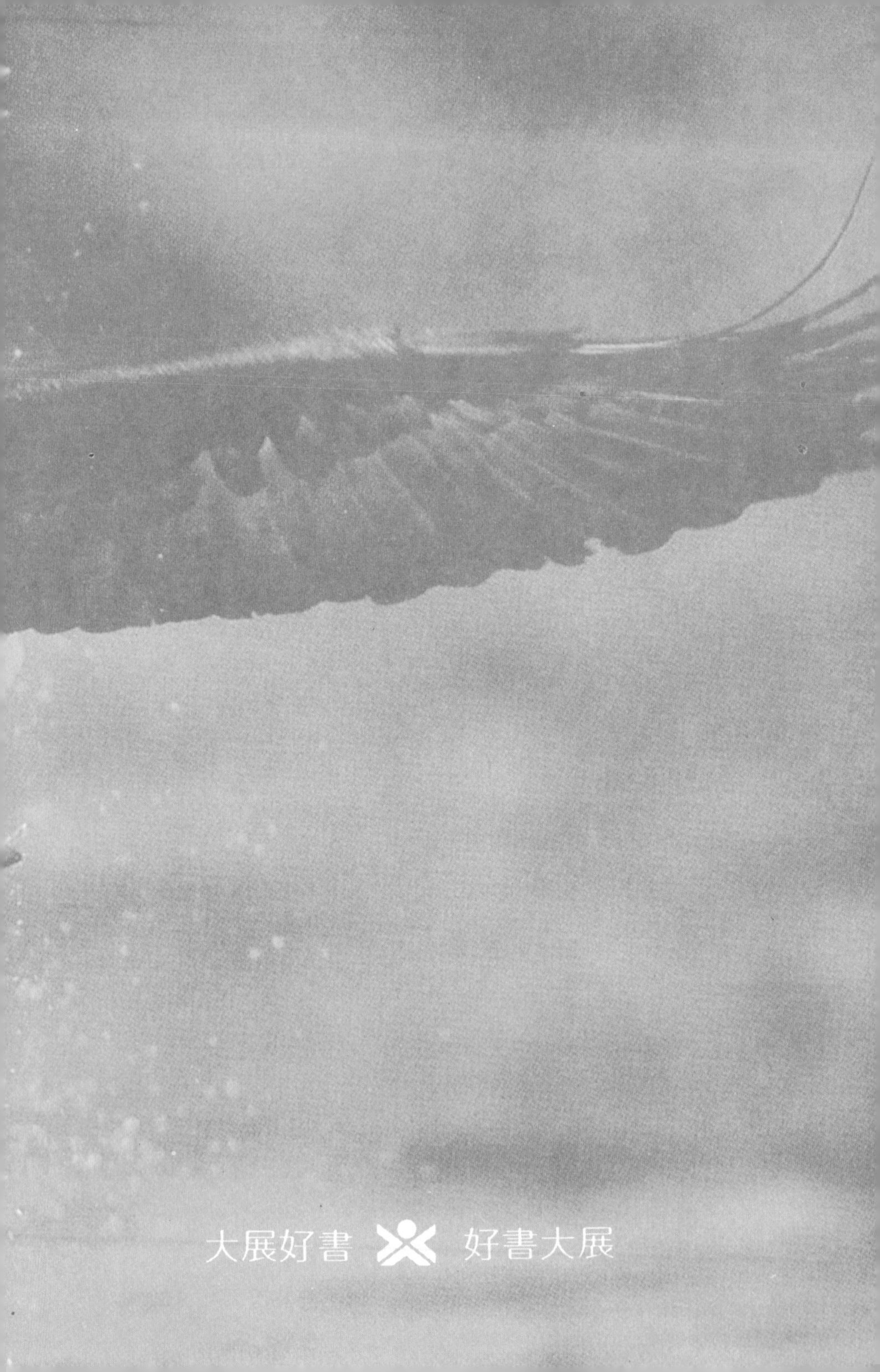
大展好書 好書大展

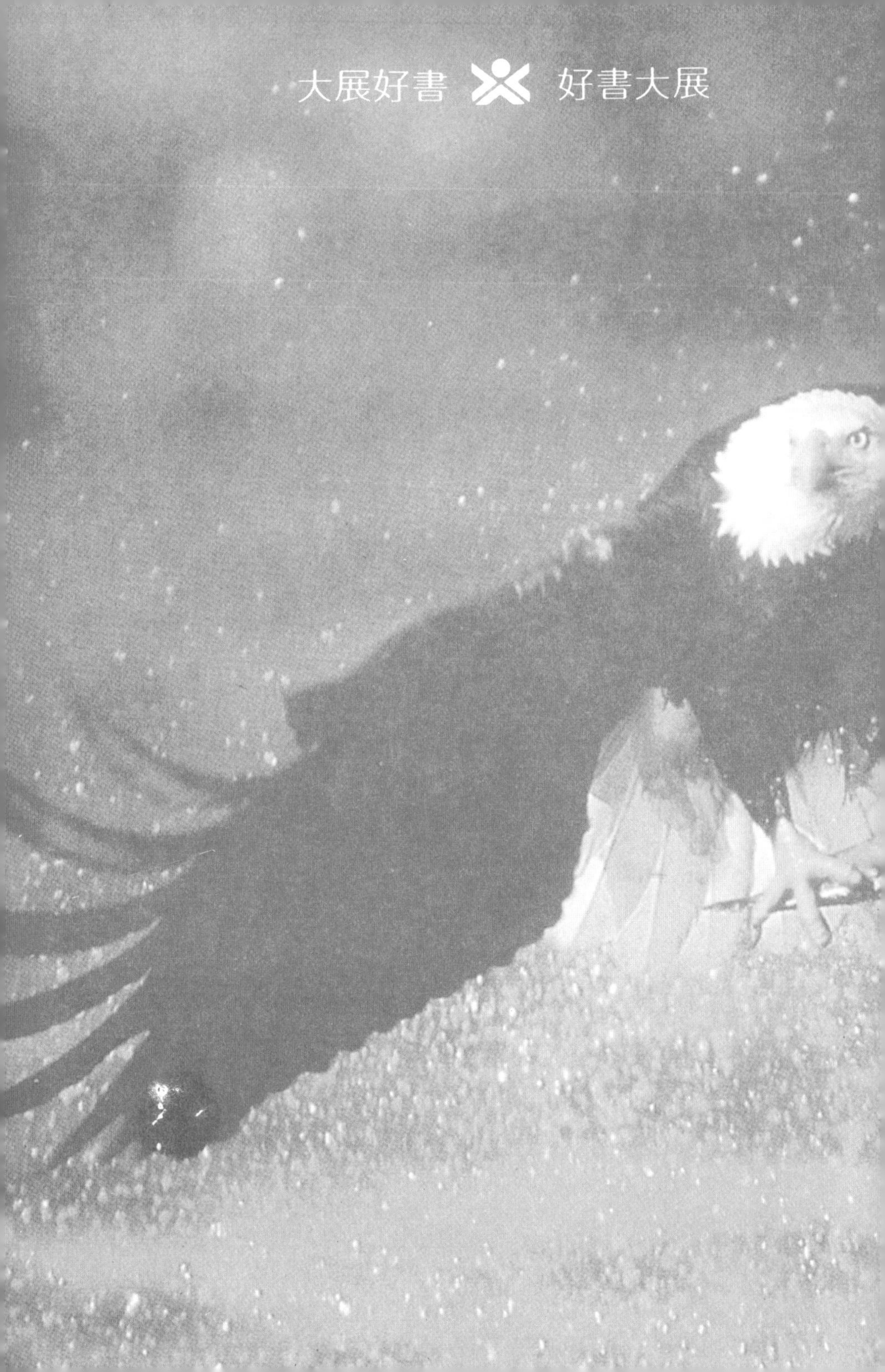
大展好書 好書大展